173

Anaesthesiologie und Intensivmedizin
Anaesthesiology and Intensive Care Medicine

vormals „Anaesthesiologie und Wiederbelebung"
begründet von R. Frey, F. Kern und O. Mayrhofer

J. E. Schmitz

Infusions- und Ernährungstherapie des Polytraumatisierten

Klinische Untersuchungen

Mit 55 Abbildungen und 54 Tabellen

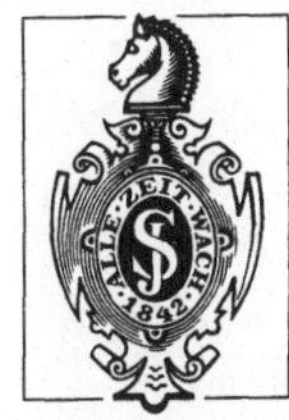

Springer-Verlag
Berlin Heidelberg New York Tokyo

Priv.-Doz. Dr. med. Jürgen Erik Schmitz
Klinikum der Universität Ulm, Zentrum für Anaesthesiologie
Steinhövelstraße 9, 7900 Ulm

CIP-Kurztitelaufnahme der Deutschen Bibliothek

Schmitz, Jürgen E.: Infusions- und Ernährungstherapie des Polytraumatisierten: klin. Unters. / J. E. Schmitz
Berlin; Heidelberg; New York; Tokyo: Springer, 1985
(Anaesthesiologie und Intensivmedizin; 173)
ISBN-13: 978-3-540-15106-7 e-ISBN-13: 978-3-642-70233-4
DOI: 10.1007/978-3-642-70233-4

NE: GT

Satz: Elsner & Behrens GmbH, Oftersheim
Druck und Bindearbeiten: Offsetdruckerei Julius Beltz, Hemsbach/Bergstraße
2119/3140-543210

Geleitwort

Der polytraumatisierte Patient stellt die Anästhesiologie und die unterschiedlichen operativen Bereiche immer wieder vor neue Probleme, da nicht nur das Ausmaß der Verletzungen, sondern auch deren Lokalisation und Kombination über den Ablauf der Versorgung, vor allem die sich nahtlos anschließende postoperative Intensivtherapie entscheiden. Der Polytraumatisierte ist nicht nur durch die Verletzungen und deren direkte Folgen, wie Blutung, Schock, Gewebezertrümmerung, gefährdet, sondern er entwickelt zusätzlich eine schwere Stoffwechselkrankheit mit eigengesetzlichem Ablauf, die als Postaggressionssyndrom gekennzeichnet wird. Moore legte vor nunmehr 30 Jahren die erste umfassende Untersuchung über das Stoffwechselgeschehen bei traumatisierten Patienten vor und definierte die Stadien des Ablaufes. Seit dem ergaben sich jedoch aus unterschiedlichen Gründen wesentliche Veränderungen der Voraussetzungen. Die Anzahl polytraumatisierter Patienten nahm nicht nur zu, die Überlebenschancen stiegen auch bei schwersten Schädigungen durch die verbesserte präklinische Erstversorgung, die erweiterten Möglichkeiten der Anästhesie und operativen Medizin, die Fortschritte in der Infusions- und Tranfusionstherapie, besonders aber durch den Einsatz neuer Methoden und Verfahren der Intensivmedizin. Eine wesentliche Rolle zur Überwachung der Stoffwechselkrankheit spielt neben der Stabilisierung der vitalen Funktionen die Ernährungstherapie. Diese Therapie muß jedoch dem jeweiligen Zustand des Stoffwechsels adaptiert werden. An einem Kollektiv polytraumatisierter Patienten hat Herr J. E. Schmitz zunächst umfassende Untersuchungen mit der Zielsetzung durchgeführt, den metabolischen Status zu definieren, um damit verläßliche Aussagen über den möglichen Energie- und Substratumsatz und die Toleranzbreite des Organismus in der Akzeptanz exogen zugeführter Substrate zu erhalten. Schwerpunkte in dieser Arbeit bilden dementsprechend die Themenkreise: Hormonelle Regulation, Energieumsatz, Sauerstoffverbrauch, CO_2-Produktion sowie der Protein- und Aminosäurenstoffwechsel. Daraus ergeben sich wesentliche und neue Erkenntnisse für die Durchführung, aber auch die Kontrolle der für die Überwindung der Stoffwechselkrankheit, damit die Wiederherstellung des Patienten notwendigen Ernährungstherapie. Die inzwischen klassischen wissenschaftlichen Ergebnisse von Bürger, Cuthbertson, Hoff, Selye und

Moore werden zwar vom Grundsätzlichen bestätigt, dennoch hat sich der Ablauf des Postaggressionssyndroms durch die neu erschlossenen therapeutischen Möglichkeiten wesentlich verändert, daraus ergeben sich auch neue und andere Indikationen für die Ernährungstherapie.

Herr Schmitz zieht als Ergebnis dieser Untersuchungen klare Schlußfolgerungen für die klinische Praxis. Wissenschaftler, die sich mit den Fragen des Postaggressionssyndroms befassen, aber auch Intensivmediziner, finden in diesem Buch eine kritische Analyse zu diesem wichtigen Themenbereich.

Ulm, Februar 1985 F. W. Ahnefeld

Inhaltsverzeichnis

1 Einleitung 1

1.1 Aufgabenstellung 1
1.2 Historische Entwicklung der Infusions- und Ernährungstherapie 1
1.3 Problem- und Fragestellungen 6
1.3.1 Die Bedeutung der Homöostase 6
1.3.2 Die Bedeutung der Energiebereitstellung 7
1.3.3 Die Bedeutung der Aminosäurenbereitstellung 8
1.3.4 Die Bedeutung der Überwachung einer Infusions- und Ernährungstherapie beim beatmeten, polytraumatisierten Intensivpatienten 10

2 Material und Methode 11

2.1 Patientenkollektiv 11
2.2 Versuchsanordnung und -durchführung 12
2.3 Untersuchungszeitraum und Meßzeitpunkte 16
2.4 Probenentnahmen und Materialgewinnung 16
2.5 Materialverarbeitung 19
2.5.1 Plasma 19
2.5.2 Serum 19
2.5.3 Vollblut 22
2.6 Meßmethoden und Kenngrößen 22
2.6.1 Physikalische Kenngrößen 22
2.6.2 Biochemische Kenngrößen 22
2.6.3 Hormonbestimmungen 22
2.6.4 Nichtesterfettsäurenanalytik 23
2.6.5 Aminosäurenbestimmung im Plasma und Urin 24
2.6.6 Gaswechselmessung 25
2.7 Statistik 34
2.7.1 Vorbemerkungen 34
2.7.2 Meßwertbeschreibung 34
2.7.3 Statistische Qualitätskontrolle 36
2.8 Berechnete Kenngrößen 36
2.8.1 Berechnungsgrundlagen für die Gaswechselmessungen 36
2.8.2 Substratumsatz 38
2.8.3 Erfassung, Dokumentation und Auswertung 40

3 Ergebnisse 41

3.1 Physikalische Kenngrößen 41
3.2 Biochemische Kenngrößen 42
3.2.1 Hämatokrit 42
3.2.2 Osmolalität 43
3.2.3 pH-Wert, arterieller pCO_2 und Basenüberschuß 43
3.2.4 Arterieller pO_2 43
3.2.5 Natrium und Kalium 44
3.2.6 Serum-Glutamat-Oxalat-Transaminase (SGOT), Serum-Glutamat-Pyruvat-Transaminase (SGPT), alkalische Phosphatase und Gesamtbilirubin im Serum 46
3.2.7 Harnstoff, Kreatinin und Kreatininclearance 47
3.2.8 Urinausscheidung, Urinosmolalität und pro Tag ausgeschiedene Menge osmotisch wirksamer Substanzen . 49
3.2.9 Laktat 49
3.2.10 Nichtesterfettsäuren (NEFS) 51
3.2.11 β-Hydroxybutyrat 53
3.3 Hormone 53
3.3.1 Insulin 53
3.3.2 C-Peptid 55
3.3.3 Glukagon 55
3.3.4 Insulin-Glukagon-Quotient 56
3.3.5 Kortisol 56
3.3.6 Schilddrüsenhormone 59
3.4 Kohlenhydrate 59
3.4.1 Glukose 59
3.4.2 Fruktose und Xylit 60
3.5 Proteine 62
3.5.1 Gesamteiweiß 62
3.5.2 Albumin 63
3.5.3 Kurzlebige Plasmaproteine 63
3.5.4 Gesamtstickstoffausscheidung 64
3.5.5 Harnstoffproduktionsrate 65
3.5.6 Stickstoffbilanz 65
3.5.7 Kreatininausscheidung im Urin 68
3.5.8 3-Methylhistidinausscheidung im Urin 69
3.6 Aminosäuren 70
3.6.1 Gesamtaminosäuren 70
3.6.2 Plasmaaminosäurenmuster in Gruppe I 70
3.6.3 Plasmaaminosäurenmuster in Gruppe II 73
3.6.4 Plasmaaminosäurenmuster in Gruppe III 74
3.6.5 Plasmaaminosäurenmuster in Gruppe IV 74
3.6.6 Aminosäurenausscheidung im Urin 76
3.6.7 Aminosäuren im Plasma 78
3.7 Gaswechsel 101

3.7.1 O_2-Verbrauch und CO_2-Produktion 101
3.7.2 Respiratorischer Quotient (RQ) 105
3.7.3 Energieumsatz 105
3.7.4 Aus dem Gaswechsel berechnete Substratumsätze . . . 106

4 **Diskussion** 108

4.1 Homöostase 108
4.1.1 Physikalische Kenngrößen 108
4.1.2 Biochemische Kenngrößen 108
4.2 Kohlenhydrate 113
4.2.1 Glukose 113
4.2.2 Fruktose, Xylit 115
4.3 Hormone 117
4.3.1 Kortisol 117
4.3.2 Insulin, C-Peptid 118
4.3.3 Glukagon 119
4.3.4 Schilddrüsenhormone 119
4.4 Proteine 120
4.4.1 Gesamteiweiß 122
4.4.2 Albumin 122
4.4.3 Kurzlebige Plasmaproteine 122
4.4.4 Gesamtstickstoffausscheidung, Harnstoff-Stickstoffausscheidung, tägliche Stickstoffbilanz und kumulative Stickstoffbilanz 123
4.4.5 Stickstoffbilanz 124
4.4.6 Harnstoffproduktionsrate 125
4.4.7 Kreatinin- und 3-Methylhistidinausscheidung im Urin 127
4.5 Aminosäuren 129
4.5.1 Gesamtaminosäurenkonzentrationen im Plasma 130
4.5.2 Aminosäurenmuster 131
4.5.3 Einzelaminosäuren im Plasma 131
4.6 Gaswechsel 136
4.6.1 O_2-Verbrauch 136
4.6.2 CO_2-Produktion 137
4.6.3 Respiratorischer Quotient (RQ) 138
4.6.4 Energieumsatz 142

5 **Zusammenfassung** 149

5.1 Allgemeine Schlußfolgerungen 151
5.2 Schlußfolgerungen für die klinische Praxis 156

6 **Literaturverzeichnis** 159

1 Einleitung

1.1 Aufgabenstellung

Der „polytraumatisierte" Beatmungspatient stellt eine Herausforderung an die gesamte Medizin dar.

Obwohl der Begriff „Polytrauma" nicht exakt festgelegt ist, hat er Eingang in den klinischen Sprachgebrauch gefunden [261]. Im allgemeinen wird unter einem „Polytrauma" die gleichzeitige Verletzung zweier oder mehrerer Körperregionen bzw. der darin enthaltenen Organe verstanden [259], wobei entweder das Ausmaß der Gesamttraumatisierung oder jede einzelne Verletzung für sich allein eine akute vitale Gefährdung des Patienten darstellt [286].

Bedingt durch immer weitere Zunahme der Motorisierung und Technisierung der Umwelt nimmt die Zahl der Schwerstverletzten ständig zu [261]. Ein modernes Rettungswesen und eine frühzeitig einsetzende Intensivtherapie bieten heute auch solchen Patienten noch eine Überlebenschance, die vor wenigen Jahren bereits an der Unfallstelle oder spätestens auf dem Transport in die Klinik verstorben wären. Es hat sich gezeigt, daß insbesondere die ersten 2–4 Tage nach lebensgefährlichen Verletzungen als besonders kritisch und entscheidend für den späteren Verlauf anzusehen sind [69, 135, 249].

Die Rolle einer adäquaten Infusions- und Ernährungstherapie ist dabei von ebenso großer Bedeutung wie die chirurgische Versorgung, die Applikation von Medikamenten oder die Anwendung einer Respiratortherapie.

Es ist daher das besondere Anliegen dieser Studie, die metabolischen Veränderungen nach einem Polytrauma und die sich daraus ergebenden Schlußfolgerungen bezüglich der Therapie und Überwachung darzustellen.

1.2 Historische Entwicklung der Infusions- und Ernährungstherapie

Die Idee des „panta rei" von Heraklit, d. h. die Erhaltung des Daseins durch den ständigen, gleichzeitigen Fluß von Vergehen und Werden, hat sich bis ins Neuzeitalter erhalten und ihre Bestätigung durch die modernen Methoden der Naturwissenschaften gefunden. Der Aufrechterhaltung dieses von Bertalanffy [33] als „Fließgleichgewicht" bezeichneten Zustandes in einem dynamischen System, wie es der menschliche Organismus darstellt, dient die Nahrungsaufnahme.

Die Erkenntnis, daß eine Ernährung erforderlich ist, um die natürlichen Verluste auszugleichen und die Substanz des Körpers zu wahren, reicht zurück bis zu den berühmten Schulen des Hippokrates und Galen im klassischen Altertum.

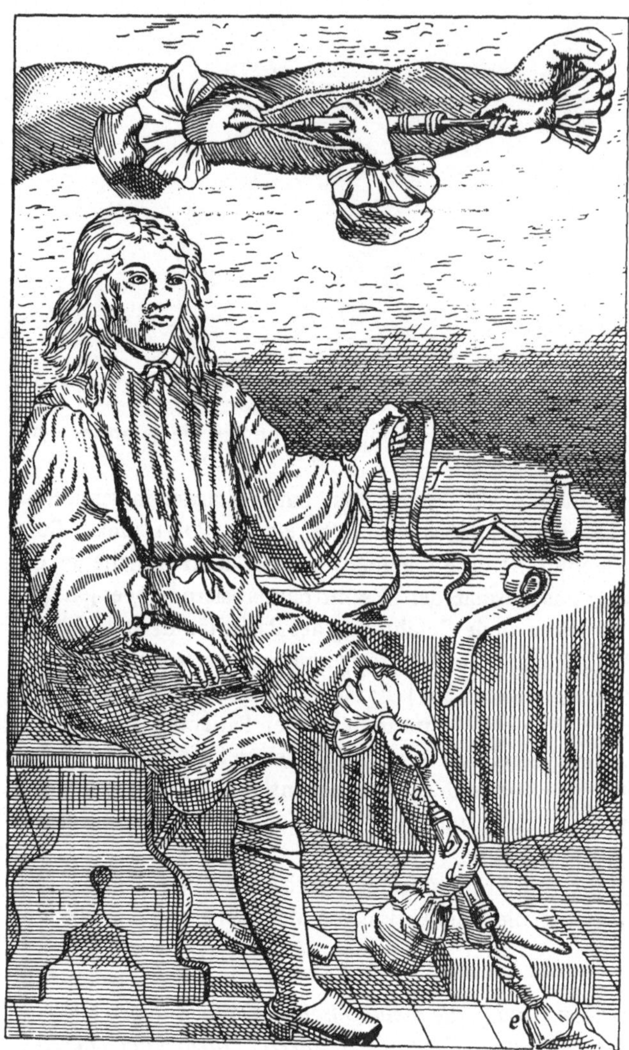

Abb. 1. Erste Darstellung einer intravenösen Injektion bzw. Infusion von J. S. Elsholtz (1667)

Krankheit und Verletzung jedoch können eine erhebliche Störung dieses Gleichgewichtes verursachen, indem sie einerseits zu einer Verstärkung der abbauenden Vorgänge und andererseits zu einer Reduzierung der Funktion des Magen-Darm-Traktes führen, die mit einer eingeschränkten oder aufgehobenen Nahrungszufuhr verbunden ist.

Schon frühzeitig haben sich daher Wissenschaftler und Ärzte bemüht, „Heil- und Nährstoffe" über den „Blutweg", d. h. unter Umgehung des Magen-Darm-Kanals, zu applizieren. So berichtet Gabka in seinem Buch über *Injektions- und Infusionstechnik* [117] über den ersten Infusionsversuch am Menschen im Jahre 1657 an einem zum Tode Verurteilten durch den Leibarzt der französischen Königin.

Nach diesen Anfängen dauerte es immerhin noch etwa 2 Jahrhunderte, bis die Injektionstechniken und Arzneimittel soweit entwickelt waren, daß eine intravenöse Injektion in die medizinische Behandlung Eingang finden konnte [213]. Nachdem die technischen Voraussetzungen geschaffen waren, um über das Blut Substanzen in den Organismus einzubringen, gesellte sich zu dem Problem des „Wie" die Frage nach der Art und Zusammensetzung der zu applizierenden Substrate sowie nach dem „Wann" und dem „Wieviel".

Justus von Liebig definierte aufgrund seiner Forschungen die ständig im Organismus ablaufenden biochemischen Reaktionen als „Stoffwechsel". Zusammen mit der Erkenntnis von Lavoisier, daß die Lebensprozesse die Aufnahme von Sauerstoff (O_2) sowie die Abgabe von Kohlendioxyd (CO_2) voraussetzen, und der Schlußfolgerung von Mulder, daß die eiweißhaltigen Nährstoffe die wichtigste Bausubstanz für den Organismus darstellen, bildeten diese Thesen die Grundlagen für die moderne Ernährungsforschung.

Zu diesem Verständnis für die physiologischen Abläufe im Organismus gesellten sich in neuerer Zeit in zunehmendem Maße Kenntnisse über pathologische Veränderungen.

Ohne in der Aufzählung Anspruch auf Vollständigkeit zu erheben, haben sich u. a. Wissenschaftler wie beispielsweise Bürger, Cuthbertson, Selye, Moore und in neuester Zeit Kinney und Wilmore um die Probleme des posttraumatischen Stoffwechsels besonders bemüht.

Bereits 1920 erkannte Max Bürger Zusammenhänge zwischen der Schwere und der Lokalisation eines Traumas und den daraus entstehenden Stoffwechselfolgen für den Organismus [45, 46, 47]. Wiederum war es Bürger, der auf die Bedeutung des Eiweißstoffwechsels im Rahmen des operativen Gesamtgeschehens hinwies. Er vermutete, daß die von ihm gefundenen verstärkten Stickstoffverluste über den Urin nach operativen Eingriffen nicht allein auf das örtlich begrenzte Gewebstrauma zurückzuführen seien, sondern daß nach Verletzungen eine systemische Reaktion erfolgt, die zu einer Freisetzung von Überträgerstoffen führt, welche ihrerseits einen gesteigerten Eiweißabbau zur Folge hat.

Nach seinen Untersuchungen führt diese vermehrte „Proteinkatabolie" nur bei eingeschränkter Nierenfunktion und unzureichender Flüssigkeitssubstitution zu einem Anstieg des Reststickstoffgehaltes im Blut [47].

In vollem Umfange wurden diese Aussagen von Sir David Cuthbertson, der sich seit den 30er Jahren intensiv mit den posttraumatischen Stoffwechselabläufen befaßt, bestätigt und ergänzt [64, 66].

Er konnte den Nachweis führen, daß sich die verletzungsbedingten Stoffwechselveränderungen nicht allein auf den Eiweißstoffwechsel beschränken, sondern in gleicher Weise den Kohlenhydrat- und Fettstoffwechsel sowie den Elektrolyt- und Flüssigkeitsstatus betreffen. Diese Auswirkungen auf den Gesamtstoffwechsel sah er nicht nur als Folge des eigentlichen Gewebstraumas an, sondern vielmehr als Reaktion auf die Summation unterschiedlicher Noxen wie Schmerz, Angst, Hypoxie, Anämie, Infektion, Intoxikationen etc.. Dabei kommt er, wie Selye bei der Beschreibung seines sog. Adaptationssyndroms [262], zur gleichen Ansicht, daß, obwohl die spezifischen Wirkungen der aggressiven Einflüsse durchaus verschieden sind, der Organismus gleichermaßen in den Zustand einer allgemeinen, unspezifischen Abwehrreaktion versetzt wird.

Als Auslöser dieser systemischen Antwort postulierte Cuthbertson sog. „Mediatoren", die, örtlich durch das Trauma freigesetzt, eine typische neuroendokrine Veränderung bewirken, wobei Ausprägung und Dauer dieser Stoffwechselveränderungen dabei mit der Intensität und der Einwirkungszeit des Traumas und der Streßfaktoren korrelieren.

Cuthbertson und Selye waren es auch, die als erste den „phasenhaften Verlauf" der posttraumatischen Stoffwechselsituation erkannten und beschrieben. Nach Cuthbertson kommt es im unmittelbaren Anschluß an ein Trauma zu einer Depression aller physiologischen Abläufe im Organismus, die er als „ebb phase" bezeichnet. In der Regel ist diese Reaktion vorübergehend und wird unter der Therapie nach einigen Stunden von einer Periode zunehmend gesteigerter Aktivität abgelöst, der sog. „flow phase“, die vornehmlich der Bereitstellung von Substraten für Abwehrreaktionen und reparative Vorgänge dient.

In ähnlicher Weise unterscheidet auch Selye verschiedene posttraumatische Stadien im Ablauf des von ihm postulierten „Adaptationssyndroms“ [262].

Im Unterschied zu Cuthbertson gliedert er die Streßreaktionen des Organismus jedoch in 3 aufeinanderfolgende Abschnitte:

1. Alarmphase,
2. Stadium des Widerstandes,
3. Stadium der Erschöpfung.

Im Rahmen der Alarmreaktion führen die unterschiedlichen Stressoren in Abhängigkeit von der Intensität, der Lokalisation sowie ihrer Einwirkungszeit auf nervalem oder humoralem Wege zu einer Mobilisierung aller Abwehrkräfte. In fließendem Übergang schließt sich das Stadium des Widerstandes an, daß durch die Summe aller nichtspezifischen systemischen Abwehrreaktionen gekennzeichnet ist und der Abwehr lebensgefährlicher Bedrohungen dient. Bei Andauer der Streßeinflüsse erschöpft sich der Organismus letztendlich im Versuch, diese Adaptationsvorgänge aufrecht zu erhalten.

Francis D. Moore greift in seinem inzwischen als klassisch zu bezeichnenden Buch *The metabolic care of the surgical patient* [211] die von Cuthbertson vorgenommene Einteilung des posttraumatischen Stoffwechselgeschehens auf und unterteilt die „flow phase“ entsprechend des schrittweise ablaufenden Heilungsprozesses in 4 Abschnitte:

1. Die „Injuryphase“ ist charakterisiert durch stark überwiegende katabole Reaktionen auf Verletzungen und dauert einige Tage.
2. Sie wird in der Regel zwischen dem 3. und 7. posttraumatischen Tag abgelöst, die Stickstoffausscheidung und der Energieumsatz sind rückläufig. Moore bezeichnet diesen Zeitpunkt als „turning point“.
3. Daran schließt sich eine Periode mit überwiegend anabolen Vorgängen an und wird von Moore als „gain in muscle strength“ gekennzeichnet. Diese Phase kann einige Wochen anhalten.
4. Sie geht schließlich in den letzten Abschnitt der Rehabilitation über, den Moore als „fat gain“ bezeichnet.
   Dieser schließt den Heilungsprozeß ab nachdem in der Regel das Ausgangsgewicht wieder erreicht ist.

Die den Stoffwechsel steuernde hormonelle Situation ist hauptsächlich gekennzeichnet durch das Zusammenspiel zwischen dem als „anabol“ wirkenden Insulin und seinen überwiegend „katabol“ wirkenden Antagonisten, die sich aus den Katecholaminen, dem Glukagon, dem Kortisol und mit Einschränkung auch aus dem somatotropen Hormon zusammensetzen.

Faßt man den von Cuthbertson, Selye und Moore beschriebenen phasenhaften posttraumatischen Verlauf zusammen und ordnet ihn der jeweils vorherrschenden Hormonkonstellation zu, so ergibt sich nach Altemeyer et al. [12] folgendes Bild (Abb. 2).

Als wesentliche Steuermechanismen dieser typischen posttraumatischen Stoffwechselabläufe wurden entsprechend den von Bürger vermuteten Überträgerstoffen inzwischen die Hormone erkannt. Die ersten Reaktionen des Organismus nach massivem Streß und schwerem Trauma dienen der Abwendung der *akuten* Lebensgefahr durch Mobilisierung aller verfügbarer energetischer Reserven. Stimuliert durch afferente Impulse sowie aus dem Verletzungsareal freigesetzte humorale Wirkstoffe kommt es zu einer hypothalamisch-hypophysären Streßant-

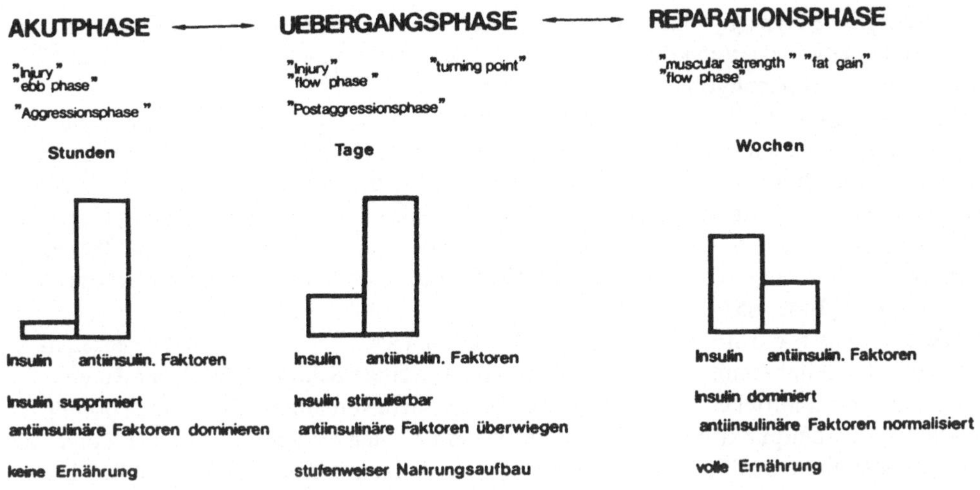

Abb. 2. Zeitlicher Verlauf des posttraumatischen Stoffwechsels

wort, die ihrerseits zu einer verstärkten Aktivität des sympathischen Nervensystems und zu typischen Veränderungen im Hormonprofil führt [93]. Dabei kommt es zunächst, getriggert durch eine initial verstärkte Ausschüttung von Katecholaminen [4, 93], zu einer Herabsetzung der Insulinsekretion. Gleichzeitig steigen die Konzentrationen der antiinsulinären Faktoren im Blut, insbesondere die des Glukagons, stark an [69]. Diese Hormonkonstellation, die durch ein „absolutes Insulindefizit" charakterisiert ist – bei simultan gesteigerter Aktivität der „kontrainsulinären Hormone" – führt zu einer Stoffwechselsituation, die ganz im Zeichen der Energiebereitstellung steht. Es kommt zu einer entsprechenden Glykogenolyse, Glukoneogenese und Lipolyse sowie zu einer sich verstärkt entwickelnden Proteolyse [299]. Die in dieser Phase aufgrund der beschriebenen metabolischen Umstellungen auch ohne äußere Substratzufuhr einsetzende Hyperglykämie ist kennzeichnend für die gesamte posttraumatische Stoffwechselsituation. Die Sicherung der vitalen Funktionen sowie die Stabilisierung der physiologischen Verhältnisse des Flüssigkeits-, Elektrolyt- und Säuren-Basen-Status stehen in dieser Phase ganz im Vordergrund. In Abhängigkeit vom Ausmaß der Verletzungen sowie der Einflußdauer und der Intensität der begleitenden Streßeinflüsse variieren Ausprägung und Zeitraum dieser „Akutphase". Eine Ernährungsbehandlung in dieser labilen Situation ist mit Sicherheit unangebracht, zumal der Organismus für diese relativ kurze Zeitspanne über ausreichende körpereigene Reserven verfügt.

Nach Stabilisierung der Körperfunktionen unter einer sofort einsetzenden Therapie geht diese „Akutphase" – beim Polytraumatisierten in der Regel nach einigen Stunden – fließend in ein Stadium über, in dem es im Gegensatz zur initialen Phase zu einer deutlichen Insulinsekretion kommt, die zudem durch Kohlenhydratzufuhr von außen stimulierbar ist [12, 125].

Verglichen mit den nach wie vor deutlich über den Referenzbereich hinaus erhöhten Glukosekonzentrationen im Blut, bleibt die Insulinantwort jedoch inadäquat [107, 194], d. h. diese Phase ist durch einen „relativen Insulinmangel" charakterisiert.

Eine Ursache dafür ist u. a. in den persistierend erhöhten Konzentrationen der antiinsulinären Faktoren begründet [69].

Pathologische Hyperglykämien treten in dieser Situation meist jedoch erst dann auf, wenn zusätzlich zu der gesteigerten körpereigenen Glukoseproduktion und der herabgesetzten Insulinwirksamkeit Kohlenhydrate zugeführt werden.

Diese von Schultis [254] auch als „Postaggressionsstoffwechsel“ bezeichnete Zeitspanne ist durch einen erhöhten Energieumsatz gekennzeichnet. Parallel dazu werden vom Organismus zunehmend Ab- und Umbauvorgänge eingeleitet, um die körpereigene Abwehr zu stabilisieren und erste reparative Aufgaben durchzuführen. Obwohl bilanzmäßig eindeutig katabole Reaktionen überwiegen, finden Syntheseleistungen statt, die, wie Hartig mit radioaktiv markierten Substanzen zeigen konnte, durch Nährstoffzufuhr in erheblichem Maße gesteigert werden können [144, 145].

Dieser im posttraumatischen Stoffwechselgeschehen als „Übergangsphase“ zu bezeichnende kritische Zeitabschnitt, in dem sich oftmals das weitere Schicksal der Patienten entscheidet, dauert im Mittel ca. 2–4 Tage und endet mit dem von Moore als „turning point“ charakterisierten Zeitpunkt. Subjektiv gibt der Patient an, daß er sich „besser fühle“, objektiv haben Energieumsatz und Stickstoffausscheidung ihr Maximum überschritten und die Blutglukosekonzentrationen zeigen einen eindeutigen Trend zur „Normalisierung“.

Kennzeichnend dafür ist, daß das „anabole Hormon“ Insulin adäquat reagiert und seine steuernde Rolle im Stoffwechselgeschehen wieder übernimmt, während die „antiinsulinären Faktoren“ ihrerseits in den physiologischen Bereich zurückkehren. Eine Ernährungstherapie in dieser Phase ist weitgehend unproblematisch, da der Organismus in der Regel wieder über genügend Kompensationsmöglichkeiten verfügt.

In jüngster Zeit waren es insbesondere John N. Kinney und Douglas W. Wilmore, die sich um die generellen Zusammenhänge zwischen Trauma- und Stoffwechselreaktionen bemühten. So war Kinney derjenige, der, aufbauend auf den Erkenntnissen von Benedict, auf die immense Bedeutung der zusätzlich traumatisch- oder krankheitsbedingten Substanzverluste für den Organismus hinwies und wesentlich zur Aufklärung von Fragen bezüglich des Energieumsatzes im Postaggressionsstoffwechsel beitrug [175, 176, 177, 178].

In seinem Buch *Metabolic management of the critically ill* beschreibt Wilmore umfassend die heutigen Erkenntnisse über den posttraumatischen Stoffwechsel [299]. Dabei faßt er die Merkmale, die diese Stoffwechselsituation in typischer Weise charakterisieren, wie folgt zusammen:

- herabgesetzte Proteinökonomie
- gesteigerte metabolische Aktivität
- veränderte Glukosekinetik
- Abnahme des Gewichtes mit körpereigenem Substanzverlust.

1.3 Problem- und Fragestellungen

1.3.1 Die Bedeutung der Homöostase

Jedes Trauma ist als Aggression gegen die Homöostase aufzufassen [4].

Der amerikanische Physiologe Cannon führte für das sog. Gleichgewicht der Körperfunktionen, d. h. die Konstanterhaltung des von Claude Bernard definierten „milieu interieur“ mittels komplizierter endogener Reaktionsmechanismen, den Begriff Homöostase in die medizinische Literatur ein [56].

Das Blut stellt das zentrale „Ver- und Entsorgungssystem“ des Organismus dar, aus dem sich die Organe nach ihrem Bedarf bedienen und in das sie ihre Stoffwechselprodukte abgeben. Die Zusammensetzung des Blutes stellt daher die Resultate der gesamten Stoffwechselabläufe im Organismus dar. Dabei wird die Versorgung der einzelnen Zellen um so günstiger sein, je weniger die Homöostase verändert ist. Wie aus dem oben erwähnten Zitat von Ahnefeld ersichtlich, bedeutet jede Verletzung auch einen Angriff gegen die Homöostase. Je nach Ausprägung der Verletzungen, kommt es, mehr oder weniger, zu deutlichen Abweichungen des physiologischen Substrat- und Hormonprofils im Blut und damit zu einer Verschlechterung des Angebotes an einzelne Organe oder an den Gesamtorganismus.

Es muß daher ein grundsätzliches Bestreben sein, die physiologischen Verhältnisse im Blut im Rahmen der Therapie möglichst zu erhalten oder bei bereits eingetretenen Störungen die Homöostase wieder herzustellen.

Voraussetzung dafür sind genaue Kenntnisse über die Veränderungen, denen die Homöostase nach Trauma und Aggression unterworfen ist. Wie aus dem kurzen historischen Überblick ersichtlich, existieren einerseits zwar umfangreiche Kenntnisse über posttraumatisch einsetzende Stoffwechselveränderungen und ihre Einflüsse auf die Zusammensetzung des Blutes, andererseits gibt es jedoch nur wenige Studien, die die Veränderungen der Homöostase beim beatmeten, polytraumatisierten Intensivpatienten in der kritischen frühen posttraumatischen Phase beschreiben, ohne daß zusätzliche Einflüsse durch eine Nährstoffzufuhr von außen bestehen. Dabei ist es eine bekannte Tatsache, daß schon geringe Substratmengen ausreichen, um in posttraumatischen Situationen erhebliche Veränderungen des Stoffwechsels zu bewirken [11, 118, 195, 303].

Wie bereits eingangs erwähnt, bietet ein modernes Rettungswesen und eine neuzeitliche Intensivtherapie auch solchen Polytraumatisierten eine Überlebenschance, die noch vor wenigen Jahren kurz nach dem Unfallereignis verstorben wären. Diese Veränderungen in der Gesamtstrategie haben somit ein neues Patientengut geschaffen.

Damit ist eine erneute *Statusbeschreibung und Definition des Stoffwechselzustandes beatmeter Polytraumatisierter* erforderlich, die konsequenterweise auf der Beantwortung der folgenden Fragen basieren muß:

1. Welche Veränderungen der Homöostase des Blutes ergeben sich nach einem Polytrauma beim beatmeten Intensivpatienten unter alleiniger Zufuhr von Wasser und Elektrolyten?
2. Welche Einflüsse auf das Hormonprofil ergeben sich nach einem Polytrauma beim beatmeten Intensivpatienten?
3. Welchen Energieumsatz haben beatmete, polytraumatisierte Intensivpatienten in der frühen posttraumatischen Phase?

1.3.2 Die Bedeutung der Energiebereitstellung

It is interesting to note that many kinds of therapy which are directed at supporting or improving energy balance are based on an assumed rate of energy expenditure which is never measured [179].

Es ist davon auszugehen, daß für die Erhaltung der Struktur und die Funktionen der lebenden Materie ständig ablaufende energieliefernde Prozesse erforderlich sind. Dabei stellen energiereiche Phosphatverbindungen (ATP) die Grundlage für diese Reaktionen dar. Die Bildung von ATP ist an die freiwerdende Energie bei der Oxidation bereitgestellter Nährsubstrate geknüpft. Für dieses Prinzip werden vom Organismus Glukose und Fettsäuren herangezogen, wobei die Energiebereitstellung durch diese beiden Substrate einen alternativen Prozeß darstellt und es keine physiologischen Zustände gibt, in denen sowohl Glukose als auch Fett gleichzeitig maximal als Energielieferanten eingesetzt werden können [134, 139].

Unter „normalen" Ernährungsbedingungen dient Glukose als hauptsächliches Substrat für die oxidative Energiebereitstellung in Form von ATP. In Hungerzuständen sowie im posttraumatischen Stoffwechsel werden vermehrt andere Substrate wie Proteine und insbesondere Fett mobilisiert.

War man noch vor wenigen Jahren der Meinung, daß gerade bei Schwerverletzten eine Ernährungstherapie so früh und so intensiv wie möglich einsetzen sollte, um Substanz- und Funktionsverluste des Organismus zu vermeiden [258], so haben in neuerer Zeit kritische Publikationen zugenommen, die über Komplikationen und Nebenwirkungen einer zu früh einsetzenden und zu forcierten parenteralen Ernährung nach schweren Traumen und Krankheiten berichten [16, 128, 166, 181, 313]. Dabei scheint, wie bereits erwähnt, insbesondere in der kritischen Phase nach einem Trauma eine den aktuellen Energieumsatz des Patienten übersteigende Kohlenhydratzufuhr mit spezifischen Gefahrenmomenten behaftet zu sein [18, 160, 161, 210].

Entsprechend der eingangs erwähnten Bemerkung von Kinney erscheint es in diesem Zusammenhang daher von besonderem Interesse, *welche Auswirkungen eine – entsprechend dem aus dem O_2-Verbrauch bestimmten Energieumsatz – äquikalorische Kohlenhydratzufuhr auf den Organismus hat.*

Damit sind im einzelnen folgende Fragen verbunden:

1. Welche Veränderungen im Hormonprofil polytraumatisierter Intensivpatienten ergeben sich unter einer dem Energieumsatz adaptierten äquikalorischen Applikation von Kohlenhydraten?
2. Welchen Einfluß auf den Gaswechsel und den Energieumsatz hat eine am O_2-Verbrauch orientierte Kohlenhydratzufuhr bei beatmeten Polytraumatisierten?
3. Welchen Einfluß auf den Eiweiß- und Kohlenhydratstoffwechsel des polytraumatisierten Beatmeten hat eine dem Energieumsatz entsprechende Kohlenhydratinfusion?
4. Welchen Einfluß auf die Homöostase polytraumatisierter Intensivpatienten hat eine Kohlenhydratzufuhr, die zu einer ausgeglichenen Energiebilanz führt?

1.3.3 Die Bedeutung der Aminosäurenbereitstellung

Die Bedeutung des Eiweißes in der Ernährung verbietet es, einen Patienten, dem man eine Operation zumuten muß, auch nur für kurze Zeit unter die Bedingungen des Hungerstoffwechsels zu bringen [45].

Eine Ernährungstherapie in der kritischen Phase nach einem Trauma muß ein Optimum an Unterstützung bei einem Minimum an Belastung für den Stoffwechsel des Patienten darstellen. Die Substratzufuhr soll einerseits die Verarmung des Organismus an Proteinen und energetischen Substanzen verhindern bzw. vermindern, andererseits aber nicht zu einer Verstärkung oder negativen Beeinflussung des sog. Postaggressionsstoffwechsels führen.

Eine besondere Rolle kommt dabei den Aminosäuren als Bausteinen der Proteinsynthese zu. Im Gegensatz zu Fetten und Kohlenhydraten gibt es weder Proteindepots, auf die der Organismus ohne Funktionseinbuße zurückgreifen kann, noch hat der Körper die Möglichkeit, Proteine aus anderen Quellen als aus Aminosäuren zu bilden.

In Abhängigkeit von der Schwere der Verletzungen kommt es insbesondere in den ersten posttraumatischen Tagen z. T. zu erheblichen Stickstoffverlusten [189, 249]. Diese sind sowohl durch einen vermehrten Abbau von Eiweiß als auch durch eine verminderte Synthese bedingt [174, 224]. Dennoch ist es auch in dieser Phase möglich, durch Zufuhr von Aminosäuren und energetischen Substraten sowohl die Proteinsynthese zu steigern [144, 145, 174, 188] als auch die Abbaurate zu verringern, wobei es allerdings bis zum Erreichen des „Höhepunktes" der Stickstoffausscheidung, die in der Regel um den 4. posttraumatischen Tag liegt [251], kaum möglich ist, eine ausgeglichene Bilanz zu erzielen [156].

Bereits 1955 wiesen Calloway u. Spector [55] auf die engen Zusammenhänge zwischen der Zufuhr energetischer Substrate und der Retentionsrate zugeführten Stickstoffes hin. Nur bei ausgeglichener Energiebilanz waren sie in der Lage, bei jungen, gesunden Probanden eine ausgeglichene oder leicht positive Stickstoffbilanz zu erreichen. Elwyn faßte diese gegenseitige Abhängigkeit von Energie- und Proteinstatus folgendermaßen zusammen:

Solange eine adäquate Energiezufuhr erfolgt, führt eine gesteigerte Stickstoffapplikation zu einer verbesserten Stickstoffbilanz; und solange eine adäquate Stickstoffzufuhr erfolgt, führt ein erhöhtes Energieangebot zu einer ansteigenden Stickstoffbilanz [94].

Unter diesen Aspekten ergibt sich schwerpunktmäßig die Frage, in welchem Ausmaß von außen zugeführte Aminosäuren vom polytraumatisierten Organismus verwertet werden, wenn zugleich eine dem Energieumsatz entsprechende Zufuhr energetischer Substrate in Form von Kohlenhydraten erfolgt.

Um diese generelle Frage beantworten zu können, erhielten in dieser Studie polytraumatisierte, beatmete Intensivpatienten – neben einer nach dem O_2-Verbrauch ausgerichteten Kohlenhydratzufuhr – eine Substitution von 1 g Aminosäuren/kg KG und Tag sowie von 2 g Aminosäuren/kg KG und Tag. Die Aminosäuren wurden dabei in Form einer eigens für den Streßstoffwechsel konzipierten Aminosäurenlösung (Traumafusin, Fa. Pfrimmer, Erlangen) infundiert, die sich nachgewiesenermaßen aufgrund ihrer Zusammensetzung als besonders geeignet für die Anwendung im Postaggressionsstoffwechsel herausgestellt hat [145].

Neben der generellen Problematik der Utilisation der in unterschiedlichen Dosierungen angebotenen Aminosäuren, ergeben sich unter den genannten Bedingungen die folgenden Fragestellungen:

1. Wie wirkt sich die Aminosäurenzufuhr in steigender Dosierung auf die Konzentration der freien Aminosäuren im Plasma polytraumatisierter Intensivpatienten aus?
2. Wie verhält sich das Plasmaaminosäurenmuster dieser Patienten unter der Zufuhr von 1 bzw. 2 g Aminosäuren/kg KG und Tag unter einer speziell an den posttraumatischen Zustand adaptierten Aminosäurenlösung?
3. Wie hoch sind die renalen Aminosäurenverluste, und welche Bilanzen ergeben sich für die einzelnen Aminosäuren bei polytraumatisierten, beatmeten Intensivpatienten unter einer Dosierung von 1 bzw. 2 g Aminosäuren/kg KG und Tag und ausgeglichener Energiebilanz?
4. Welche Auswirkungen hat die unterschiedliche Aminosäurensubstitution auf die Harnstoffproduktion von polytraumatisierten Intensivpatienten?
5. Welchen Einfluß auf die Homöostase und das Hormonprofil beatmeter Polytraumatisierter hat die Applikation von Aminosäuren in einer Dosierung von 1 bzw. 2 g/kg KG und Tag?

1.3.4 Die Bedeutung der Überwachung einer Infusions- und Ernährungstherapie beim beatmeten, polytraumatisierten Intensivpatienten

No longer should protein-calorie malnutrition be an additive stress to the individual with a catabolic disease process [299].

Je größer die Differenz zwischen der Substratzufuhr und den posttraumatischen Substratverlusten ist, um so größer sind der Substanzdefekt und die damit verbundenen Folgen für den Organismus.

Stellvertretend für viele steht es für Wilmore daher außer Frage, daß eine frühzeitig einsetzende, *adäquate* Infusions- und Ernährungstherapie bei Schwerkranken und Polytraumatisierten einen entscheidend positiven Einfluß auf Verlauf und Prognose dieser Patienten hat. Zu den *speziellen* Problem- und Fragestellungen nach dem „Wieviel" und dem „Wann", die sich daraus ergeben, gesellen sich die *generellen* Probleme einer suffizienten Überwachung.

Dort, wo der gesunde Organismus genügend Kompensationsmöglichkeiten besitzt, um auch drastische Veränderungen in der Substratzufuhr ohne Schaden zu tolerieren, sind dem Kranken bzw. Polytraumatisierten enge Grenzen gesetzt. Daher können – gerade in der besonders labilen Phase der ersten 2–4 posttraumatischen Tage – insbesondere Überdosierungen schnell zu einer Verschlechterung der Substratökonomie und zu erheblichen zusätzlichen Gefahren für den ohnehin grenzwertig belasteten Organismus führen.

Es ist daher ein weiteres Anliegen dieser Studie *Hinweise darüber zu erlangen, ob sich Dosierungsgrenzen für die applizierten Substrate aufzeigen, ob sich Einschränkungen der Leistungsbreite von Organen oder Organsystemen der polytraumatisierten, beatmeten Intensivpatienten unter den verschiedenen Infusions- und Ernährungsregimen andeuten, und ob sich Hinweise für eine zusätzliche Belastung des Organismus durch die gewählte Substratzufuhr abzeichnen.*

Des weiteren soll die vorliegende Untersuchung Aufschlüsse darüber geben, welche *Überwachungsmaßnahmen und Kenngrößen eingesetzt werden müssen, um eine Infusions- und Ernährungstherapie, insbesondere in der frühen posttraumatischen Phase, beim beatmeten Polytraumatisierten sicher steuern zu können.*

2 Material und Methode

2.1 Patientenkollektiv

Die vorliegende Untersuchung wurde innerhalb eines Zeitraumes von einem Jahr an einem einheitlichen Kollektiv von 40 Intensivpatienten durchgeführt. Dabei handelte es sich um Polytraumatisierte, die, bedingt durch die Schwere des erlittenen Traumas, über mindestens 4 Tage beatmet werden mußten.

Neben dem Ausmaß und der Vielfalt der Verletzungen, die nach der Definition von Tscherne ein Polytrauma ausmachen [286], waren folgende Voraussetzungen für die Aufnahme in die Studie erforderlich:

- Alter zwischen 14 und 75 Jahren
- kein Hinweis für eine vorbestehende Stoffwechselerkrankung
- guter Ernährungszustand
- Mindestbeatmungszeitraum von 4 Tagen im unmittelbaren Anschluß an das Trauma
- erforderliche Stabilisierungsphase der Vitalfunktionen nicht länger als 12 h
- Vitalfunktionen seit mehr als 4 h stabil.

Entsprechend diesen Vorbedingungen mußten insgesamt 6 Patienten während oder nach bereits abgeschlossener Untersuchung aus der Studie herausgenommen und durch weitere Patienten ersetzt werden.

Drei Patienten konnten bereits innerhalb der ersten 4 posttraumatischen Tage extubiert werden, nachdem sich ihr Gesamtzustand soweit gebessert hatte, daß keine weitere Beatmung erforderlich war.

Zwei Patienten mußten nachträglich aus der Auswertung genommen werden, da sich aus ihrer Anamnese Hinweise für eine bestehende Stoffwechselstörung in Form eines Diabetes mellitus ergaben.

Ein Patient verstarb am 2. posttraumatischen Tag infolge einer akuten, therapieresistenten kardialen Insuffizienz.

Weiterhin zeigten *alle* untersuchten Patienten vor der eigentlichen Primärversorgung in der Klinik – trotz einer bereits am Unfallort begonnenen Substitutionstherapie mit kolloidalen Volumenersatzmitteln – eine ausgeprägte Schocksymptomatik, die jedoch in jedem Falle bis zum Beginn der eigentlichen Untersuchungen beherrscht wurde.

Der Altersdurchschnitt des untersuchten Patientenkollektivs lag bei 35,4 Jahren (Minimum 16 Jahre, Maximum 75 Jahre). Hinsichtlich der Geschlechtsverteilung ergab sich ein deutliches Übergewicht der männlichen Patienten (26) gegenüber den weiblichen (14).

Alle Patienten erhielten – unabhängig von der im eigentlichen Untersuchungsprogramm festgelegten, definierten Infusions- und Ernährungstherapie – eine statusbezogene individuelle Intensivbehandlung entsprechend den jeweiligen Erfordernissen.

Tabelle 1. Zusammensetzung der infundierten 2/3-Elektrolytlösung

Elektrolyte	[mmol/l]	[mg/l]
Natrium	100	2300
Kalium	18	700
Kalzium	2	80
Magnesium	3	73
Chlorid	90	3190
Azetat	38	2240

Dies trifft insbesondere sowohl auf eine Therapie mit hochdosiertem Betamethason (1 mg/kg initial, dann alle 2 h 10 mg) im Rahmen einer Hirnödembehandlung bei Contusio cerebri als auch auf eine die Hämodynamik und renale Funktion unterstützende Therapie mit Katecholaminen zu.

Die Einstellung der Infusionsgeschwindigkeit erfolgte mit Hilfe von Infusionspumpen vom Typ Infusomat (Fa. Braun, Melsungen), die eine stufenlose Regelung zulassen und in dem gewählten Bereich eine Präzision der Fördermenge von ± 5% aufweisen.

Die Applikation aller Infusionslösungen erfolgte ausschließlich über einen vor Untersuchungsbeginn gelegten zentralvenösen Katheter.

Zur Sedierung und Schmerzbekämpfung erhielten die Patienten nach Bedarf Valium, Luminal und Dipidolor. Eine zusätzliche Relaxierung war in keinem Falle erforderlich.

Ebensowenig war während der gesamten Untersuchungsperiode die Gabe von Insulin oder Substanzen zur Korrektur des Säuren-Basen-Status notwendig.

Nach Abschluß der chirurgischen Primärversorgung und einer sich daran anschließenden Stabilisierungsphase erhielten alle Patienten einheitlich eine kohlenhydrat- und aminosäurenfreie Infusionstherapie in Form einer 2/3-Elektrolytlösung in einer Dosierung von 40 ml/kg KG und Tag über einen Zeitraum von mindestens 4 h vor Aufnahme der eigentlichen Untersuchungsphase (Tabelle 1).

Patienten, deren vitale Funktionen nicht spätestens 4 h vor Beginn des Untersuchungsprogrammes zu stabilisieren waren oder deren Stabilisierung mehr als 12 h in Anspruch nahm, wurden von vornherein nicht in die Studie aufgenommen.

Die Beatmung erfolgte mit Hilfe eines Respirators (Servo-Ventilator, Fa. Dräger) über einen bereits vor der chirurgischen Primärversorgung endotracheal eingeführten Tubus. Die Einstellung des Beatmungsgerätes hinsichtlich inspiratorischer O_2-Konzentration und Beatmungsmuster wurde gemäß den Ergebnissen der in regelmäßigen Abständen durchgeführten arteriellen Blutgasanalysen vorgenommen.

2.2 Versuchsanordnung und -durchführung

Die vorliegende Untersuchung wurde als randomisierte, prospektive Studie an einem einheitlichen Kollektiv von 40 polytraumatisierten, beatmeten Patienten durchgeführt. Gemäß einem nach Zufallszahlen [89] aufgestellten Randomisierungsplan wurde dieses Patientenkollektiv in 4 Gruppen zu je 10 Patienten aufgeteilt (Tabelle 2).

Tabelle 2. Randomisierungsplan gemäß Zufallszahlen. Gruppe I: Rangzahl 1–10, Gruppe II: Rangzahl 11–20, Gruppe III: Rangzahl 21–30, Gruppe IV: Rangzahl 31–40

Lfd. Nr.	Zufalls-zahl	Rang-zahl	Gruppen-Nr.	Lfd. Nr.	Zufalls-zahl	Rang-zahl	Gruppen-Nr.
1	69	17	II	21	137	3	I
2	88	9	I	22	5	38	IV
3	95	7	I	23	98	6	I
4	27	31	IV	24	70	16	II
5	10	37	IV	25	47	23	III
6	521	1	I	26	33	29	III
7	45	24	III	27	1	40	IV
8	76	13	II	28	90	8	I
9	80	12	II	29	41	26	III
10	64	19	II	30	86	10	I
11	48	22	III	31	13	36	IV
12	63	20	II	32	99	5	I
13	16	34	IV	33	71	15	II
14	101	4	I	34	52	21	III
15	14	36	IV	35	28	30	III
16	2	39	IV	36	39	28	III
17	75	14	II	37	19	33	IV
18	22	32	IV	38	44	25	III
19	84	11	II	39	40	27	III
20	67	18	II	40	198	2	I

Die Patienten der Gruppe I erhielten während der gesamten 4 posttraumatischen Beobachtungstage eine ausschließliche Wasser- und Elektrolyttherapie in Form der beschriebenen 2/3-Elektrolytlösung in einer Dosierung von 40 ml/kg und Tag. In Tabelle 3 sind die klinischen Daten dieser Patientengruppe wiedergegeben. Das Verletzungsmuster ist dabei, ebenso wie in den folgenden tabellarischen Darstellungen der Patientendaten der anderen Gruppen, aus Übersichtlichkeitsgründen schematisch in 4 Verletzungsregionen eingeteilt.

Die Patienten der Gruppe II (Tabelle 4) erhielten eine, entsprechend ihrem aus den Gaswechselmessungen ermittelten Energieumsatz, kalorisch äquivalente Zufuhr von Kohlenhydraten in Form einer Kombinationslösung, deren Zusammensetzung in Tabelle 5 wiedergegeben ist.

Die Patienten der Gruppe III und IV, deren individuelle Daten in den Tabellen 6 und 7 dargestellt sind, erhielten zusätzlich neben einer umsatzorientierten Substratzufuhr, wie sie bei Patienten der Gruppe II beschrieben ist, eine Substitution von Aminosäuren in Form einer handelsüblichen L-Aminosäurenlösung, deren Aminosäurenmuster speziell an die postoperative und posttraumatische Situation adaptiert ist [145, 246]. Die Zusammensetzung dieser Lösung ist in Tabelle 8 wiedergegeben.

Die Gruppen III und IV unterschieden sich ausschließlich in der Menge der zugeführten Aminosäuren. So erhielten die Patienten der Gruppe III 1 g Aminosäuren/kg und Tag, während den Patienten der Gruppe IV 2 g Aminosäuren/kg und Tag appliziert wurden.

Die Versuchsanordnung ist in Abb. 3 dargestellt.

Tabelle 3. Patientendaten der Gruppe I

Patient Nr.		Geschlecht	Alter [Jahre]	Größe [cm]	Gewicht [kg]	Verletzungsmuster Schädel-Hirn	Thorax	Abdomen	Wirbelsäule und Extremitäten
2	G. M.	♂	49	180	85		Lungenkontusion Herzkontusion		Multiple Frakturen
3	H. B.	♀	27	170	70	Contusio cerebri			Wirbelfraktur mit Querschnitt multiple Frakturen
6	P. K.	♂	43	175	80	Contusio cerebri	Rippenserienfraktur Lungenkontusion		
14	H. P.	♂	16	173	70	Kalottenfraktur epi- und subdurales Hämatom			Multiple Frakturen
21	S. K.	♀	75	160	70	Contusio cerebri	Lungenkontusion		
23	F. G.	♂	24	184	75	Commotio cerebri	Rippenserienfraktur Lungenkontusion	Multiple Lebereinrisse	
28	S. K.	♀	67	165	70		Lungenkontusion		Multiple Frakturen
30	R. M.	♀	46	165	67		Rippenserienfraktur Hämatothorax Lungenkontusion	Leberruptur Milzruptur	Multiple Frakturen
32	S. G.	♂	25	175	75	Commotio cerebri		Milzruptur	
40	G. G.		41	183	83	Contusio cerebri	Lungenkontusion		Beckenfraktur multiple Frakturen

Tabelle 4. Patientendaten der Gruppe II

Patient		Geschlecht	Alter [Jahre]	Größe [cm]	Gewicht [kg]	Verletzungsmuster			
Nr.						Schädel-Hirn	Thorax	Abdomen	Wirbelsäule und Extremitäten
1	C. T.	♂	18	175	70	Contusio cerebri	Pneumothorax Lungenkontusion		Wirbelfraktur mit Querschnitt multiple Frakturen
8	K. D.	♀	16	158	60	Kalottenfraktur Contusio cerebri			Multiple Frakturen
9	G. F.	♂	67	169	90		Lungenkontusion		Acetabulumfraktur multiple Frakturen
10	R. F.	♂	25	180	101		Lungenkontusion Sternumfraktur Herzkontusion	Kleine Lebereinrisse	Multiple Frakturen
12	P. J.	♂	30	184	84	Commotio cerebri	Rippenserienfrakturen bds. Lungenkontusion		Multiple Frakturen
17	R. A.	♂	19	170	70	Commotio cerebri	Lungenkontusion Aortenruptur		Multiple Frakturen
19	M. H.	♂	30	181	80	Kalottenfraktur Contusio cerebri			Multiple Frakturen
20	S. J.	♂	53	175	80		Rippenfraktur Hämatoperikard Myokardverletzung		Ausgedehnte Weichteilverletzung
24	S. K.	♂	52	170	85	Contusio cerebri mit Ventrikelblutung	Lungenkontusion		
33	S. E.	♀	23	175	65	Commotio cerebri		Nierenkontusion Blasenruptur	Beckenfraktur multiple Frakturen

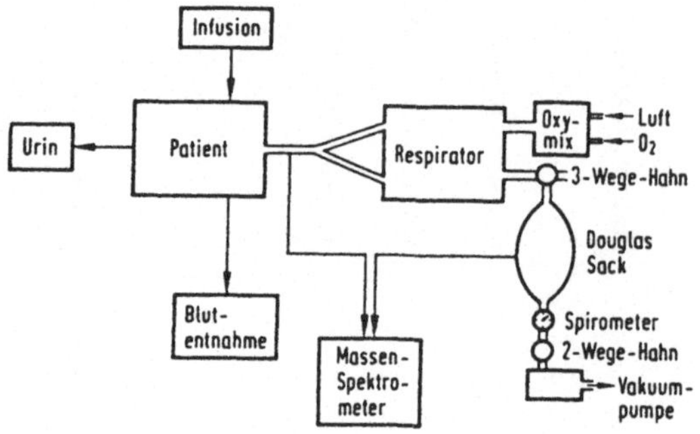

Abb. 3. Versuchsanordnung

Tabelle 5. Zusammensetzung der infundierten Kohlenhydratlösung. 1000 ml Kohlenhydratlösung enthalten 240 g Kohlenhydrate bzw. ca. 1000 kcal

Kohlenhydrate	[g/l]	Elektrolyte	[mmol/l]	[mg/l]
Fruktose	120	Natrium	80	1839
Glukose	60	Kalium	30	1167
Xylit	60	Magnesium	3	73
		Phosphat	5	155
		Chlorid	111	3934

2.3 Untersuchungszeitraum und Meßzeitpunkte

Der Untersuchungszeitraum erstreckte sich insgesamt über die ersten 4 posttraumatischen Tage. Der 1. Meßzeitpunkt wurde dabei einheitlich für alle Patienten auf 12 Uhr des auf das Traumaereignis folgenden Tages gelegt, wobei die Gaswechselmessungen zwischen 11.00 und 12.00 Uhr durchgeführt wurden. Dieser Zeitpunkt ist im weiteren als 1. posttraumatischer Tag bezeichnet. Wie bereits ausgeführt, erhielten alle Polytraumatisierten – unabhängig von ihrer ermittelten Gruppenzugehörigkeit – bis dahin, über einen Zeitraum von mindestens 4 h ausschließlich Wasser und Elektrolyte in Form der 2/3-Elektrolytlösung.

Die eigentliche Infusions- und Ernährungstherapie, gemäß dem Randomisierungsplan, erfolgte im unmittelbaren Anschluß an die Gaswechselmessung und die Blutentnahme. Die weiteren Untersuchungen und Probenentnahmen erfolgten in 24stündigen Abständen und sind im folgenden als 2.–4. posttraumatischer Tag gekennzeichnet.

2.4 Probenentnahmen und Materialgewinnung

Die Blutentnahmen erfolgten über eine in die A. radialis eingelegte Verweilkanüle. Dazu wurden jeweils 30 ml Blut in Lithium-Heparinat-Monovetten (Fa. Sarstedt) sowie weitere 10 ml Blut in einer Spritze ohne gerinnungshemmenden Zusatz entnommen.

Tabelle 6. Patientendaten der Gruppe III

Patient		Geschlecht	Alter [Jahre]	Größe [cm]	Gewicht [kg]	Verletzungsmuster			
Nr.						Schädel-Hirn	Thorax	Abdomen	Wirbelsäule und Extremitäten
7	L. B.	♀	17	170	60		Lungenkontusion		Beckenfraktur multiple Frakturen
11	R. R.	♂	20	180	85	Contusio cerebri			Multiple Weichteilverletzungen
25	G. J.	♂	20	174	75	Kalottenfraktur Contusio cerebri		Multiple Einrisse in Milz und Leber	Multiple Frakturen
26	B. K.	♀	52	166	60	Contusio cerebri			Wirbelfraktur mit Querschnitt Beckenfraktur
29	S. H.	♂	15	172	64	Contusio cerebri			LWK-Fraktur Beckenfraktur, multiple Frakturen
34	W. M.	♀	19	170	76	Contusio cerebri		Milzruptur	Multiple Frakturen, ausg. Weichteilverletzungen
35	D. E.	♀	32	156	60	Kalottenfraktur Contusio cerebri	Rippenserienfraktur Pneumothorax Lungenkontusion	Blasenruptur	Beckenfraktur multiple Frakturen
36	B. E.	♀	41	160	55			Milzruptur Leberruptur	Multiple Frakturen
38	Z. E.	♂	51	173	76		Rippenfrakturen Lungenkontusion		Gefäßabriß und Plexusausriß OA Weichteilverletzung
39	S. M.	♂	20	180	80	Contusio cerebri	Hämatothorax Lungenkontusion	Multiple Lebereinrisse	

Tabelle 7. Patientendaten der Gruppe IV

Patient Nr.		Geschlecht	Alter [Jahre]	Größe [cm]	Gewicht [kg]	Verletzungsmuster Schädel-Hirn	Thorax	Abdomen	Wirbelsäule und Extremitäten
4	E. A.	♂	50	170	75	Commotio cerebri	Pneumothorax Lungenkontusion		Multiple Frakturen
5	S. S.	♀	59	166	68		Rippenserienfraktur Lungenkontusion		Multiple Frakturen
13	S. M.	♀	50	160	65		Lungenkontusion mit Lungenabszessen		Ausgedehnte Weichteilverletzung
15	K. S.	♂	45	172	80		Lungeneinriß mit Bronchuseinriß	Milzruptur Zwerchfellruptur	
16	F. R.	♂	42	180	82	Contusio cerebri	Lungenkontusion mit Bronchusverletzung		Multiple Frakturen, ausg. Weichteilverletzungen
18	C. F.	♂	26	182	95	Commotio cerebri	Rippenserienfraktur Lungenkontusion		
22	F. A.	♂	22	196	90	Contusio cerebri epid. Hämatom			Multiple Frakturen
27	B. K.	♂	47	175	70		Rippenserienfraktur Hämatothorax Lungenkontusion		Multiple Weichteilverletzungen
31	K. H.	♂	36	174	75	Contusio cerebri			Traumatische OA-Amputation Plexusausriß
37	K. F.	♂	67	170	62	Commotio cerebri	Pneumothorax Lungenkontusion		Ausgedehnte Weichteilverletzung

Tabelle 8. Zusammensetzung der infundierten Aminosäurenlösung. 1000 ml Aminosäurenlösung enthalten 74,87 g Aminosäuren bzw. 11,5 g Gesamtstickstoff

Aminosäuren	[mmol/l]	[g/l]	[%]	Elektrolyte	[mmol/l]	[mg/l]
Isoleuzin	16,0	2,1	2,81	Natrium	80	1839
Leuzin	21,7	2,85	3,81	Kalium	40	1564
Lysin	23,0	3,36	4,49	Kalzium	2	80
Methionin	18,1	2,7	3,61	Magnesium	3	73
Zystein	3,3	0,40	0,53	Chlorid	55	1950
Phenylalanin	15,1	2,5	3,34	Azetat	23	1360
Tyrosin	2,0	0,36	0,48	Phosphat	20	619
Threonin	5,1	1,05	1,40			
Valin	19,6	2,3	3,07			
Arginin	40,2	7,0	9,35			
Histidin	11,3	1,75	2,34			
Alanin	145,9	13,0	17,36			
Glutaminsäure	74,8	11,0	14,69			
Glyzin	103,9	7,8	10,42			
Prolin	60,8	7,0	9,35			
Serin	66,6	7,0	9,35			

Der 24-h-Sammelurin wurde kontinuierlich über einen Dauerkatheter abgeleitet und in einem mit 5 ml Thymolisopropanol versehenen Gefäß aufgefangen. Für eine ausreichende Durchmischung vor der Probenentnahme wurde gesorgt.

2.5 Materialverarbeitung

2.5.1 Plasma

Zur Gewinnung von Plasma wurde das Blut in den Lithium-Heparinat-Monovetten 10 min bei 3000 Umdrehungen/min in einer Kühlzentrifuge (Fa. Hereaus-Christ) zentrifugiert und der Überstand dekantiert und bis auf 3 ml bei –30 °C eingefroren. Nach Wiederauftauen wurden hieraus Blutzucker, Laktat, Fruktose, Xylit, β-Hydroxybutyrat, Elektrolyte, Harnstoff, Kreatinin und die Hormone Insulin, C-Peptid, Kortisol, T_4, T_3 und rT_3 bestimmt. Zur Messung der freien Aminosäuren wurden 3 ml Plasma mit 150 mg fester Sulfosalizylsäure gut vermischt und nach 10 min für 10 min bei 3000 Umdrehungen/min zentrifugiert. Das auf diese Weise enteiweißte Plasma wurde danach abfiltriert und ebenfalls bis zur Bestimmung bei –21 °C eingefroren.

2.5.2 Serum

Das in der Spritze ohne gerinnungshemmenden Zusatz entnommene Blut wurde nach 1 h bei Raumtemperatur mit 3000 Umdrehungen/min für 10 min zentrifugiert, der Überstand dekantiert und eingefroren. Aus dem so gewonnenen Serum wurden Gesamteiweiß, Nichtesterfettsäuren (NEFS) sowie die Serumosmolalität bestimmt.

Tabelle 9. Meßmethoden für die Bestimmung der biochemischen Kenngrößen

Substrat	Methode	Referenzbereich	Richtigkeit [%]	Präzision VK [%]
HK	Zentrifugation	m: 42–52% w: 37–47%	–	0,08
Glukose	GOD-Perid-Methode (Fa. Boehringer, Mannheim)	3,8–5,5 $mmol \cdot l^{-1}$	3,1	3,37
Fruktose	Hexokinasereaktion Biochemica-Test-Combination Fruktose (Fa. Boehringer, Mannheim)	–	–[a]	2,73
Xylit	Sorbitdehydrogenasereaktion Biochemica-Test-Combination (Fa. Boehringer, Mannheim)	–	–[a]	4,81
Harnstoff	Ureasereaktion (Berthelot) Biochemica-Test-Combination Harnstoff (Fa. Boehringer, Mannheim)	2,0–10,8 $mmol \cdot l^{-1}$	1,5	4,20
Kreatinin	Pikrinsäurereaktion (Jaffé) Biochemica-Test-Combination (Fa. Boehringer, Mannheim)	37–120 $mmol \cdot l^{-1}$	0,1	3,06
Natrium	Flammenphotometrie	132–157 $mmol \cdot l^{-1}$	0,0	1,40
Kalium	Flammenphotometrie	3,5–5,4 $mmol \cdot l^{-1}$	3,0	2,34
Osmolalität	Gefrierpunktmessung	295–305 $mosm \cdot kg^{-1}$	–[a]	0,66
β–Hydroxybutyrat	β-Hydroxybutyratdehydrogenasereaktion	60–170 $\mu mol \cdot l^{-1}$ [b]	–[a]	7,07
Gesamteiweiß	Biuret-Reaktion	61–82 $g \cdot l^{-1}$	2,1	1,94
Albumin	Zelluloseazetatfolie, Amidoschwarz 10 B	35–55 $g \cdot l^{-1}$	2,2	2,42
Laktat	Enzymatischer UV-Test (Fa. Boehringer, Mannheim)	0,5–2,0 $mmol \cdot l^{-1}$	3,1	6,48
Gesamtstickstoff im Urin	Gasvolumetrische Elementaranalyse	– –	0,6	3,5
NEFS	Gaschromatographie	0,2–1,0 $mmol \cdot l^{-1}$	–[a]	4,8
pH	pH-Elektrode, 37 °C	7,36–7,45	0,3	0,28

pO_2	pO_2-Elektrode, 37 °C	75–95 mmHg (9,99–12,66 kPa)	5,7	8,4
pCO_2	pCO_2-Elektrode, 37 °C	35–45 mmHg (4,66–5,99 kPa)	3,1	4,9
Präalbumin	Doppeldiffusion nach Ouchterlony (Fa. Behringwerke, Marburg)	$18-40\ mg \cdot 100\ ml^{-1}$	–[a]	9,4
Cholinesterase	Testkombination Cholinesterase (Fa. Boehringer, Mannheim)	$3{,}0-8{,}0\ KU \cdot l^{-1}$	3,1	6,9
Transferrin	Lasernephelometrie (Fa. Behringwerke, Marburg)	$2{,}0-4{,}0\ g \cdot l^{-1}$	5,4	11,9
Gesamtbilirubin	DPD-Methode für Gesamtbilirubin, Testkombination (Fa. Boehringer, Mannheim)	bis $20{,}5\ \mu mol \cdot l^{-1}$	8,6	9,6
SGOT	Optimierter UV-Test, Testkombination (Fa. Merck, Darmstadt)	$2-19\ U \cdot l^{-1}$	1,4	1,5
SGPT	Optimierte Standardmethode der Deutschen Gesellschaft f. Klin. Chemie, Testkombination (Fa. Boehringer, Mannheim)	$5-24\ U \cdot l^{-1}$	0,4	0,8
Alkalische Phosphatase	Optimierter kinetischer Test, Testkombination (Fa. Merck, Darmstadt)	$60-200\ U \cdot l^{-1}$	11,6	0,5

[a] Für diese Substrate existieren keine standardisierten Referenzmaterialien
[b] Angabe des Referenzbereiches nach Roth [239]

2.5.3 *Vollblut*

Die Bestimmung des Hämatokrits erfolgte aus dem Vollblut. Von den untersuchten Hormonen wurde ausschließlich Glukagon aus vorbehandeltem Vollblut bestimmt. Zu diesem Zweck wurden 1,5 ml Vollblut mit 3 Tropfen Trasylol vermischt, abzentrifugiert und der Überstand bis zur Bestimmung bei –30 °C eingefroren.

Die Bestimmung der Blutgasanalyse erfolgte direkt aus dem heparinisierten Blut.

2.6 Meßmethoden und Kenngrößen

2.6.1 *Physikalische Kenngrößen*

Herzfrequenz, arterieller Blutdruck sowie rektale Temperatur wurden kontinuierlich registriert (Monitor, Fa. Hewlett Packard) und in 1stündigen Abständen dokumentiert. Die Messung des zentralvenösen Druckes erfolgte in 2stündigen Abständen über ein Steigrohrsystem. Die für den 1. Meßzeitpunkt angegebenen physikalischen Kenngrößen repräsentieren die Mittelwerte der vorausgegangenen 4 h. Die zu den übrigen Meßzeitpunkten angegebenen Daten entsprechen den jeweiligen Mittelwerten aus den zurückliegenden 24 h.

2.6.2 *Biochemische Kenngrößen*

Die Meßmethoden und die eingesetzten Geräte zur Bestimmung der biochemischen Meßgrößen, die der Überwachung traumatisierter Intensivpatienten dienen, sowie die Methoden zur Kontrolle der applizierten Substrate sind in Tabelle 9 dargestellt.

2.6.3 *Hormonbestimmungen*

In Tabelle 10 sind die Methoden zur Bestimmung der Hormone Insulin [207], Glukagon [289], C-Peptid [27], Kortisol [217] sowie der Schilddrüsenhormone [59] (T_4, T_3 und rT_3) in einer

Tabelle 10. Meßmethoden für die Bestimmung der Hormone

Hormon	Methoden	Referenzbereich
Insulin	Insik I von IDW	10–20 μU · ml^{-1}
C-Peptid	RIA-modifizierte Doppelantikörpermethode	bis 2 μg · ml^{-1}
Glukagon	Antikörper K 30, Aktivität NEN	80–100 pg · ml^{-1}
Kortisol	Protein-Binding-Method	5–25 μg · 100 ml^{-1}
T_4	RIA-Gesamt-T_4 Seralute	4–12 μg · 100 ml^{-1}
T_3	RIA-Gesamt-T_3 Seralute	0,8–1,5 ng · ml^{-1}
rT_3	Reverse T_3-RIA-Kit von Serono	0,1–0,35 ng · ml^{-1}

tabellarischen Übersicht zusammengefaßt. (Die Hormonbestimmungen wurden in den Laboratorien der Abteilung I des Zentrums für Innere Medizin der Universität Ulm, Leiter Prof. Dr. Dr. h. c. mult. E. F. Pfeiffer, durchgeführt.)

2.6.4 Nichtesterfettsäurenanalytik

Da die Bestimmung der Nichtesterfettsäuren (NEFS) nicht zu den routinemäßigen klinischen Meßmethoden gehört, soll an dieser Stelle eingehender auf dieses Meßverfahren eingegangen werden.

Im Gegensatz zu dem „Globalverfahren" der Titration [85] zur Bestimmung der Gesamtkonzentration der freien Fettsäuren, stellt die gaschromatographische Bestimmung zur Differenzierung der Einzelsäuren heute die Methode der Wahl dar [133].

Das hier vorgestellte Verfahren ist eine Modifikation der von Grünert 1975 beschriebenen Methode.

Das Hauptproblem bei der gaschromatographischen Bestimmung von Fettsäuren ist die aufwendige „Vorbehandlung", die eine besondere Sorgfalt erfordert. Zur quantitativen Analyse müssen die NEFS aus ihrer Albuminbindung gelöst und aus dem Serum extrahiert werden. Die Einstellung des pH hat dabei so zu erfolgen, daß einerseits die NEFS in undissoziierter Form vorliegen, aber andererseits noch keine Säurehydrolyse der Fettsäurenester stattfindet.

Im einzelnen erfolgt zunächst die Denaturierung des Proteins der Probe durch Zugabe von 3N Schwefelsäure. Daran schließt sich die Extraktion der NEFS durch ein Chloroform-Methanol-Gemisch an. Nach Zugabe eines inneren Standards in Form von Margarinsäure (13,5 mg/l) und Eintrocknung des Extraktionsgemisches, werden die so gewonnenen Fettsäuren unter Zugabe von Azeton an der festen Phase von Kaliumkarbonat mit Methyljodid 90 min bei 95 °C verestert.

Die gaschromatographische Trennung der Fettsäurenester erfolgt mit Hilfe des Gaschromatographen HP 5830 A und des angeschlossenen Terminals HP 18550 AGC (Fa. Hewlett-Packard) nach den folgenden Bedingungen:

Säule: Glassäule, Länge 2 m, Innendurchmesser 2 mm

Säulenpackung: Trägermaterial – Chromosorb WAW, Körnung 80/100 mesh
Beschichtung – 10% Diäthylenglykolsukzinat

Trägergas: Stickstoff, Flow 18 ml/min^{-1}

Brenngasgemisch: Synthetische Luft (80% N_2, 20% O_2), mittlerer Flow 265 ml/min^{-1} und Wasserstoff, mittlerer Flow 43 ml/min^{-1}

Detektor: Flammenionisationsdetektor, Betriebstemperatur 250 °C

Trennbedingungen: Isotherme Trennung bei 200 °C mit C 17 : 0 als innerem Standard

Probenaufgabe auf die Säule: 10 μl Glasspritze mit Edelstahlkanüle und Edelstahlkolben, Probenvolumen: 2,5 μl.

2.6.5 Aminosäurenbestimmung im Plasma und Urin

Ebenso wie die Analytik der Nichtesterfettsäuren im Serum stellt auch die Aminosäurenbestimmung im Plasma und Urin kein Verfahren dar, das in der klinischen Routine zur Anwendung kommt. Daher soll auch hier eingehender als bei den übrigen biochemischen Kenngrößen auf die Aminosäurenanalytik eingegangen werden.

Bereits 1948 wurde von Spackmann et al. eine Methode mittels Ionenaustauschchromatographie beschrieben, die es erlaubt, eine quantitative Separierung von Aminosäuren vorzunehmen [270]. Zwischenzeitlich ist dieses Verfahren mehrfach modifiziert und verbessert worden. Am grundlegenden Prinzip der Trennung von Aminosäuren hat sich jedoch nichts geändert [30, 79, 141, 173].

Die im folgenden beschriebene Meßmethode freier Aminosäuren im Plasma und Urin wurde mit dem vollmechanisierten Analysengerät LC 6000 (Fa. Biotronic, Frankfurt/M.) durchgeführt [84].

Nach Vorwaschen mit einem Lithiumzitratpuffer wird das SO_3-Gruppen tragende Polystyrolharz der Säule vollständig mit Lithiumionen beladen. Im Anschluß daran folgt, bei niedrigem pH-Wert, das Auftragen der Probe auf die Säule. Die Aminosäuren, die bei diesem pH als Kationen vorliegen, werden im Austausch gegen die Lithiumionen an die Harzoberfläche gebunden. Bei Elution mit Puffern steigenden pH-Wertes gehen die Aminosäuren in ihre Zwitterionenform über und können nun, entsprechend ihrem differenten pK, mit Pufferlösungen steigenden pHs und variierender Ionenstärke ausgetauscht werden. Da der isoelektrische Punkt, an dem die Aminosäuren in Zwitterionenform vorliegen, aufgrund ihrer unterschiedlichen Struktur für jede Aminosäure verschieden ist, fließen die Aminosäuren entsprechend der Veränderung des pH-Wertes voneinander getrennt in einer bestimmten Reihenfolge aus der Säule.

Nach kontinuierlicher Zumischung von Ninhydrinreagenz zu diesem Eluat und Erhitzung auf ca. 100 °C, kommt es sodann zur charakteristischen Ninhydrinreaktion [172], bei der ein blauvioletter Farbstoff entsteht, der in seiner Intensität proportional der jeweils vorhandenen Menge der entsprechenden Aminosäuren ist. Die photometrisch gemessene Extinktion wird aufgezeichnet, wobei die Integrale der entstehenden Kurven (Flächen unter den einzelnen Peaks) proportional der Menge der einzelnen aufgetragenen Aminosäuren sind. Die Extinktionsmessung erfolgte bei 2 verschiedenen Wellenlängen, da Prolin und Hydroxyprolin ihr Extinktionsmaximum bei 440 nm haben, während die übrigen Aminosäuren ihr Extinktionsmaximum bei 570 nm aufweisen.

Als Referenzmaterial wurde ein synthetisches Gemisch von 40 ninhydrinpositiven Substanzen verwendet, von dem pro Substanz 10 nmol aufgetragen wurden. Als interner Standard wurde bei allen Bestimmungen Norleuzin zugesetzt (Abb. 4).

Eigene Vorversuche, den Analysezeitraum durch ein gaschromatographisches Verfahren im Sinne der von Gehrke [120], Roach [235] und Zumwald [317] beschriebenen Methode zu verkürzen, erwiesen sich wegen der aufwendigen und problematischen Derivatisierung als kein alternatives Verfahren für die routinemäßige Bestimmung von Aminosäuren, so daß auch heute für eine Gesamtdarstellung des Plasma- und Urinaminogramms nach wie vor die Ionenaustauschchromatographie weiterhin als Methode der Wahl zu gelten hat.

Ein Problem bei der Bewertung der Ergebnisse ergibt sich immer dann, wenn in der Literatur keine – für die verwendete Methode verläßlichen – physiologischen Referenzbereiche vorliegen. Dies gilt insbesondere für die Konzentrationen der NEFS, in ähnlichem Maße aber auch für Angaben über die physiologischen Konzentrationen der freien Aminosäuren im Plas-

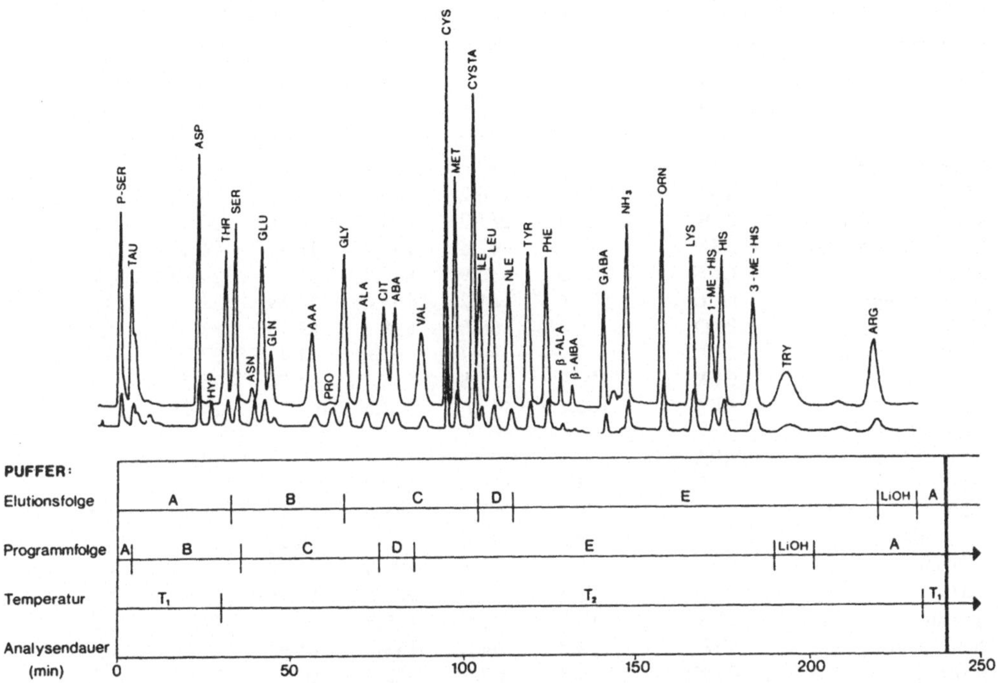

Abb. 4. Standardaminogramm und Programmablauf der vollmechanischen Aminosäurenanalyse

ma und ihre Relation untereinander. Obwohl hierfür bereits Daten in der Literatur vorliegen [14, 79, 283], beziehen sich die in dieser Studie dargestellten physiologischen Bereiche auf ein eigenes Referenzkollektiv, da nach Optimierung der Bestimmungsmethodik für die Aminosäuren [84] die in der Literatur mitgeteilten Referenzbereiche nicht nach der hier aufgeführten Methodik ausgerichtet sind [95]. Die Ergebnisse zur Bestimmung des Referenzbereiches sind in Tabelle 11 und Abb. 5 dargestellt. Zum Nachweis der Präzision in der Bestimmung der Einzelaminosäuren sind die für die angegebenen Analysezeiträume ermittelten jeweiligen Variationsquotienten mit angegeben.

2.6.6 Gaswechselmessung

Generell kann man zwischen 2 Meßverfahren unterscheiden, die zur Ermittlung des O_2-Verbrauches von Patienten herangezogen werden können.

Die historisch ältere Methode stellt dabei die sog. Ganzkörperkalorimetrie oder direkte Kalorimetrie dar, die um die Jahrhundertwende entwickelt wurde.

Der zu untersuchende Organismus wird dabei in eine abgeschlossene, temperaturisolierte Kammer gebracht, die es ermöglicht, die vom Körper produzierte Wärme praktisch verlustfrei zu registrieren. Die so gemessene Wärmefreisetzung entspricht der im Organismus durch oxidative Prozesse freigesetzten Wärme.

Tabelle 11. Aminosäurenkonzentration im Plasma. Kollektivgröße n = 200, w: n = 40, m: n = 160

Aminosäure $\mu mol \cdot l^{-1}$	Abkürzung	min	$\bar{x}$	max	s	VK [%]	Analysen PHI I VK [%]
Asparaginsäure	ASP	8,9	17,6	34,4	4,53	25,79	5,8
Threonin	THR	48,9	136,2	250,6	32,94	24,18	2,8
Serin	SER	56,7	111,7	209,8	26,86	24,04	3,5
Asparagin (n = 199)	ASN	11,9	42,5	147,4	18,97	44,66	5,0
Glutamin	GLN	271,3	532,9	886,7	131,11	24,60	4,8
Glutaminsäure	GLU	18,6	64,2	195,4	24,69	38,49	13,9
Prolin	PRO	79,4	66,8	698,4	88,73	33,26	5,3
Zitrullin	CIT	3,7	30,7	67,9	11,41	37,20	6,4
Glyzin	GLY	108,8	239,8	518,7	64,06	26,71	2,4
Alanin	ALA	183,8	447,5	813,6	107,77	24,08	1,4
a-Aminobuttersäure (n = 195)	ABA	1,9	21,1	79,7	10,74	50,89	5,2
Zystein	CYS	54,6	121,0	189,8	19,14	15,82	5,2
Valin	VAL	151,9	263,8	548,6	56,97	21,59	1,4
Methionin	MET	8,2	25,0	57,7	8,36	33,46	8,1
Isoleuzin	ILE	29,4	75,1	209,8	24,90	33,17	1,2
Leuzin	LEU	71,3	137,9	389,5	42,18	30,58	1,2
Tyrosin	TYR	17,5	70,9	153,7	20,57	29,00	4,6
Phenylalanin	PHE	32,8	64,0	163,2	14,92	23,31	6,2
Ornithin	ORN	33,8	68,9	123,8	16,80	24,36	1,1
Lysin	LYS	83,8	184,2	398,2	47,71	25,90	0,8
1-Methylhistidin (n = 25)	1 MEHIS	3,6	16,7	42,5	10,27	61,34	
Histidin	HIS	51,2	94,3	139,3	17,41	18,46	2,2
Tryptophan (n = 195)	TRY	4,1	37,3	117,3	18,89	50,63	14,2
Arginin	ARG	29,5	100,5	240,4	30,38	30,23	3,6
Summe		1773,4	3153,0	4823,6	491,06	15,57	1,1

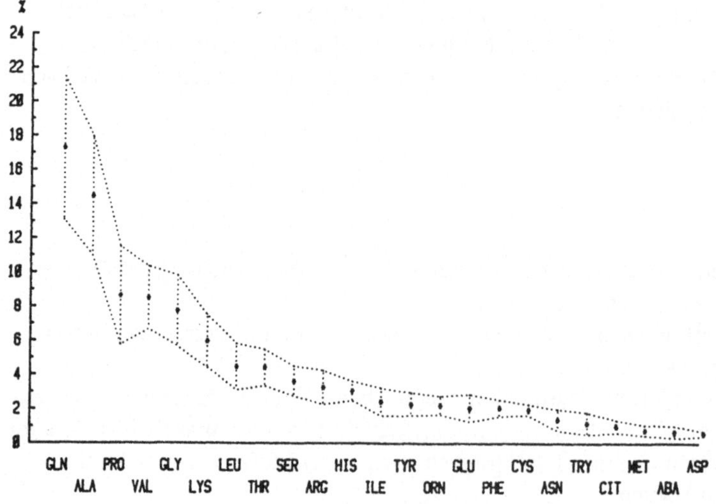

Abb. 5. Zusammensetzung der freien Aminosäuren im Plasma von 200 gesunden Blutspendern ($\bar{x} \pm s$)

Obwohl die auf diese Weise ermittelten Aussagen bezüglich des Energieumsatzes sehr exakt sind, hat diese Methode wegen ihres enormen technischen und personellen Aufwandes keinen Eingang in die klinische Routine finden können. Nachdem die klassischen Untersuchungen von Atwater u. Benedict beweisen, daß eine direkte Beziehung zwischen Wärmeproduktion und Gasaustausch des Organismus besteht [21], werden heutzutage für Untersuchungen am Patienten Verfahren der sog. indirekten Kalorimetrie bevorzugt, bei welchen aus CO_2-Bildung und O_2-Verbrauch Rückschlüsse auf den Energieumsatz und die oxidierten Substrate gezogen werden können [28, 122, 204, 234].

Bestimmung der Atemgaskonzentrationen. Die Bestimmungen des O_2-Verbrauches sowie der CO_2-Elimination erfolgten nach einer von Douglas 1911 beschriebenen Methode [87] in leicht modifizierter Form [249].

Wie Abb. 3 (S. 16) zeigt, wurde ein ca. 60 l fassender, gasdichter Kunststoffbeutel mit dem Exspirationsventil des Beatmungsgerätes über einen Dreiwegehahn verbunden und nach vorherigem Absaugen mit der Exspirationsluft des Patienten gefüllt. Nach gutem Durchmischen wurden die Konzentrationen von CO_2 und O_2 mit einem Massenspektrometer (MGA 1100, Fa. Perkin-Elmer) bestimmt. Parallel dazu wurden mit einer 2. Kapillare des Massenspektrometers die inspiratorischen Gaskonzentrationen im zentralen Atemstrom, am Übergang zwischen Tubus und Schlauchsystem des Respirators, gemessen. Nach Angaben von Lotz u. Ahnefeld liegt die günstigste Meßstelle für eine fortlaufende Atemgasanalyse unmittelbar vor dem Mund bzw. dem endotrachealen Tubus [201]. Die dabei kontinuierlich aus dem Atemstrom des Patienten abgesaugten 60 ml/min führen zu keiner relevanten Leckage, da sie in der Regel weniger als 1% des Atemminutenvolumens ausmachen [201].

Das Massenspektrometer wird aufgrund seiner hohen Meßgenauigkeit und großen Meßempfindlichkeit als das geeignete Meßverfahren angesehen, um Atemgaskonzentrationen zu bestimmen [109, 218, 297]. Da eine direkte Zweipunkteeichung mit einem präzise vermessenen Testgas erfolgt und die Präzision des Gerätes größer als das verwendete Meßsignal ist, erübrigen sich weitere Angaben zur Präzision und Richtigkeit dieses Meßverfahrens.

Bestimmungen des Atemminutenvolumens. Die Messung des Atemminutenvolumens wurde mit dem elektronischen Volumenmeßgerät LS 75 (Fa. Bourns) durchgeführt. Dieses Instrument arbeitet auf Ultraschallbasis, indem es die Verwirbelungen und Oszillationen registriert, die sich an einem Hindernis in einem Kunststoffrohr ergeben, das in den Atemstrom eingebracht ist.

Wie Tabelle 12 zeigt, arbeitet das eingesetzte Volumenmeßgerät LS 75 (Fa. Bourns) im Bereich üblicher, für Erwachsene am Respirator eingestellter Atemfrequenzen und Volumina mit einer hohen Präzision (Variationskoeffizient (VK) unter 0,5%).

Nur bei sehr kleinen Atemminutenvolumina unter 4 l/min, wie sie sich bei der Beatmung Erwachsener praktisch nicht ergeben, kommt es zu deutlichen Abweichungen vom Soll-Wert, die nach Untersuchungen von Heinrich et al. mehr als 10% ausmachen können [149].

Wie Tabelle 13 zeigt, führt die Messung des Atemminutenvolumens im Inspirationsschenkel des Beatmungsgerätes oder direkt am Tubus nur zu klinisch vernachlässigbaren Unterschieden.

Ergänzende Untersuchungen zur Methodik der Atemgasmessungen. Wie in Vorversuchen am Lungenmodell LS 800 (Fa. Dräger) ermittelt, kann es in Abhängigkeit von der Plazierung des Volumenmeßgerätes im Beatmungssystem zu unterschiedlichen Meßwerten des Atemminutenvolumens kommen. Insbesondere bei extremen, pathologischen Lungenveränderungen kann

Tabelle 12. Messungen zur Präzision [VK %] des Volumenmeßgerätes LS 75 bei Variation von Frequenz und Volumen

$30\,l \cdot min^{-1}$	0,34%	0,31%	0,41%	Resistance $8\,mbar \cdot l^{-1} \cdot s^{-1}$
$20\,l \cdot min^{-1}$	0,17%	0,08%	0,33%	
$10\,l \cdot min^{-1}$	0,23%	0,27%	0,30%	Compliance $0{,}05\,l \cdot mbar^{-1}$
$5\,l \cdot min^{-1}$	0,27%	0,24%	0,33%	
	$10 \cdot min^{-1}$	$20 \cdot min^{-1}$	$30 \cdot min^{-1}$	

Tabelle 13. Differenz zwischen dem im Inspirationsschenkel und am Tubus gemessenen Volumen ($l \cdot min^{-1}$)

Einstellung Testlunge		Tubus	Inspirations-schenkel	Δ Vol	Geräteeinstellung
C 0,02	R 64	9,53	10,14	−0,61	Volumen $10\,l \cdot min^{-1}$
C 0,02	R 16	10,26	10,29	−0,03	
C 0,05	R 16	10,31	10,37	−0,06	Frequenz $10 \cdot min^{-1}$
C 0,05	R 4	11,04	11,18	−0,12	$\bar{x}$; n = 10

die Differenz, wie in Tabelle 14 dargestellt, mehr als 1 l/min betragen. Diese Unterschiede ergeben sich durch die sog. innere Compliance des Beatmungssystems und führen dazu, daß bei nachlassendem Druck im System, d. h. nach Beendigung der Inspirationsphase, eine gewisse Menge Inspirationsluft, die nicht am Gaswechsel teilgenommen hat, im Douglas-Sack mitaufgefangen und mitbestimmt wird.

Aus diesem Grund wurde daher das Atemminutenvolumen sowohl am Tubus als auch am Auslaß des Respirators betimmt.

Die Variation bei Berechnung des täglichen Energieumsatzes beträgt unter üblichen klinischen Bedingungen bei alleiniger Volumenmessung am Tubus bzw. am Auslaß des Beatmungsgerätes weniger als ± 0,5%. Auch die Auswirkungen auf den Respiratorischen Quotienten (RQ) sind so minimal, daß sie praktisch nicht ins Gewicht fallen.

In Tabelle 15 sind die am Lungenmodell LS 800 (Fa. Dräger) ermittelten Werte der O_2-Abgabe durch den Oxygenblender bei wechselnden pulmonalen Situationen dargestellt.

Tabelle 14. Kompressibles Volumen bei simulierter Variation von Resistance und Compliance der Lunge

Inspirationsvolumen am Tubus gemessen ($l \cdot min^{-1}$)

8 $mbar \cdot l^{-1} \cdot s^{-1}$	11,40	11,36	11,25	Eingestelltes Volumen
16 $mbar \cdot l^{-1} \cdot s^{-1}$	11,40	11,32	11,20	11 $l \cdot min^{-1}$
32 $mbar \cdot l^{-1} \cdot s^{-1}$	11,34	11,20	11,00	Frequenz 12 $\cdot min^{-1}$
64 $mbar \cdot l^{-1} \cdot s^{-1}$	11,30	11,12	10,78	
	0,1 $l \cdot mbar^{-1}$	0,05 $l \cdot mbar^{-1}$	0,02 $l \cdot mbar^{-1}$	$\bar{x}$; n = 10

Compliance

Exspirationsvolumen am Geräteauslaß gemessen ($l \cdot min^{-1}$)

8 $mbar \cdot l^{-1} \cdot s^{-1}$	11,79	11,90	11,84	
16 $mbar \cdot l^{-1} \cdot s^{-1}$	11,71	11,80	11,88	
32 $mbar \cdot l^{-1} \cdot s^{-1}$	11,70	11,78	11,90	
64 $mbar \cdot l^{-1} \cdot s^{-1}$	11,74	11,90	11,91	
	0,1 $l \cdot mbar^{-1}$	0,05 $l \cdot mbar^{-1}$	0,02 $l \cdot mbar^{-1}$	$\bar{x}$; n = 10

Compliance

Nach eigenen Untersuchungen ergaben sich während der Inspirationsphase nur minimale Variationen der vom Oxygenblender (Fa. Bird) abgegebenen O_2-Konzentration bei pulmonalen Widerstandsveränderungen.

Rückschlüsse auf einen größeren Zeitraum, wie z. B. auf 24 h, die aus punktuellen Messungen gezogen werden, beinhalten immer einen bestimmten Fehler. Je engmaschiger Bestimmungen durchgeführt werden, um so genauer werden auch die Aussagen hinsichtlich des dazwischen liegenden, beobachtungsfreien Intervalls. Dies gilt im Prinzip auch für Gaswechselmessungen, zumal es, gerade was den Energieumsatz betrifft, rhythmische Tagesschwankungen, zumindest beim Gesunden, gibt [252].

Im Rahmen seiner Gesamtsituation, wie z. B. kontinuierliche Infusion von Nährstoffen, regelmäßige Sedierung und Analgesie sowie durch Trauma und Operation ausgelöste hormonelle Umstellungsreaktionen etc., unterliegt jedoch der beatmete Intensivpatient besonderen Bedingungen, die zu einer Verschiebung oder Aufhebung der physiologischen Tagesrhythmik führen [182].

Tabelle 15. Messungen der O_2-Abgabe durch den Oxygenblender bei simulierter Variation von Resistance und Compliance

Eingestellte O_2-Konzentration: 25%

0,1 $(l \cdot mbar^{-1})$	25,2	25,1	25,2	25,2	25,2	Mittelwert aus 3 x 5′
0,05 $(l \cdot mbar^{-1})$	25,2	25,2	25,2	25,2	25,2	
0,03 $(l \cdot mbar^{-1})$	25,3	25,2	25,1	25,1	25,1	
0,02 $(l \cdot mbar^{-1})$	25,2	25,2	25,2	25,2	25,2	n = 10

Eingestellte O_2-Konzentration: 50%

0,1 $(l \cdot mbar^{-1})$	49,5	49,5	49,5	49,5	49,5	
0,05 $(l \cdot mbar^{-1})$	49,6	49,5	49,6	49,5	49,5	
0,03 $(l \cdot mbar^{-1})$	49,5	49,6	49,6	49,5	49,6	
0,02 $(l \cdot mbar^{-1})$	49,5	49,5	49,6	49,5	49,5	n = 10

Eingestellte O_2-Konzentration: 75%

0,1 $(l \cdot mbar^{-1})$	69,9	69,8	69,9	69,9	69,9	
0,05 $(l \cdot mbar^{-1})$	69,9	70,0	70,0	69,9	69,9	
0,03 $(l \cdot mbar^{-1})$	69,8	69,8	69,8	69,8	69,8	
0,02 $(l \cdot mbar^{-1})$	69,8	69,9	69,9	69,9	69,9	n = 10
Resistance $(mbar \cdot l^{-1} \cdot s^{-1})$	4	8	16	32	64	

In der Literatur finden sich eine Reihe von Meßmethoden, die eine kontinuierliche Gaswechselmessung beim Patienten über 24 h zu ermöglichen scheinen [2, 177, 180, 220, 302]. Dennoch sind auch diese Verfahren zwangsweise mit einer Reihe von Ausfallzeiten behaftet, die im Rahmen von Manipulationen am Patienten und am Gerät entstehen, während derer keine Messungen möglich sind [2].

Nachdem eine kontinuierliche Überwachung des Gaswechsels über 24 h beim Intensivpatienten, wie es sich erwiesen hat, mit erheblichen technischen und personellen Problemen behaftet ist, wurde in Vorversuchen abgeklärt, in welchen Zeitabständen bzw. in welchem Zeit-

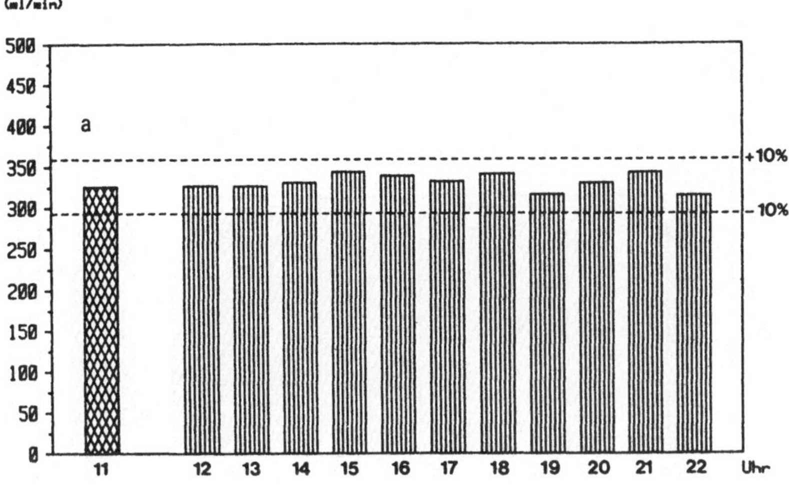

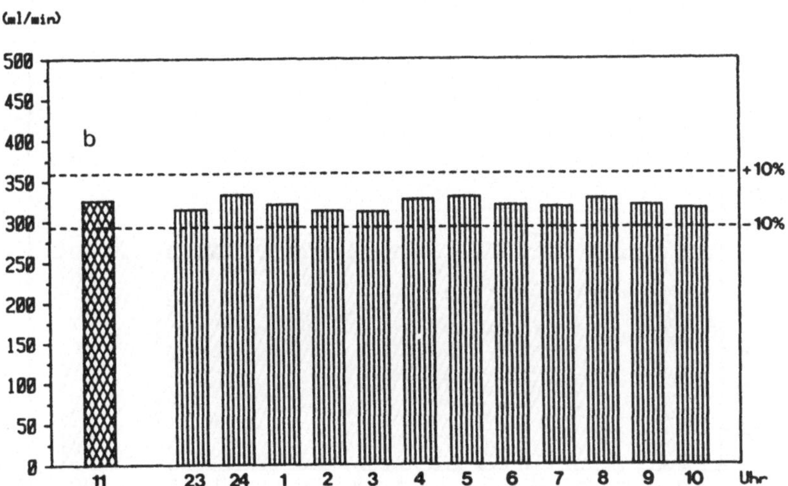

Abb. 6a–d. O_2-Verbrauch (a, b) und CO_2-Produktion (c, d) polytraumatisierter Intensivpatienten (n = 10), dargestellt in einstündigen Meßperioden über insgesamt 24 h. Als Vergleichszeitraum ist jeweils die Meßperiode zwischen 11.00 und 12.00 gegenübergestellt, wobei die gestrichelten, waagrechten Linien einen Bereich von ±10% bezogen auf diesen Meßzeitpunkt darstellen

raum Gaswechselmessungen durchgeführt werden müssen, um verläßliche Aussagen zu ermöglichen.

Dazu wurden bei 10 beatmeten Intensivpatienten innerhalb von 24 h stündlich jeweils 3 Gaswechselmessungen über je 10 min durchgeführt.

Wie in Abb. 6a–d demonstriert, zeigt sich, daß auch beim beatmeten Intensivpatienten keine Tagesrhythmik im O_2-Verbrauch und in der CO_2-Elimination nachzuweisen ist.

Nachdem viertelstündlich durchgeführte Einzelmessungen im Vergleich zu Messungen, die zwischen 11.00 und 12.00 Uhr am Vormittag durchgeführt wurden, keine Steigerung in

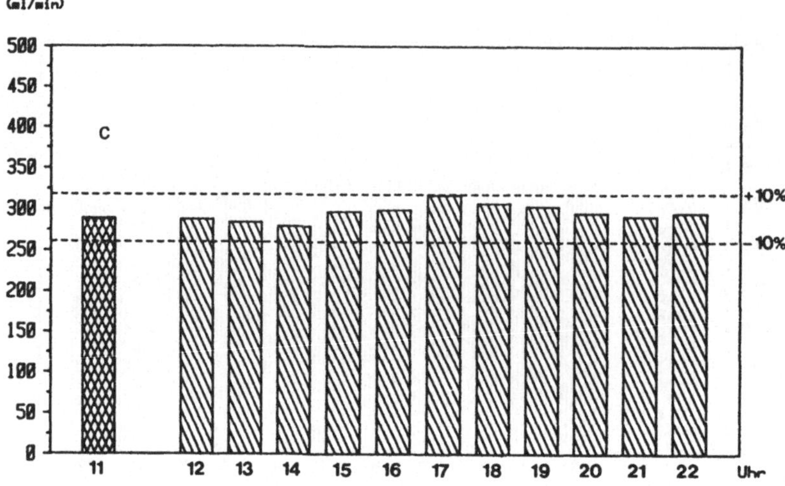

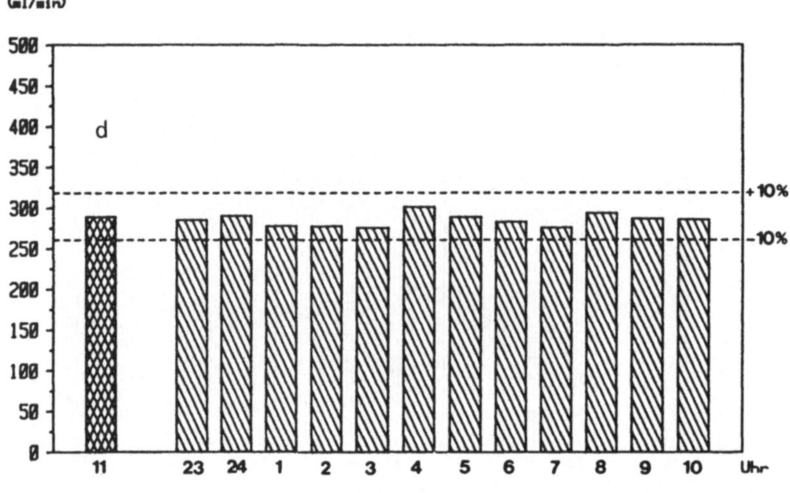

Abb. 6. (Fortsetzung)

der Genauigkeit der Aussagen bezüglich des O_2-Verbrauches und der CO_2-Produktion ergaben [182], wurde diese Meßperiode als repräsentativ für den sich anschließenden Tag gewählt. Die maximale Abweichung, die sich dabei gegenüber einer engmaschigen Gaswechselmessung über 24 h ergab, betrug, wie aus Abb. 6a–d ersichtlich, beim O_2-Verbrauch gegenüber den stündlich gemittelten Einzelwerten 5%, wobei sie, verglichen mit dem Gesamttagesmittel, unter 1% lag. Die Schwankungen, die bei der Wahl dieses Meßzeitraumes in der Bestimmung der CO_2-Elimination auftraten, betrugen gegenüber den engmaschig ermittelten, stündlichen Werten maximal 9% und in bezug auf die Gesamttagesproduktion bei CO_2 ca. 2%.

Da im Laufe einer 4tägigen Untersuchungsperiode im Rahmen der Therapie häufig Änderungen der Beatmung erforderlich waren, wurde in Vorversuchen der Einfluß von Variationen der angebotenen inspiratorischen O_2-Konzentration, des Atemminutenvolumens sowie des

Tabelle 16. Variation der inspiratorischen O_2-Konzentration

Gaswechsel (ml · min^{-1})	O_2-Einstellung am Oxygenblender			
	Ausgangswert	50% O_2	75% O_2	100% O_2
Sauerstoffverbrauch	345	350	351	347
Kohlendioxidproduktion	309	327	306	311

Mediane

Tabelle 17. Variation des endexspiratorischen Druckes (PEEP)

Gaswechsel (ml · min^{-1})	PEEP-Einstellung am Respirator		
	±0 cm H_2O	+5 cm H_2O	+10 cm H_2O
Sauerstoffverbrauch	319	318	316
Kohlendioxidproduktion	281	280	275

Mediane

Tabelle 18. Variation des Atemminutenvolumens (AMV)

Gaswechsel (ml · min^{-1})	Einstellung des endexspiratorischen pCO_2		
	pCO_2 25 mmHg (3,33 kPa)	pCO_2 30 mmHg (3,99 kPa)	pCO_2 35 mmHg (4,66 kPa)
Sauerstoffverbrauch	384	376	395
Kohlendioxidproduktion	275	274	275

Mediane

positiv endexspiratorischen Druckes auf O_2-Verbrauch und CO_2-Produktion beatmeter Intensivpatienten untersucht. Die Ergebnisse, die an jeweils 7 Patienten über einen Zeitraum von jeweils 2 h aufgeteilt in 6 Einzelmessungen zu je 10 min, ermittelt wurden, sind in den Tabellen 16–18 dargestellt.

Variationen der Beatmungsgrößen F_IO_2, AMV und PEEP führen in dem von uns untersuchten Ausmaß, welches der Schwankungsbreite entspricht, der das untersuchte Kollektiv der polytraumatisierten Patienten im Rahmen dieser Studie unterworfen war, kurzfristig offensichtlich zu keinen meßbaren Beeinflussungen des O_2-Verbrauches und der CO_2-Elimination. Bei Änderungen des endexspiratorischen Druckes kommt es zur Beeinflussung des Herzzeitvolumens mit konsekutiver Veränderung der regionalen Organdurchblutung [34]. Da die Organe in unterschiedlichem Ausmaß am Gesamtstoffwechsel des Organismus beteiligt sind

[44], wäre durch Variationen des PEEP am ehesten eine Beeinflussung der O_2-Aufnahme und der CO_2-Produktion zu erwarten gewesen.

Ebenso wie in den vorliegenden Untersuchungen konnten auch Beyer u. Meßmer keine Änderungen im O_2-Verbrauch nachweisen, da eine PEEP-bedingte Abnahme des O_2-Transportes offensichtlich durch eine erhöhte O_2-Extraktion kompensiert wird [34].

2.7 Statistik [162, 242]

2.7.1 Vorbemerkungen

Die statistische Aussage bei der Auswertung klinischer Untersuchungsreihen wird häufig durch den verhältnismäßig geringen Umfang von Stichproben relativiert, die zudem aus einem biologischen System stammen, dessen Ausgangswerte bereits erheblichen Schwankungen unterworfen sind.

Zwar besteht meist die theoretische Möglichkeit die Fallzahl zu vergrößern, dies jedoch würde wiederum den Gesamtbeobachtungszeitraum häufig so verlängern, daß einheitliche Untersuchungsbedingungen, wie z. B. eine identische Begleittherapie, gleiche Personalstruktur etc., nicht mehr als sicher vorausgesetzt werden können und somit die Dateninterpretation noch problematischer würde.

Klinische Untersuchungen, die sich mit einem so komplexen Krankengut, wie z. B. Polytraumatisierten, befassen, müssen daher zwangsläufig gewisse Abstriche hinsichtlich der statistischen Idealvorstellungen mit sich bringen.

So würde beispielsweise, streng genommen, jeder weitere Parameter die Anzahl der zu untersuchenden Patienten ausweiten, wenn die Schärfe der zur Anwendung kommenden statistischen Prüfverfahren nicht an Aussagekraft verlieren soll. Auch Vergleiche von Momentaufnahmen hinsichtlich eines Merkmals sind nur dann als korrekt anzusehen, wenn die Gruppen sich ansonsten in keiner Weise unterscheiden.

Es müssen jedoch innerhalb einer klinischen Studie oft eine Vielzahl verschiedener Meßgrößen und unterschiedlicher Behandlungsschemata an einem relativ kleinen Patientenkollektiv untersucht werden, um überhaupt in einem klinisch relevanten Zeitraum zu Aussagen mit therapeutischen Konsequenzen kommen zu können; wohl wissend, daß den Voraussetzungen einer exakten mathematischen Statistik nicht immer Rechnung getragen werden kann.

Unter diesen Aspekten wurde der statistische Aufbau der vorliegenden Studie gewählt. Bei den Ergebnissen wurde daher weitgehend auf die Aussagen statistischer Testverfahren verzichtet und eine überwiegend deskriptive Form der Darstellung der Meßdaten bevorzugt.

2.7.2 Meßwertbeschreibung

Die erhobenen Daten stellen Verlaufsreihen dar, an deren zeitlich definiertem Anfang das Trauma stand und die einheitlich über einen Zeitraum von 4 Tagen verfolgt wurden.

Die Einzelwerte jeder Kenngröße wurden separat für die verschiedenen Behandlungsgruppen und die jeweiligen Meßzeitpunkte nach ihrer Größe geordnet, sodann wurden Mittelwerte, Mediane und Spannweiten bestimmt.

Da, wie bereits erwähnt, die Anzahl der untersuchten Patienten in den einzelnen Gruppen nur relativ klein war, war eine Aussage hinsichtlich der Verteilung der jeweiligen Kenngrößen nur bedingt möglich. Als grober Hinweis für das Vorliegen einer Normalverteilung wurde eine Plausibilitätskontrolle nach Immich vorgenommen [162], wobei insbesondere der Symmetrie, d. h. der Übereinstimmung von Mittelwert und Median, besondere Aussagekraft eingeräumt wurde.

Nur Parameter, die bei der Prüfung auf Plausibilität eine Normalverteilung erwarten ließen, wurden als Mittelwert und Standardabweichung tabellarisch oder graphisch dargestellt. Unabhängig davon erfolgte in der Regel die Präsentation der Ergebnisse in verteilungsunabhängiger Form durch Angabe des Medians sowie seines 95%-Konfidenzintervalls.

Diese Art der Präsentation der Ergebnisse hat den Vorteil, daß statistische Unterschiede auf der Basis einer Ablehnung der Nullhypothese mit einer Irrtumswahrscheinlichkeit von 5% daran zu erkennen sind, daß sich die betreffenden Konfidenzintervalle nicht überlappen. Befindet sich jedoch der Median der zu vergleichenden Stichproben innerhalb des Vertrauensbereiches des anderen Medians, so kann die Nullhypothese beibehalten werden und eventuell sichtbare Unterschiede gelten als „nicht signifikant".

Unterscheidet sich der Mittelwert einer Kenngröße in einer Gruppe zum gleichen Meßpunkt von dem entsprechenden Mittelwert in der anderen Gruppe, so ist dieser Unterschied mit hoher Wahrscheinlichkeit durch das unterschiedliche Ernährungsregime hervorgerufen, da die Untersuchungsbedingungen unverändert blieben.

Beim Vergleich mehrerer Meßzeitpunkte mit dem Ausgangswert innerhalb einer Gruppe wurde bei voraussichtlicher Normalverteilung der Meßdaten zur Prüfung der Unterschiede der t-Test für abhängige Stichproben in der Modifikation nach Dunnett herangezogen [90], der die mehrfache Verwendung der mit Fehlern behafteten Information des Bezugszeitpunktes im Vergleich mit mehreren Verlaufspunkten berücksichtigt.

Vergleiche eines empirischen Mittelwertes (Referenzwert) mit dem Mittelwert einer normal verteilten Grundgesamtheit wurden mit einem von Sachs mitgeteilten Prüfverfahren durchgeführt [242].

Für den verteilungsunabhängigen Vergleich mehrerer Stichproben wurde als „Homogenitätstest" der Friedmann-Test eingesetzt [162], der eine globale Aussage darüber zuläßt, ob die erhobenen Meßdaten aus einer Grundgesamtheit stammen können.

Bei Ablehnung der Nullhypothese wurde daran anschließend mit dem Test nach Wilcoxon und Wilcox, der multiple Vergleiche abhängiger Stichproben zuläßt, geprüft, zu welchen Zeitpunkten signifikante Unterschiede bestehen.

Die Berechnung von Regressionsgeraden sowie der Korrelationskoeffizienten erfolgte nach den von Haselhoff u. Hoffmann angegebenen Formeln [146].

Unabhängig von dem verwendeten Prüfverfahren erfolgte eine Ablehnung der Nullhypothese mit einer Irrtumswahrscheinlichkeit von 5%, d. h. jeder Unterschied, der mindestens auf dem 5%-Niveau gesichert wurde, galt als statistisch signifikant.

Dabei wurden grundsätzlich nur solche Kenngrößen statistischen Prüfverfahren unterworfen, bei denen eine statistisch signifikante Veränderung auch gleichzeitig von klinischer Relevanz sein würde.

2.7.3 Statistische Qualitätskontrolle

Die Bestimmungsmethoden wurden grundsätzlich einer Qualitätskontrolle unterzogen. Sie umfaßte die Präzision von Tag zu Tag (d. h. die Reproduzierbarkeit eines Meßwertes) und die Richtigkeit der Messungen (durch Vergleich mit dem Soll-Wert einer Referenzsubstanz).

Durch die Präzision einer Methode wird der zufällige Fehler charakterisiert, durch die Richtigkeit der systematische Fehler. Die Präzision wird ausgedrückt durch den Variationskoeffizienten (VK), der die relative Streuung der Einzelwerte in Prozent bezogen auf den Mittelwert angibt. Als Maß für die Richtigkeit einer Methode wird die prozentuale Abweichung vom Soll-Wert herangezogen. Für die Präzisionskontrolle wurde eine externe Probe mit unbekanntem, aber konstanten Gehalt der zu bestimmenden Kenngröße benutzt, für die Richtigkeitskontrolle eine Probe mit bekanntem Gehalt der Kenngröße [50].

2.8 Berechnete Kenngrößen

2.8.1 Berechnungsgrundlagen für die Gaswechselmessungen

O_2-Verbrauch und CO_2-Abgabe. Da O_2-Verbrauch und CO_2-Abgabe vom Organismus nur bei reiner Kohlenhydratverbrennung mengenmäßig gleichzusetzen sind, muß der mögliche Unterschied bei der Berechnung der entsprechenden Gasvolumina (aus den Fraktionen der einzelnen Gase und dem Atemminutenvolumen) mit berücksichtigt werden.

Danach berechnet sich die O_2-Aufnahme nach Gleichung 1 [160, 210, 295]:

$$\dot{V}O_2 = \dot{V}_{E\ STPD}\left[\left(F_iO_2\,\frac{1-F_EO_2-F_ECO_2}{1-F_iO_2-F_iCO_2}\right)-F_EO_2\right] \tag{1}$$

Unter den obengenannten Voraussetzungen ergibt sich für die CO_2-Elimination die Berechnung nach Gleichung 2 [200]:

$$\dot{V}CO_2 = \dot{V}_{E\ STPD}\left[F_ECO_2-\left(F_iO_2\,\frac{1-F_EO_2-F_ECO_2}{1-F_iO_2-F_iCO_2}\right)\right] \tag{2}$$

Nachdem bei allen Messungen die inspiratorische CO_2-Konzentration 0 ergab, vereinfachen sich die beiden Gleichungen folgendermaßen:

$$\begin{aligned} \dot{V}O_2 &= \dot{V}_{E\ STPD}\left[\left(F_iO_2\,\frac{1-F_EO_2-F_ECO_2}{1-F_iO_2}\right)-F_EO_2\right] \\ \dot{V}CO_2 &= \dot{V}_{E\ STPD}\times F_ECO_2 . \end{aligned} \tag{3}$$

Respiratorischer Quotient (RQ). Der RQ stellt das Verhältnis von O_2-Aufnahme zu CO_2-Abgabe des Organismus dar [234].

$$RQ = \frac{\dot{V}CO_2}{\dot{V}O_2}$$

Aufgrund der stöchiometrischen Beziehungen zwischen den im Organismus oxidierten Substraten und der dabei verbrauchten O_2-Menge sowie der freiwerdenden CO_2-Mengen ergaben sich, je nach Zusammensetzung des zur Energiegewinnung herangezogenen Nährstoffgemisches, charakteristische Werte für diesen Quotienten [122, 183, 234].

Energieumsatz. Mit Hilfe des kalorischen Äquivalentes des O_2, welches die freigesetzte Energiemenge in kcal/l verbrauchten O_2 (VO_2) angibt, kann eine indirekte Bestimmung des Energieumsatzes des Organismus vorgenommen werden. Dabei wechselt der kalorische Wert des O_2 je nach verbranntem Substrat [43, 203]. Für approximative Berechnungen kann man von einem mittleren kalorischen O_2-Äquivalent von 4,83 kcal/l VO_2, entsprechend einem RQ von 0,82, ausgehen [77].

Wegen ihrer schnellen und einfachen Durchführbarkeit wurde diese Berechnungsgrundlage zur überschlagsmäßigen Kalkulation der zuzuführenden Kohlenhydratmengen gemäß dem Energieumsatz bei den Patienten der Gruppen II–IV angewendet.

Genauere Bestimmungen des kalorischen O_2-Äquivalentes berücksichtigen den tatsächlichen RQ unter Einbeziehung des Proteinstoffwechsels, indem die gemessenen O_2-Verbrauchswerte und CO_2-Bildungsraten um die bei der Harnstoffbildung entstandenen bzw. benötigten Gasmengen korrigiert werden.

Zu diesem Zweck werden die pro Tag mit dem Urin ausgeschiedenen Harnstoff-Stickstoff-Mengen nach Gleichung 4 mit in die exakte Bestimmung des RQ (RQ_{PF}) einbezogen [122].

Nach Gemmill u. Brobeck [122] werden pro Gramm ausgeschiedenem Harnstoff-Stickstoff 8,49 g O_2 verbraucht und 9,35 g CO_2 eliminiert. Dabei entsprechen 1 g O_2 = 0,6998 l und 1 g CO_2 = 0,5094 l Gasvolumen.

Nach Abzug der bei der Proteinverbrennung eingesetzten Gasmengen berechnet sich der sog. proteinfreie RQ wie folgt:

$$\text{„Proteinfreier RQ"} = \frac{\dot{V}CO_2 - (\text{g Harnstoff N} \times 9{,}35 \times 0{,}5094)}{\dot{V}O_2 - (\text{g Harnstoff N} \times 8{,}49 \times 0{,}6998)} \tag{4}$$

Entsprechend dem auf diese Weise ermittelten RQ berechnet sich der Energieumsatz nach Gleichung 5 [204]:

$$\text{kcal} \cdot \text{min}^{-1} = \dot{V}O_2 \times \left[\frac{(RQ - 0{,}707) \times 0{,}361}{0{,}293} + 4{,}686\right] \tag{5}$$

2.8.2 *Substratumsatz*

Neben der Berechnung der umgesetzten Energie aus dem O_2-Verbrauch, läßt sich mit Hilfe des RQ und der Harnstoffbildung zusätzlich auf den Umsatz der an der Energiebildung beteiligten einzelnen Substrate schließen.

Protein. Der Proteinumsatz läßt sich aus den ausgeschiedenen Harnstoff-Stickstoff-Mengen nach der Gleichung 6 ermitteln [200]:

1 mol Harnstoff = 28 g Stickstoff
1 g Stickstoff = 6,25 g Protein

Proteinumsatz (g) = mol Harnstoff im Urin x 28 x 6,25 (6)

Diese Gleichung gilt jedoch nur unter der Voraussetzung, daß sich der Gesamtkörperbestand an Harnstoff während der Untersuchungsperiode nicht geändert hat, d. h., die Harnstoffkonzentration im Blut gleichgeblieben ist. Verstärkter Eiweißabbau und Veränderungen der Nierenfunktion lassen jedoch gerade beim Polytraumatisierten diese Annahme nicht berechtigt erscheinen.

Als genaueres Maß für die Bestimmung der Proteinverbrennung eignet sich daher die sog. Harnstoffproduktionsrate (HPR), die diesen möglichen Veränderungen im Harnstoffpool Rechnung trägt [37, 256]:

$$\text{HPR}\ (\text{mmol} \cdot \text{Tag}^{-1}) = \text{mmol Harnstoff im 24 h Urin} + \Delta\ \text{mmol Harnstoff im Blut} \cdot \text{kg}^{-1} \cdot \text{Tag}^{-1} \cdot F \qquad (7)$$

Da Harnstoff im Organismus frei diffundiert, entspricht sein Verteilungsraum dem Gesamtkörperwasser, welches überschlagsmäßig bei Frauen durch Multiplikation des Körpergewichtes mit F = 0,55 und bei Männern durch Multiplikation mit F = 0,6 ermittelt wird [238].

Kohlenhydrate. Wie bereits erwähnt, lassen sich aus den Gaswechselmessungen Rückschlüsse auf den prozentualen Anteil von Kohlenhydraten und Fetten am Energieumsatz ziehen. Grundlage für diese Überlegungen stellen die von Lusk modifizierten Gleichungen auf der Basis der Untersuchungen von Zuntz u. Schumburg [318] dar.

Prozentualer Anteil der Kohlenhydrate am Energieumsatz:

$$\%\ \text{kcal}_{(KH)} = \frac{504{,}7\ (RQ_{(PF)} - 0{,}707)}{5{,}047\ (RQ_{(PF)} - 0{,}707) + 4{,}686\ (1 - RQ_{(PF)})} \qquad (8)$$

Bezogen auf einen Brennwert von 4,18 kcal/g Kohlenhydrat [43] und multipliziert mit dem nach Lusk ermittelten kalorischen O_2-Äquivalent [203]

Kalorien pro Liter Sauerstoff:

$$\text{kcal} \cdot \text{l}\ O_2^{-1} = 4{,}686 + \frac{RQ_{(PF)} - 0{,}707}{0{,}293} \times 0{,}361 \tag{9}$$

sowie dem O_2-Verbrauch aus Kohlenhydrat- und Fettverbrennung ergibt sich rechnerisch die Menge an umgesetzten Kohlenhydraten:

Umgesetzte Kohlenhydratmenge in g/Tag:

$$U_{KH} = \frac{(\dot{V}O_{2(ges)} - \dot{V}O_{2(PROT)}) \times \left(4{,}686 + \frac{RQ_{(PF)} - 0{,}707}{0{,}293} \times 0{,}361\right) \times \left[\frac{5{,}047\,(RQ_{(PF)} - 0{,}707)}{5{,}047\,(RQ_{(PF)} - 0{,}707) + 4{,}686\,(1 - RQ_{(PF)})}\right]}{4{,}18} \tag{10}$$

Fett. Entsprechend dieser Berechnungen ergibt sich für den prozentualen Anteil von Fett am Energieumsatz:

Prozentualer Anteil von Fett am Energieumsatz:

$$\%\ \text{kcal}_{(Fett)} = \frac{468{,}6\,(1 - RQ_{(PF)})}{5{,}047\,(RQ_{(PF)} - 0{,}707) + 4{,}686\,(1 - RQ_{(PF)})} \tag{11}$$

Unter Zugrundelegung eines Brennwertes von 9,51 kcal/g Fett läßt sich somit theoretisch die tägliche Menge umgesetzten Fettes aus dem O_2-Verbrauch nach Gleichung 12 berechnen:

Umgesetzte Fettmenge in g/Tag:

$$U_F = \frac{(\dot{V}O_{2(ges)} - \dot{V}O_{2(PROT)}) \times \left(4{,}686 + \frac{RQ_{(PF)} - 0{,}707}{0{,}293} \times 0{,}361\right) \times \left[\frac{4{,}686\,(1 - RQ_{(PF)})}{5{,}047\,(RQ_{(PF)} - 0{,}707) + 4{,}686\,(1 - RQ_{(PF)})}\right]}{9{,}51} \tag{12}$$

Kohlenhydrate können vom Organismus als solche gespeichert werden, zur Energiebildung herangezogen oder in Fett umgebaut werden [122]. Die um die Eiweißverbrennung korrigierten Gaswechselmessungen stellen die Summation aus Kohlenhydratoxidation, Fettverbrennung und eventueller Fettsynthese dar. Insbesondere, wenn die Kohlenhydratzufuhr den aktuellen Energieumsatz übersteigt, kommt es zu einer Fettneubildung aus Kohlenhydraten, und der eiweißfreie RQ wird größer als 1,0 [183]. Nach Elwyn et al. [94] bedeutet es jedoch nicht, daß bei einem eiweißfreien RQ über 1,0 keine Fettoxidation mehr stattfindet, sondern daß die aus Glukose neugebildete Fettmenge diejenige übersteigt, die parallel dazu weiterhin oxidiert wird.

2.8.3 Erfassung, Dokumentation und Auswertung

Die Erfassung der Meßdaten erfolgte nach einem einheitlichen Schema. Rohdaten, die direkt am Patienten erhoben wurden (Gaswechselmessungen, üblich physikalische Kenngrößen zur Überwachung der Patienten und tägliche Urinvolumina), sowie Barometerdruck und Raumtemperatur wurden unmittelbar in ein Meßprotokoll eingetragen.

Nach Bestimmung der biochemischen Kenngrößen aus dem Blut und Urin, wurden diese ebenfalls in Protokollbögen erfaßt.

Nachdem auf diese Weise alle Rohdaten vollständig aufgelistet waren, wurden sie patienten- und parameterorientiert über ein spezielles Datenauswertungs- und Erfassungsprogramm des Zentrums für Anästhesiologie der Universität Ulm in dem Mikrocomputer HP 85 (Fa. Hewlett Packard) eingegeben und ausgewertet.

3 Ergebnisse

3.1 Physikalische Kenngrößen

Um die Einheitlichkeit des gesamten Patientenkollektivs zu beschreiben, sind in den Tabellen 19–23 die physikalischen Kenngrößen der beatmeten, polytraumatisierten Patienten dargestellt.

Tabelle 19. Maximale Körpertemperaturen [°C] in den Gruppen I–IV an allen Untersuchungstagen. Fieberkontinua über mindestens 2 h bzw. 3maliger Temperaturanstieg in 24 h

	1. Tag	2. Tag	3. Tag	4. Tag
Gruppe I	38,5 37,0–39,5	38,5 36,0–39,0	38,5 36,0–39,0	38,5 37,0–40,0
Gruppe II	38,5 37,0–39,0	38,5 37,0–39,0	38,0 37,0–39,0	38,5 37,0–39,0
Gruppe III	38,0 37,0–39,0	38,5 37,0–39,0	38,0 37,0–38,5	38,5 37,0–39,0
Gruppe IV	38,5 37,0–39,5	38,5 37,0–39,0	38,5 37,0–39,0	38,5 37,0–39,0

Median; X_{min}; X_{max}

Tabelle 20. Pulsschläge/min

	1. Tag	2. Tag	3. Tag	4. Tag
Gruppe I	104 ± 11	99 ± 21	88 ± 16	94 ± 16
Gruppe II	100 ± 28	101 ± 20	94 ± 23	101 ± 16
Gruppe III	96 ± 20	100 ± 21	95 ± 23	94 ± 21
Gruppe IV	90 ± 13	91 ± 9	92 ± 14	87 ± 17

Tabelle 21. Systolischer arterieller Blutdruck [mmHg]

	1. Tag	2. Tag	3. Tag	4. Tag
Gruppe I	139 ± 17	139 ± 20	123 ± 22	135 ± 20
Gruppe II	138 ± 26	147 ± 15	148 ± 14	151 ± 16
Gruppe III	128 ± 15	144 ± 12	148 ± 11	143 ± 15
Gruppe IV	124 ± 9	131 ± 22	135 ± 23	127 ± 15

$\bar{x} \pm s$

Tabelle 22. Diastolischer arterieller Blutdruck [mmHg]

	1. Tag	2. Tag	3. Tag	4. Tag
Gruppe I	84 ± 11	86 ± 14	77 ± 15	82 ± 10
Gruppe II	79 ± 7	82 ± 10	70 ± 13	79 ± 10
Gruppe III	76 ± 12	82 ± 10	89 ± 11	78 ± 8
Gruppe IV	75 ± 7	76 ± 10	79 ± 15	77 ± 8

$\bar{x} \pm s$

Tabelle 23. Zentralvenöser Druck [mmHg] in den Gruppen I–IV an allen Untersuchungstagen. Referenzbereich 4–7 mmHg

	1. Tag	2. Tag	3. Tag	4. Tag
Gruppe I	7 ± 3	7 ± 2	8 ± 2	8 ± 4
Gruppe II	7 ± 2	9 ± 2	8 ± 4	7 ± 4
Gruppe III	7 ± 3	9 ± 2	8 ± 3	8 ± 3
Gruppe IV	9 ± 2	9 ± 2	10 ± 4	10 ± 2

$\bar{x} \pm s$

3.2 Biochemische Kenngrößen

3.2.1 Hämatokrit (Hk)

Der Hk war gegenüber dem Referenzbereich erniedrigt, wobei es in jeder Gruppe, wie aus Tabelle 24 ersichtlich, zu einem weiteren geringfügigen Abfall innerhalb der ersten 4 posttraumatischen Tage kam. So betrug der Hk bei allen Patienten am 4. posttraumatischen Tag im Mittel 31%.

Tabelle 24. Hämatokrit [%] in den Gruppen I–IV an allen Untersuchungstagen. Referenzbereich w: 37–47%, m: 42–52%

	1. Tag	2. Tag	3. Tag	4. Tag
Gruppe I	34,6 ± 5,0	31,0 ± 4,0	30,9 ± 3,3	31,7 ± 3,2
Gruppe II	32,1 ± 3,1	29,2 ± 3,3	30,5 ± 1,3	31,0 ± 2,5
Gruppe III	34,7 ± 5,3	33,0 ± 5,3	33,0 ± 5,3	31,3 ± 5,0
Gruppe IV	35,7 ± 3,9	30,4 ± 5,1	31,1 ± 4,2	31,1 ± 5,3

$\bar{x} \pm s$

Tabelle 25. Serumosmolalität [mosmol · kg^{-1}] in den Gruppen I–IV an allen Untersuchungstagen. Referenzbereich: 285–305 mosmol · kg^{-1}

	1. Tag	2. Tag	3. Tag	4. Tag
Gruppe I	301 ± 12	298 ± 10	300 ± 14	293 ± 6
Gruppe II	285 ± 16	291 ± 11	294 ± 12	290 ± 13
Gruppe III	299 ± 12	300 ± 9	298 ± 10	301 ± 18
Gruppe IV	294 ± 12	299 ± 13	308 ± 14	306 ± 13

$\bar{x} \pm s$

3.2.2 Osmolalität

Die Mittelwerte der Serumosmolalität schwankten zwischen 285 und 308 mosmol/kg (Tabelle 25).

3.2.3 pH-Wert, arterieller pCO_2 und Basenüberschuß

In den Tabellen 26–28 ist der Säuren-Basen-Status in den Gruppen I–IV dargestellt. pH-Wert und Basenüberschuß verblieben in allen Gruppen während der gesamten Untersuchungszeit im physiologischen Referenzbereich.

Die Mittelwerte der Kohlendioxydpartialdrücke lagen bei allen Patienten zwischen 30,7 und 35,5 mmHg (4,09 und 4,73 kPa).

3.2.4 Arterieller pO_2

Der arterielle pO_2 variierte weder im zeitlichen Verlauf noch zwischen den einzelnen Gruppen (Abb. 7).

Tabelle 26. pH-Wert im arteriellen Blut. Referenzbereich: 7,36–7,45

	1. Tag	2. Tag	3. Tag	4. Tag
Gruppe I	7,45 ± 0,06	7,48 ± 0,03	7,47 ± 0,03	7,46 ± 0,05
Gruppe II	7,45 ± 0,05	7,42 ± 0,06	7,44 ± 0,06	7,42 ± 0,03
Gruppe III	7,41 ± 0,04	7,41 ± 0,07	7,40 ± 0,03	7,44 ± 0,04
Gruppe IV	7,46 ± 0,05	7,46 ± 0,04	7,44 ± 0,05	7,44 ± 0,04

$\bar{x} \pm s$

Tabelle 27. Basen-Überschuß [mmol · l^{-1}]. Referenzbereich: –2,5 bis +2,5

	1. Tag	2. Tag	3. Tag	4. Tag
Gruppe I	–0,5 –1,1/+3,5	+0,7 –1,0/+1,4	+0,5 –0,3/+1,0	+0,4 –0,2/+2,5
Gruppe II	–1,4 –2,8/+0,4	–0,4 –4,2/+1,6	–2,6 –3,3/–1,3	–2,8 –3,4/–0,7
Gruppe III	–1,3 –2,8/–0,6	–1,9 –3,4/–0,5	–2,2 –3,6/+0,5	–0,4 –0,9/+0,7
Gruppe IV	+1,1 –1,9/+2,3	–0,8 –1,7/+1,5	±0,0 –1,5/+2,1	+0,1 –1,4/+0,4

Median 95% K.J.

Tabelle 28. pCO_2 im arteriellen Blut [mmHg]. Referenzbereich: 35–45 mmHg

	1. Tag	2. Tag	3. Tag	4. Tag
Gruppe I	33,2 ± 5,0	30,7 ± 5,0	30,8 ± 3,5	32,6 ± 5,1
Gruppe II	31,1 ± 4,5	33,3 ± 5,2	31,6 ± 3,4	31,5 ± 3,0
Gruppe III	35,1 ± 5,1	34,6 ± 5,2	35,5 ± 4,5	35,1 ± 6,2
Gruppe IV	32,7 ± 3,8	33,8 ± 5,2	33,8 ± 4,1	33,0 ± 5,1

$\bar{x} \pm s$

3.2.5 Natrium und Kalium

Die Plasmakonzentrationen von Natrium und Kalium verblieben bei allen Patienten während der gesamten Untersuchungsperiode im physiologischen Bereich (Tabelle 29 und 30).

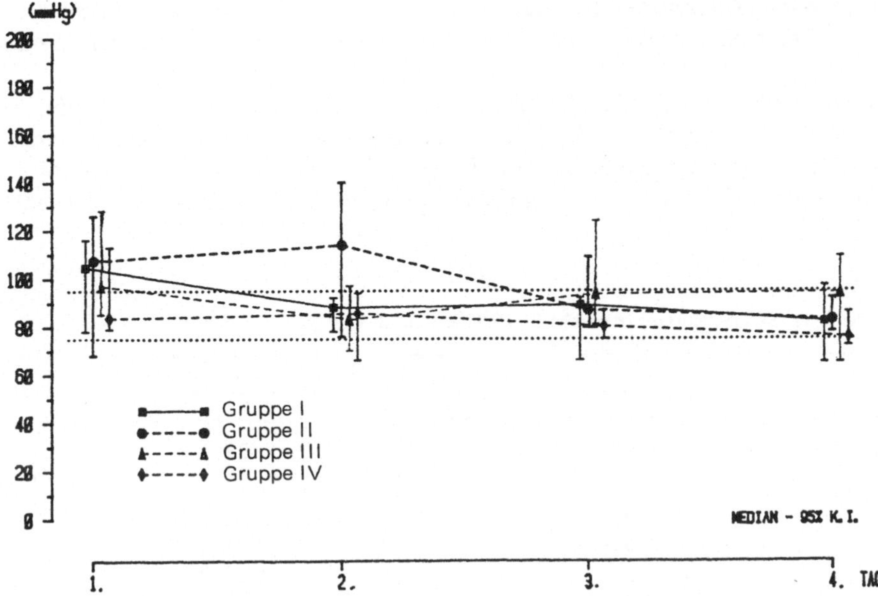

Abb. 7. Arterieller pO_2 in den Gruppen I–IV an allen Untersuchungstagen

Tabelle 29. Natriumkonzentration im Plasma [$mmol \cdot l^{-1}$] in den Gruppen I–IV an allen Untersuchungstagen. Referenzbereich: 132–157 $mmol \cdot l^{-1}$

	1. Tag	2. Tag	3. Tag	4. Tag
Gruppe I	142 ± 8	141 ± 6	138 ± 3	137 ± 3
Gruppe II	139 ± 5	138 ± 6	135 ± 4	137 ± 4
Gruppe III	140 ± 3	138 ± 5	138 ± 4	137 ± 3
Gruppe IV	141 ± 7	138 ± 6	140 ± 5	140 ± 6

$\bar{x} \pm s$

Tabelle 30. Kaliumkonzentration im Plasma [$mmol \cdot l^{-1}$] in den Gruppen I–IV an allen Untersuchungstagen. Referenzbereich: 3,5–5,4 $mmol \cdot l^{-1}$

Gruppe I	4,3 ± 0,5	4,3 ± 0,3	4,3 ± 0,3	4,2 ± 0,2
Gruppe II	4,1 ± 0,3	4,1 ± 0,3	4,2 ± 0,3	4,2 ± 0,5
Gruppe III	4,2 ± 0,5	4,4 ± 0,6	4,2 ± 0,4	4,4 ± 0,5
Gruppe IV	4,0 ± 0,2	4,0 ± 0,4	4,1 ± 0,6	4,1 ± 0,5

$\bar{x} \pm s$

3.2.6 Serum-Glutamat-Oxalat-Transaminase (SGOT), Serum-Glutamat-Pyruvat-Transaminase (SGPT), alkalische Phosphatase und Gesamtbilirubin im Serum

Während die alkalische Phosphatase über den Beobachtungszeitraum im Referenzbereich blieb, waren die Konzentrationen der Transaminasen und des Gesamtbilirubins im Serum im Median über den physiologischen Bereich erhöht, ohne daß klinisch relevante Unterschiede im zeitlichen Verlauf oder zwischen den einzelnen Gruppen zu erkennen waren (Tabelle 31–34).

Tabelle 31. SGOT. Referenzbereich: 2–19 U/l. Median 95% K.J.

	1. Tag	2. Tag	3. Tag	4. Tag
Gruppe I	58 40–84	53 33–61	38 18–43	28 20–32
Gruppe II	55 30–80	48 30–82	32 23–43	32 23–47
Gruppe III	72 25–110	55 20–66	61 35–136	44 17–73
Gruppe IV	39 24–51	25 20–30	26 14–46	22 16–43

Tabelle 32. SGPT. Referenzbereich: 5–24 U/l. Median 95% K.J.

	1. Tag	2. Tag	3. Tag	4. Tag
Gruppe I	26 19–38	35 22–67	25 15–40	27 18–42
Gruppe II	38 26–49	30 19–43	35 14–69	68 24–90
Gruppe III	54 25–98	62 26–102	63 51–162	62 28–155
Gruppe IV	39 20–50	25 17–29	30 19–49	36 30–63

Tabelle 33. Alkalische Phosphatase. Referenzbereich: 60–200 U/l. Median 95% K.J.

	1. Tag	2. Tag	3. Tag	4. Tag
Gruppe I	89 50–99	90 66–102	98 89–107	129 95–191
Gruppe II	89 81–106	91 58–120	101 77–179	120 94–146
Gruppe III	136 72–165	114 68–148	78 50–128	161 73–240
Gruppe IV	67 56–126	78 60–120	114 75–246	146 88–176

Tabelle 34. Konzentration des Gesamtbilirubins im Serum [μmol · l^{-1}]. Referenzbereich: bis 20,5 μmol · l^{-1}. Median 95% K.J.

	1. Tag	2. Tag	3. Tag	4. Tag
Gruppe I	20 16–39	22 13–29	18 13–21	19 15–25
Gruppe II	22 10–53	20 7–41	22 13–49	43 11–52
Gruppe III	24 15–45	25 14–36	20 11–32	26 9–30
Gruppe IV	55 30–83	22 9–56	39 10–57	35 17–55

3.2.7 Harnstoff, Kreatinin und Kreatininclearance

In den Tabellen 35–37 sind die Mediane und die jeweiligen 95%-Vertrauensbereiche für die biochemischen Kenngrößen Harnstoff und Kreatinin im Plasma sowie die Kreatininclearance dargestellt.

Weder die Harnstoff- noch die Kreatininkonzentrationen im Plasma der polytraumatisierten Patienten verließen während der ersten 4 posttraumatischen Tage den Referenzbereich. Allerdings kam es bei den Plasmaharnstoffkonzentrationen, insbesondere am 3. und 4. posttraumatischen Tag, zu deutlichen Unterschieden zwischen den einzelnen Gruppen. An diesen Tagen waren die Mediane der Harnstoffkonzentrationen im Plasma der Gruppe I mit 8,7 mmol/l und der Gruppe IV mit 8,2 mmol/l gegenüber der Gruppe II mit 3,8 mmol/l und der Gruppe III mit 5,6 mmol/l erhöht.

Die Kreatininclearance war lediglich in der Gruppe I am 1. posttraumatischen Tag pathologisch erniedrigt, ansonsten zeigten sich keine Veränderungen gegenüber dem physiologischen Referenzbereich.

Tabelle 35. Konzentration des Plasmaharnstoffes [mmol · l^{-1}]. Referenzbereich: 2–10,8 mmol · l^{-1}, Median –95% K.J.

	1. Tag	2. Tag	3. Tag	4. Tag
Gruppe I	5,7 5,0–6,2	8,2 4,4–9,5	9,0 4,9–10,9	8,7 4,5–11,9
Gruppe II	5,6 4,6–6,7	4,9 2,9–5,8	3,9 2,0–5,1	3,8 3,0–5,7
Gruppe III	4,9 4,1–6,6	5,2 4,3–6,6	4,8 3,7–6,1	5,6 4,0–7,6
Gruppe IV	6,4 4,8–7,5	6,3 4,8–9,1	7,8 6,4–10,3	8,2 7,4–9,5

Tabelle 36. Konzentration des Plasmakreatinins [µmol · l^{-1}]. Referenzbereich: 37–120 µmol · l^{-1}. Median –95% K.J.

	1. Tag	2. Tag	3. Tag	4. Tag
Gruppe I	89,7 84,1–108,6	89,5 82,2–106,0	94,2 81,9–109,8	94,8 87,5–98,1
Gruppe II	96,0 84,9–141,8	88,1 77,7–102,2	81,5 77,7–83,5	80,9 73,5–95,8
Gruppe III	97,3 88,4–107,6	90,8 81,6–102,9	85,7 79,4–99,6	89,2 73,9–91,9
Gruppe IV	98,0 89,3–110,7	93,4 75,9–117,9	86,4 63,7–102,4	89,8 67,2–107,2

Tabelle 37. Kreatininclearance [ml · s^{-1}]. Referenzbereich: 1,5–2,5 ml · s^{-1}. Median –95% K.J.

	1. Tag	2. Tag	3. Tag	4. Tag
Gruppe I	0,9 0,7–1,3	1,7 1,4–2,1	2,1 1,5–2,9	2,1 1,6–2,9
Gruppe II	2,0 1,7–2,4	2,4 1,9–2,9	2,5 2,2–2,9	2,4 1,6–2,7
Gruppe III	2,1 1,5–2,4	1,6 1,1–2,0	2,0 1,2–2,4	1,4 0,9–2,3
Gruppe IV	2,1 1,6–2,6	2,8 1,3–3,0	2,6 1,7–3,1	2,2 1,6–2,5

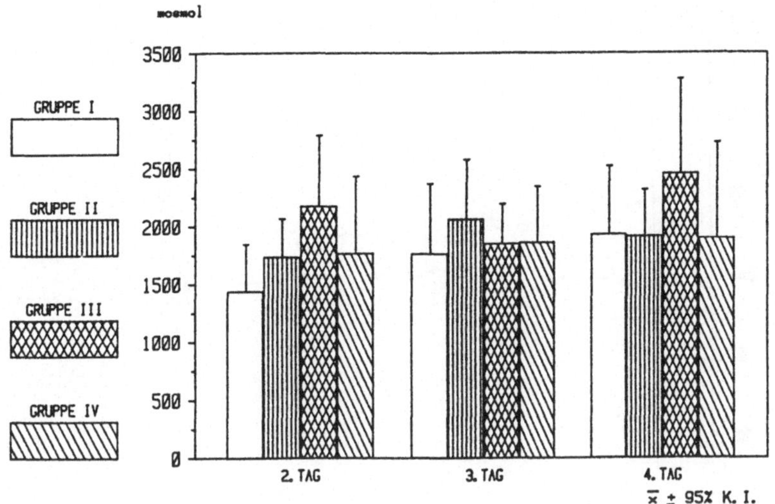

Abb. 8. Pro Tag ausgeschiedene Menge osmotisch wirksamer Substanzen in den Gruppen I–IV an allen Untersuchungstagen

3.2.8 Urinausscheidung, Urinosmolalität und pro Tag ausgeschiedene Menge osmotisch wirksamer Substanzen

Die Mittelwerte der pro Tag ausgeschiedenen Mengen an osmotisch wirksamen Substanzen lagen in der nicht ernährten Gruppe am niedrigsten, ohne daß sich jedoch signifikante Unterschiede zwischen den einzelnen Gruppen ergaben (Abb. 8). Unabhängig vom jeweiligen Infusions- und Ernährungsregime betrug der Anfall an osmotisch wirksamen Stoffwechselendprodukten in 24 h beim Polytraumatisierten im Durchschnitt 1900 mosmol. Die Mediane der Urinosmolalität waren in der Patientengruppe, die ausschließlich Wasser und Elektrolyte erhielt, im Vergleich zu den anderen Gruppen, mit Ausnahme des 3. posttraumatischen Tages, am geringsten (Abb. 9).

Die pro Tag ausgeschiedene Urinmenge lag in allen Gruppen zwischen ca. 2200 und 3200 ml. Dabei ergaben sich weder Unterschiede zwischen den einzelnen Gruppen noch zwischen den jeweiligen Untersuchungstagen (Abb. 10).

3.2.9 Laktat

In Abb. 11 sind die Laktatkonzentrationen im Plasma dargestellt. Am 1. posttraumatischen Tag waren die Laktatkonzentrationen in allen Gruppen mit ihren Medianwerten zwischen 2,5 und 3,0 mmol/l signifikant über den Referenzbereich hinaus erhöht. In den Gruppen II–IV, die eine parenterale Nährstoffzufuhr erhielten, verblieben die Laktatkonzentrationen weitgehend unverändert, wohingegen sie in der Gruppe der Patienten, die ausschließlich Wasser und Elektrolyte erhielten, signifikant abfielen und ab dem 3. posttraumatischen Tag wieder in den Referenzbereich zurückkehrten (Abb. 11).

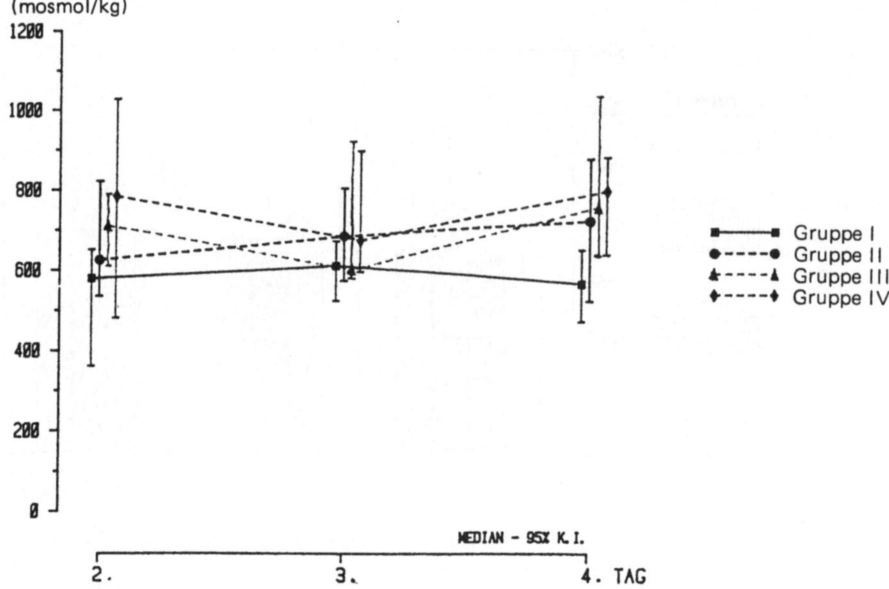

Abb. 9. Urinosmolalität in den Gruppen I–IV an allen Untersuchungstagen

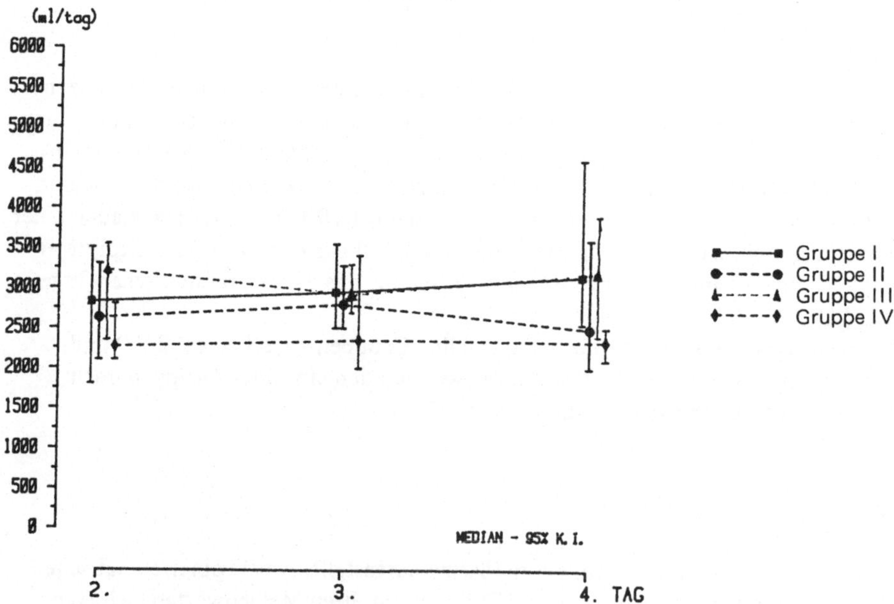

Abb. 10. Urinausscheidung in den Gruppen I–IV an allen Untersuchungstagen

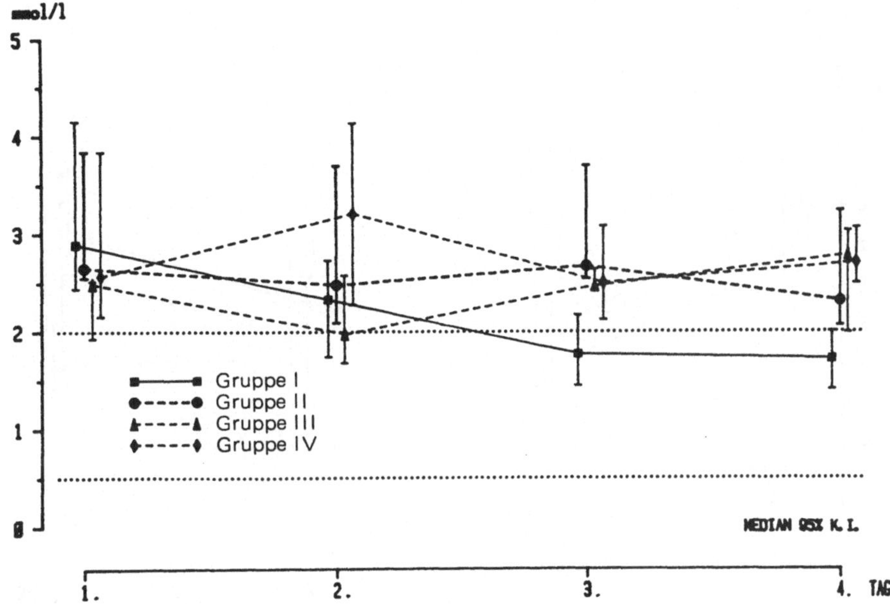

Abb. 11. Laktatkonzentrationen im Plasma in den Gruppen I–IV an allen Untersuchungstagen. Die gestrichelten, waagrechten Linien stellen den physiologischen Referenzbereich dar

3.2.10 Nichtesterfettsäuren (NEFS)

Die Medianwerte der Gesamtkonzentrationen der Nichtesterfettsäuren im Plasma lagen in allen Gruppen am 1. posttraumatischen Tag ohne exogene Nährstoffzufuhr zwischen 0,6 und 0,9 mmol/l.

Wie aus Abb. 12 ersichtlich, kam es bereits am 1. Tag nach Einsetzen der parenteralen Nährstoffsubstitution zu einem signifikanten Abfall der Nichtesterfettsäurenkonzentrationen im Plasma, der in Gruppe III unverändert bis zum 4. posttraumatischen Tag anhielt, wohingegen es in den Gruppen II und IV am 4. posttraumatischen Tag wieder zu einem Anstieg der Nichtesterfettsäuren bis zu den Ausgangswerten kam.

Im Gegensatz zu diesen Veränderungen in den Gruppen II–IV blieben die Gesamtnichtesterfettsäurenkonzentrationen im Plasma der Patienten, die keine Nährstoffzufuhr erhielten, auf einem konstanten Niveau im oberen Drittel des Referenzbereiches (0,2–1 mmol/l).

In Abb. 13 ist der relative Anteil der Linolsäure an der Gesamtkonzentration der Nichtesterfettsäuren im Plasma dargestellt.

Während der Anteil der Linolsäure an den Nichtesterfettsäuren mit ca. 10% in Gruppe I unverändert blieb, verminderte sich der prozentuale Anteil der Linolsäure in den ernährten Patientengruppen bis zum 4. posttraumatischen Tag um mehr als 30%, wobei dieser Abfall in der „Kohlenhydratgruppe" (Gruppe II) am deutlichsten ausgeprägt war.

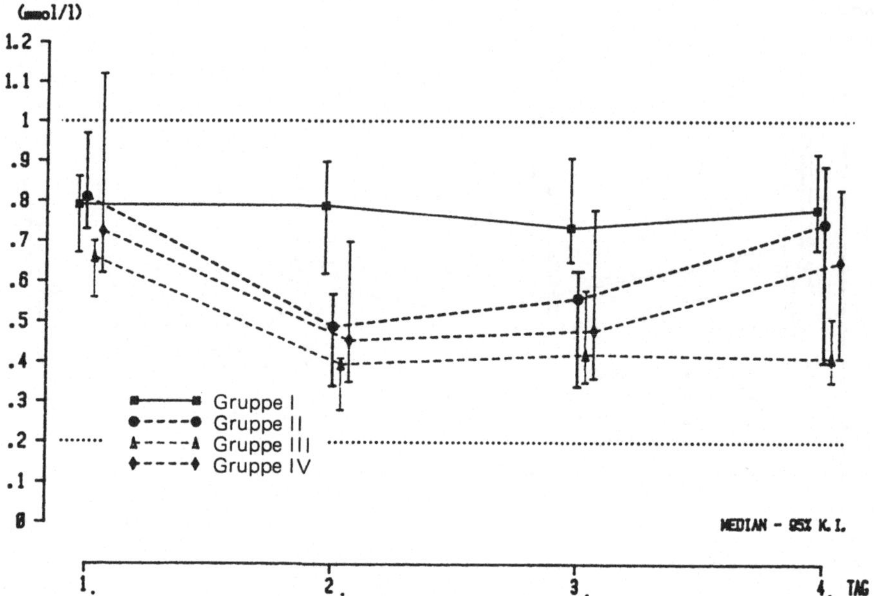

Abb. 12. Nichtesterfettsäurenkonzentrationen (NEFS) im Plasma in den Gruppen I–IV an allen Untersuchungstagen

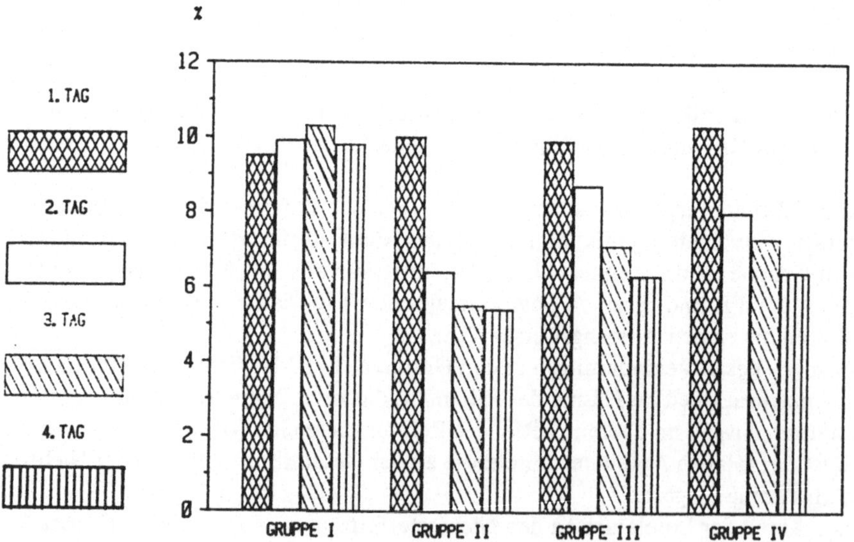

Abb. 13. Prozentualer Anteil der Linolsäure an den NEFS in den Gruppen I–IV an allen Untersuchungstagen

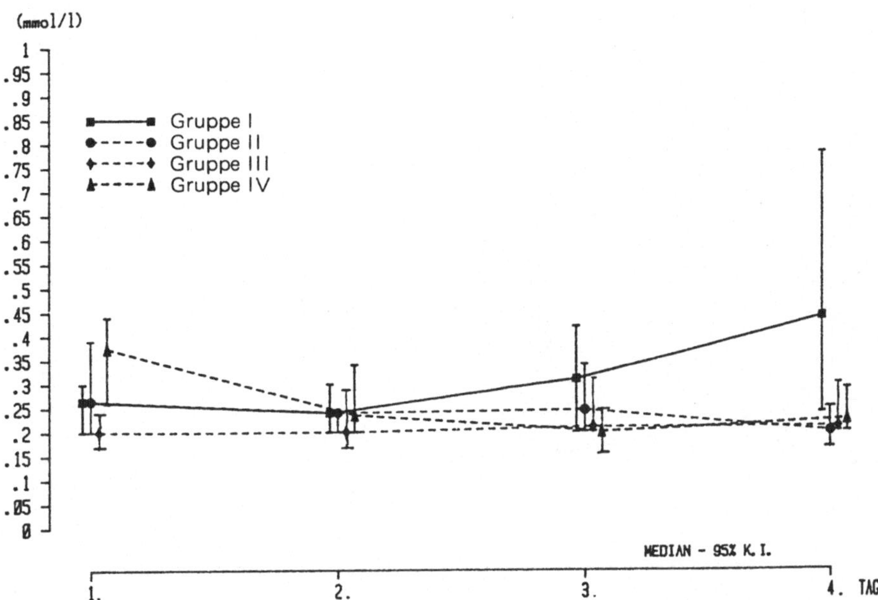

Abb. 14. β-Hydroxybutyratkonzentrationen im Plasma in den Gruppen I–IV an allen Untersuchungstagen

3.2.11 β-Hydroxybutyrat

Azetessigsäure, β-Hydroxybutyrat und Azeton werden zusammengefaßt als Ketonkörper bezeichnet. Azetessigsäure ist ein natürliches Stoffwechselprodukt, das insbesondere in Hungerzuständen und bei Diabetes mellitus vermehrt gebildet wird. Dabei stammt es hauptsächlich aus dem Abbau von Fettsäuren und zu einem geringen Teil auch aus dem Aminosäurenstoffwechsel. Die freie Azetessigsäure kann als β-Ketosäure spontan zu Azeton dekarboxylieren, oder sie wird in einer NAD^+-abhängigen Reaktion zu β-Hydroxybutyrat reduziert.

In Abb. 14 ist das mit der freien Azetessigsäure im biochemischen Gleichgewicht stehende β-Hydroxybutyrat aufgetragen. In Gruppe I kann es ab dem 2. posttraumatischen Tag – unter reiner Wasser- und Elektrolytzufuhr – zu einem langsamen Anstieg in den Plasmakonzentrationen dieser Substanz, der bei zunehmenden individuellen Schwankungen am 4. posttraumatischen Tag am stärksten ausgeprägt war. In den übrigen Gruppen zeigten sich keine wesentlichen Veränderungen der β-Hydroxybutyratkonzentrationen im Plasma, die mit ihren Medianen zwischen ca. 0,2 und 0,25 mmol/l lagen.

3.3 Hormone

3.3.1 Insulin

Am 1. posttraumatischen Tag lagen die Mediane der Insulinkonzentrationen im Plasma in allen Gruppen zwischen 20 und 40 $\mu U \cdot ml^{-1}$ mäßiggradig über dem Referenzbereich. Wäh-

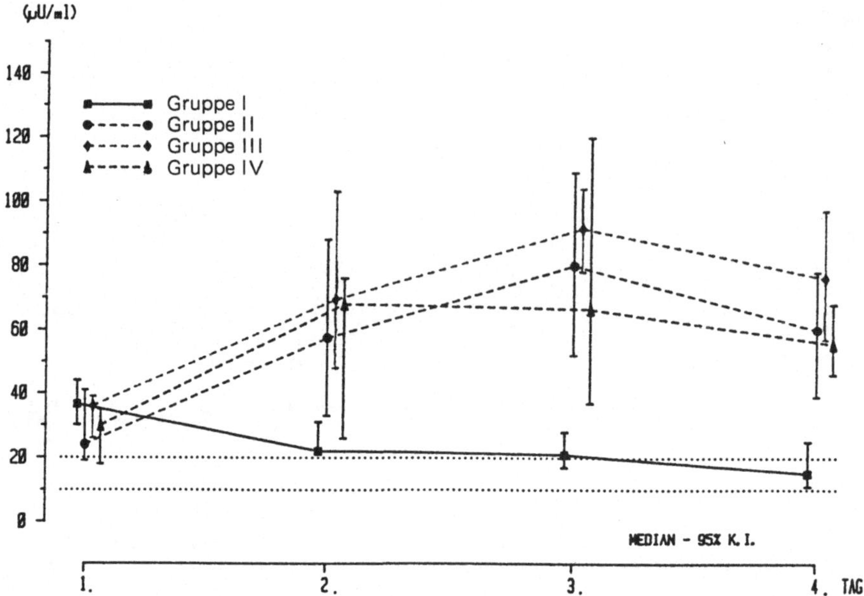

Abb. 15. Insulinkonzentrationen im Plasma in den Gruppen I–IV an allen Untersuchungstagen

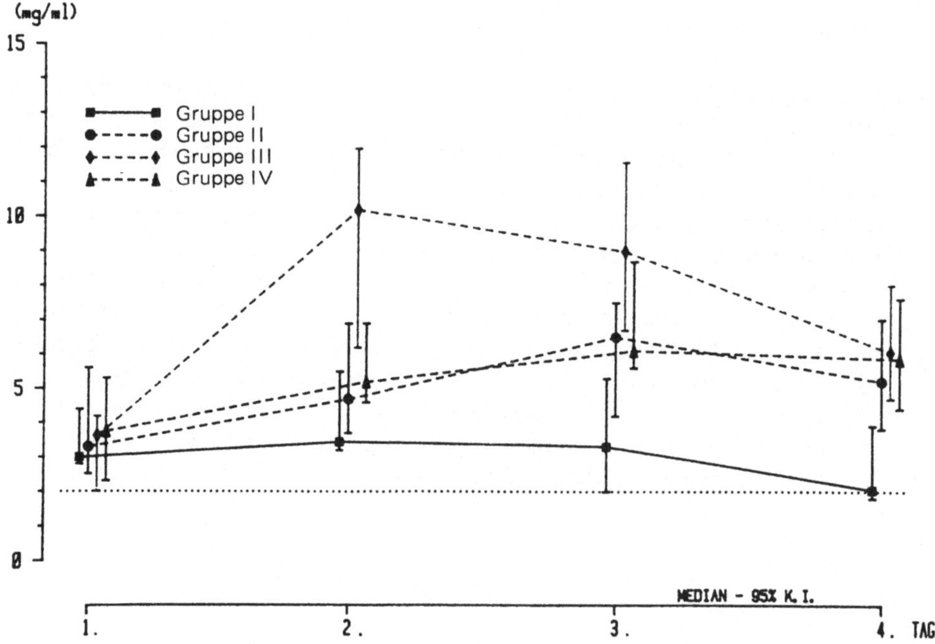

Abb. 16. C-Peptidkonzentrationen im Plasma in den Gruppen I–IV an allen Untersuchungstagen

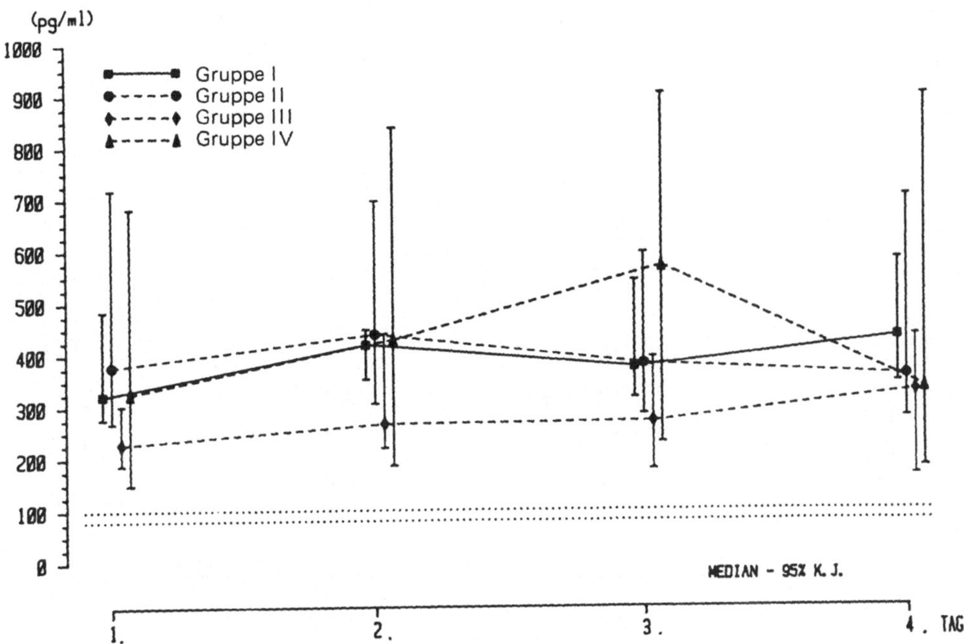

Abb. 17. Glukagonkonzentrationen im Plasma in den Gruppen I–IV an allen Untersuchungstagen

rend die Plasmainsulinkonzentrationen in der „nichternährten Gruppe" innerhalb der 3 folgenden Tage wieder in den Referenzbereich zurückkehrten, kam es unter exogener Substratzufuhr zu einem Anstieg der Medianwerte in diesen Gruppen um ca. 30–50 μU/ml (Abb. 15).

3.3.2 C-Peptid

Ein annähernd gleiches Verhalten zeigten die C-Peptidkonzentrationen im Plasma. Auch hier kehrten die anfänglich leicht erhöhten Werte in der Kontrollgruppe ohne Substratzufuhr mit den Medianwerten am 4. posttraumatischen Tag bis zur Obergrenze des physiologischen Bereiches zurück, wohingegen die C-Peptidkonzentrationen im Plasma der Patienten mit parenteraler Nährstoffzufuhr signifikant gegenüber der Kontrollgruppe erhöht blieben (Abb. 16).

3.3.3 Glukagon

Im Gegensatz zu den beiden vorgenannten Kenngrößen zeigten sich bei den Glukagonkonzentrationen im Plasma keine Unterschiede zwischen den einzelnen Gruppen. Während der gesamten Untersuchungszeit waren die Plasmakonzentrationen dieses Hormons kontinuierlich, mit großen individuellen Schwankungen, deutlich über den Referenzbereich gesteigert (Abb. 17).

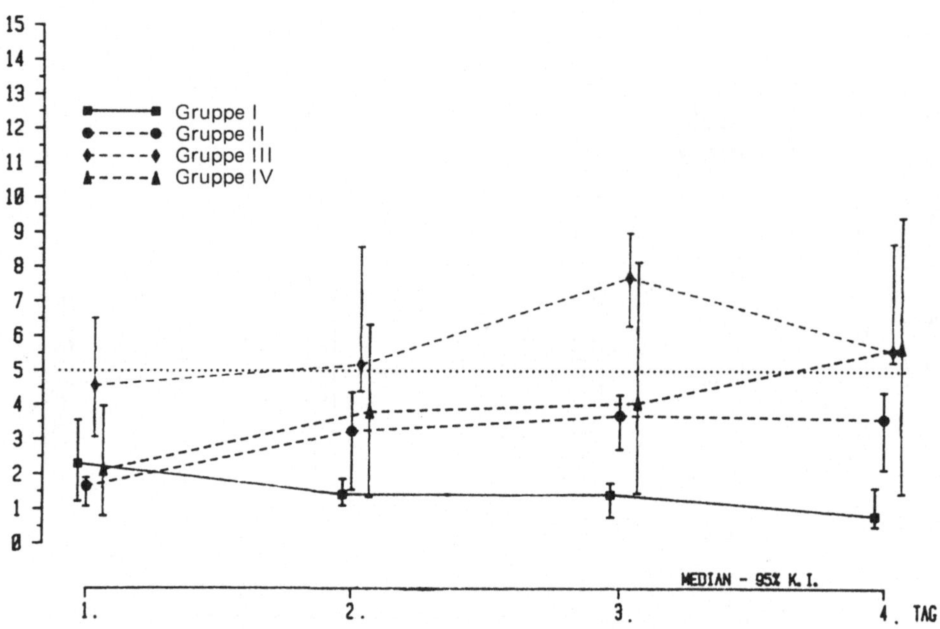

Abb. 18. Insulin-Glukagon-Quotient in den Gruppen I–IV an allen Untersuchungstagen

3.3.4 Insulin-Glukagon-Quotient

Abb. 18 zeigt den Insulin-Glukagon-Quotienten, der das molare Verhältnis zwischen Insulin- und Glukagonkonzentrationen darstellt. Nach Unger [288] kann dieser Quotient zur qualitativen und quantitativen Beschreibung des hepatischen Glukosestoffwechsels mit herangezogen werden.

Auch bei Berücksichtigung der bereits bestehenden Differenzen in den Ausgangswerten am 1. postoperativen Tag war der Insulin-Glukagon-Quotient in den Patientengruppen mit parenteraler Nährstoffzufuhr gegenüber den Patienten der Kontrollgruppe ohne Ernährungsbehandlung erhöht.

3.3.5 Kortisol

Weder zwischen den einzelnen Gruppen noch zwischen den jeweiligen Untersuchungszeitpunkten waren Unterschiede in den Plasmakortisolkonzentrationen festzustellen. Unter exogener Zufuhr von Betamethason (Celestan) in hoher Dosierung kam es, wie Abb. 19b zeigt, zu einer fast vollständigen Suppression der Kortisolfreisetzung aus der Nebennierenrinde. Im Unterschied dazu lagen die Plasmakortisolkonzentrationen bei den Patienten, die kein Betamethason erhielten, gleichbleibend um 10 $\mu g \cdot 100\ ml^{-1}$ innerhalb des physiologischen Referenzbereiches.

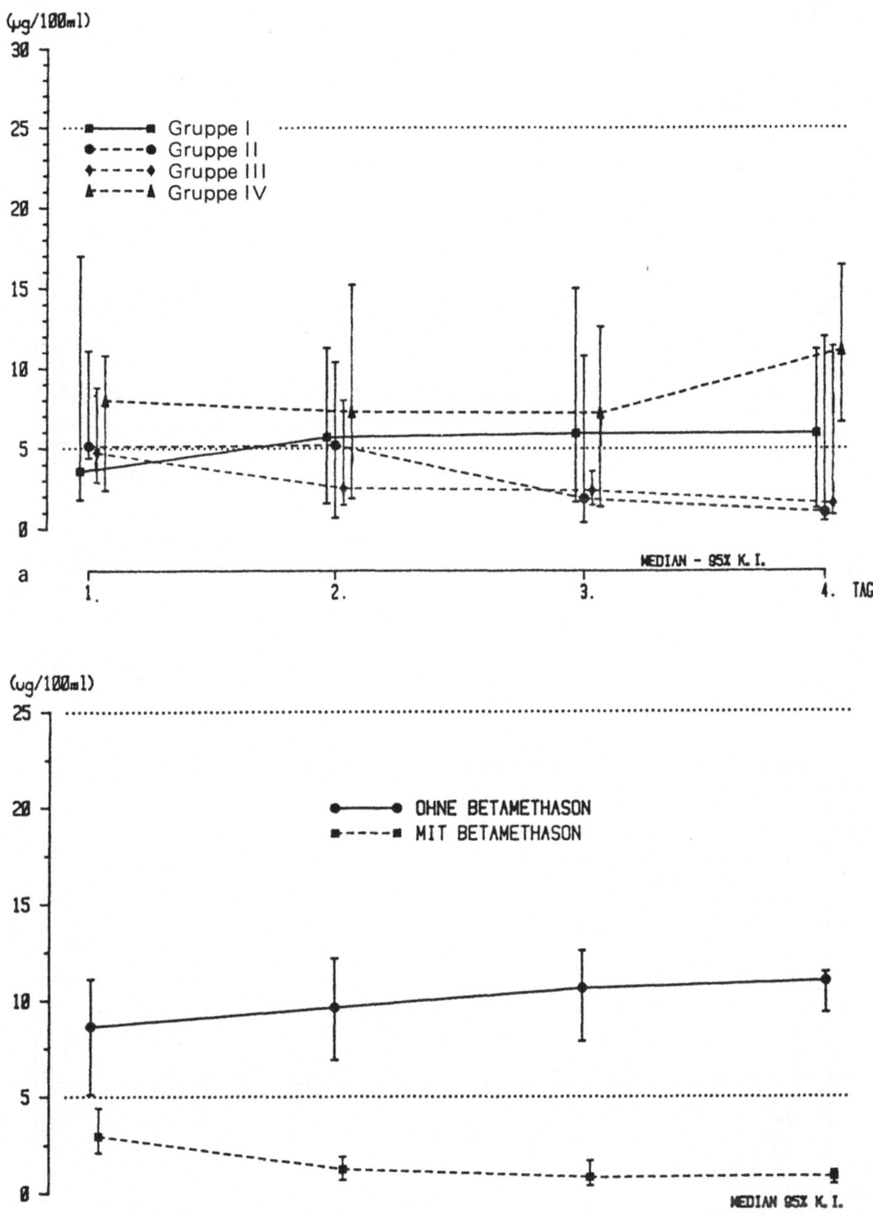

Abb. 19a, b. Kortisolkonzentrationen im Plasma in den Gruppen I–IV an allen Untersuchungstagen (**a**) sowie die Kortisolkonzentrationen im Plasma der Patienten mit und ohne Betamethasontherapie während des gesamten Untersuchungszeitraumes (**b**)

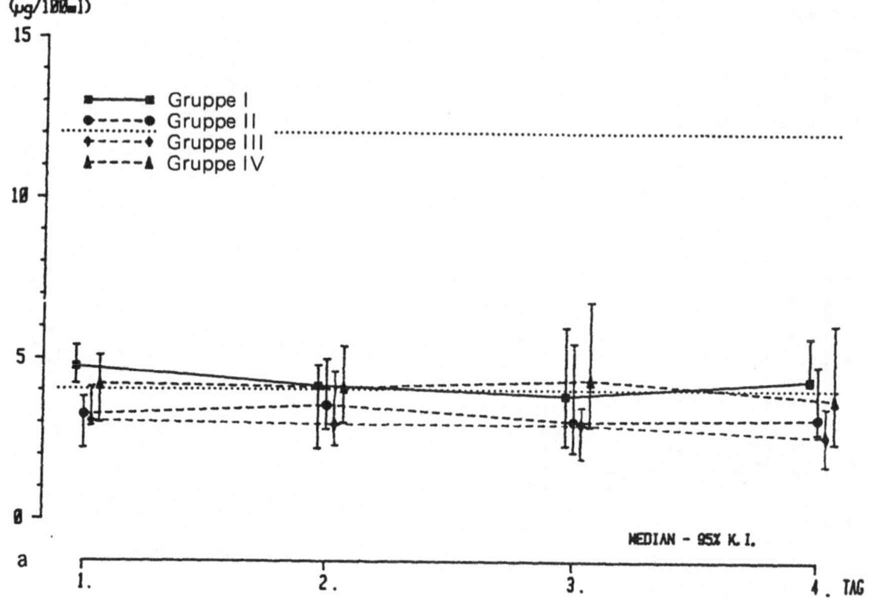

a

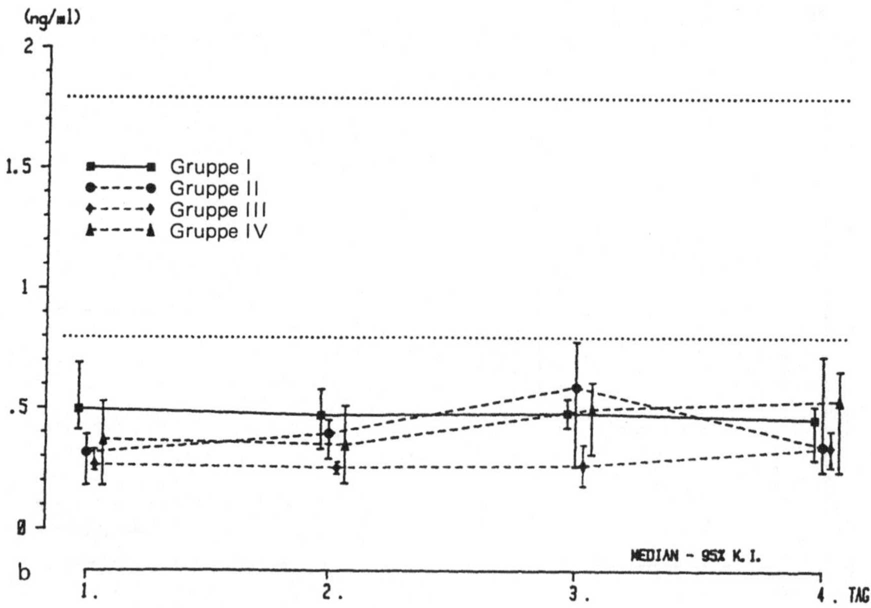

b

Abb. 20a–c. Konzentrationen von a Thyroxin (T_4), **b** Trijodthyronin (T_3) und c reverse T_3 (rT_3) im Plasma in den Gruppen I–IV an allen Untersuchungstagen

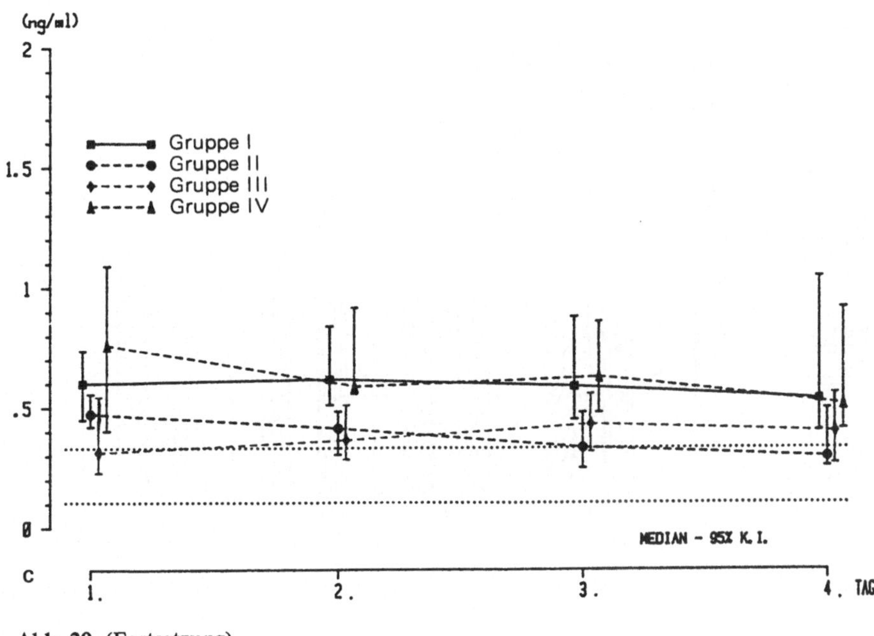

Abb. 20. (Fortsetzung)

3.3.6 Schilddrüsenhormone

In Abb. 20a–c sind die Plasmakonzentrationen der Schilddrüsenhormone Thyroxin (T_4), Trijodthyronin (T_3) sowie reverse Trijodthyronin (rT_3) dargestellt.

Die Thyroxinkonzentrationen blieben, unabhängig vom Ernährungsregime oder dem Entnahmezeitpunkt, an der unteren Grenze des Referenzbereiches.

Ebenso zeitpunkt- und gruppenunabhängig wie T_4 erwies sich das T_3, dessen Plasmakonzentrationen jedoch signifikant unterhalb des physiologischen Referenzbereiches verblieben. Spiegelbildlich dazu verhielten sich die rT_3-Konzentrationen im Plasma. Sie lagen bei allen Patienten an der oberen Grenze bzw. deutlich oberhalb physiologischer Plasmakonzentrationen.

3.4 Kohlenhydrate

3.4.1 Glukose

Bereits die Ausgangswerte der Glukosekonzentrationen im Plasma zeigten am 1. posttraumatischen Tag eine erhebliche Steigerung gegenüber dem physiologischen Referenzbereich. Im Gegensatz zur Kontrollgruppe (Gruppe I), deren Glukosekonzentrationen mit ihren jeweiligen Medianwerten bis zum 4. posttraumatischen Tag nahezu wieder in den Referenzbereich zurückkehrten, blieben die Plasmaglukosekonzentrationen in den Gruppen mit intravenöser Nährstoffzufuhr unverändert erhöht, ohne daß jedoch die Mediane den Wert von 10 mmol/l überschritten (Abb. 21).

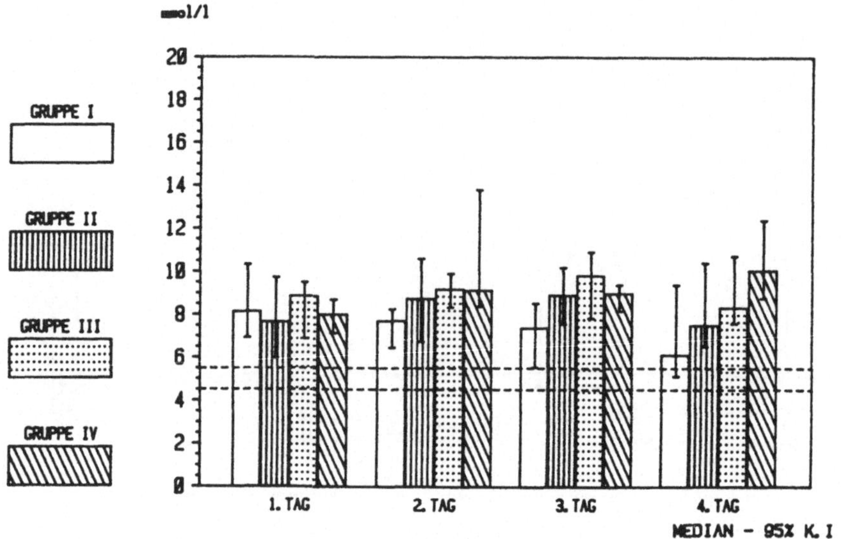

Abb. 21. Glukosekonzentrationen im Plasma in den Gruppen I–IV an allen Untersuchungstagen

3.4.2 Fruktose und Xylit

Wie Abb. 22a zeigt, stellte sich bei den Fruktosekonzentrationen im Plasma aller Patienten unter einer entsprechend dem O_2-Verbrauch berechneten Kohlenhydratzufuhr ein Steady state mit einem Mittelwert von ca. 0,85 mmol/l ein.

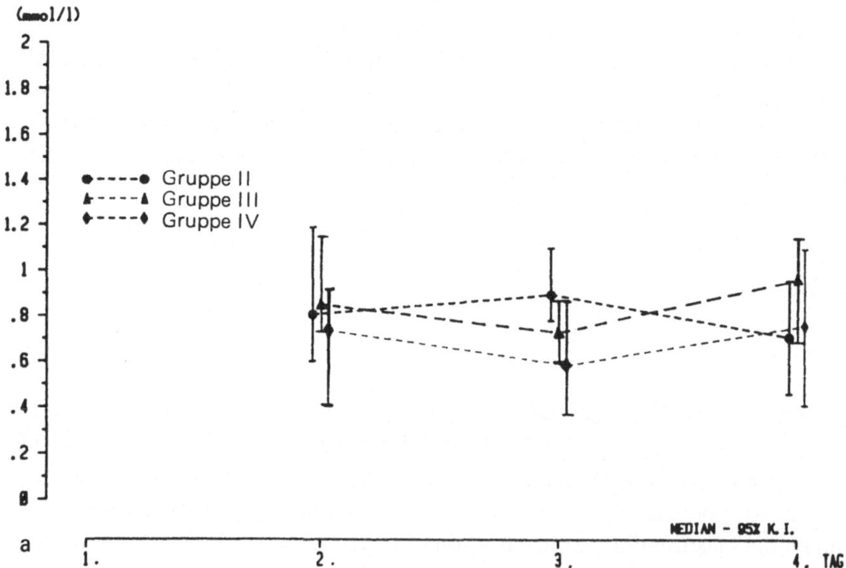

Abb. 22a. Fruktosekonzentrationen im Plasma in den Gruppen II–IV an allen Untersuchungstagen

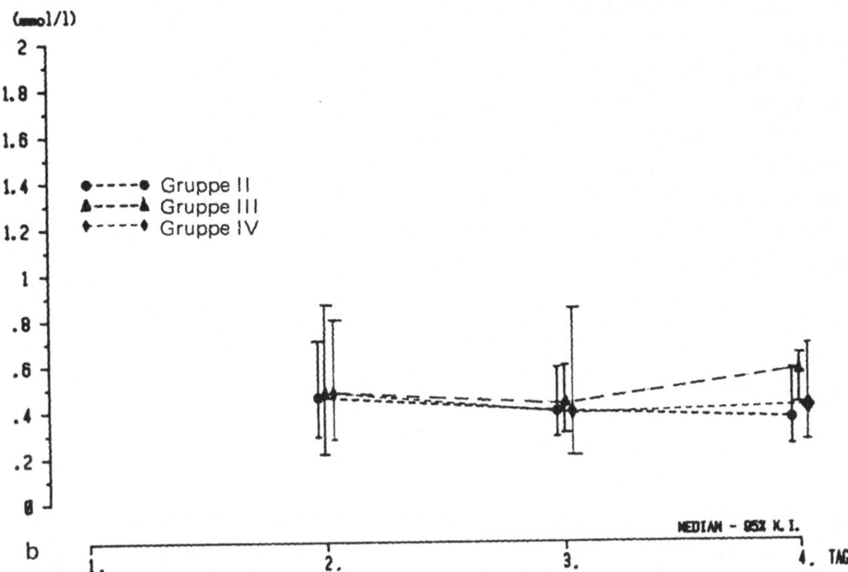

Abb. 22b. Xylitkonzentrationen im Plasma in den Gruppen II–IV an allen Untersuchungstagen

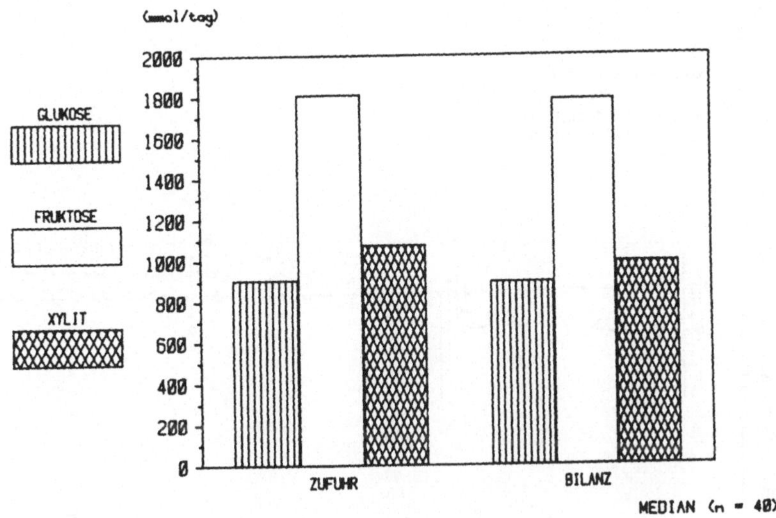

Abb. 23. Bilanz der zugeführten Kohlenhydrate in den Gruppen II–IV

Auch die Xylitkonzentrationen hatten bereits 24 h nach Infusionsbeginn, mit Mittelwerten von ca. 0,4 mmol/l, einen gleichbleibenden Plasmaspiegel erreicht (Abb. 22b).

In Abb. 23 sind die Medianwerte der „pro Tag" zugeführten sowie retinierten Mengen der einzelnen Kohlenhydrate aufgetragen.

Die Verluste über den Urin betrugen im Tagesdurchschnitt für Glukose 11 mmol, für Fruktose 25 mmol und Xylit 83 mmol. Die Retentionsrate für Glukose und Fruktose war somit fast 99% und die für Xylit 92%. Somit wurden innerhalb von 3 Tagen durchschnittlich 1829 g Kohlenhydrate vom Organismus aufgenommen. Davon entfielen 483 g auf Glukose, 975 g auf Fruktose und 371 g auf Xylit.

3.5 Proteine

3.5.1 *Gesamteiweiß*

Die Gesamteiweißkonzentrationen lagen von Untersuchungsbeginn an in allen Gruppen unterhalb des Referenzbereiches (61–82 g/l), ohne daß klinisch relevante Veränderungen im Verlauf der Untersuchung auftraten (Abb. 24).

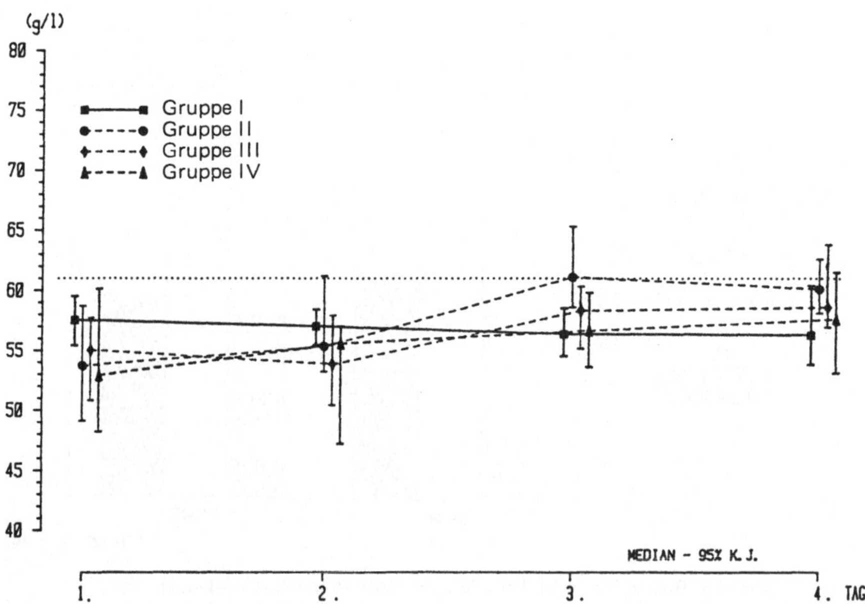

Abb. 24. Gesamteiweißkonzentrationen im Plasma in den Gruppen I–IV an allen Untersuchungstagen

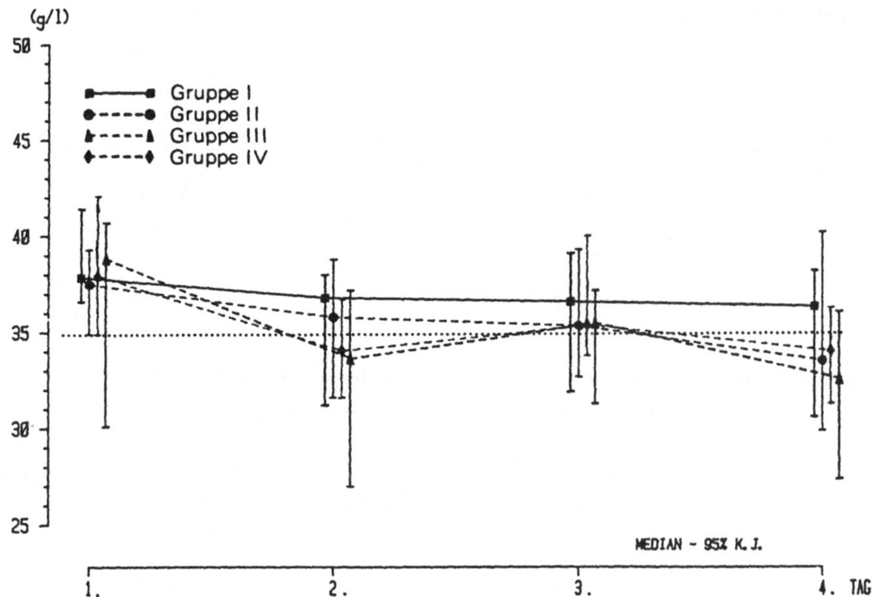

Abb. 25. Albuminkonzentrationen im Plasma in den Gruppen I–IV an allen Untersuchungstagen

Tabelle 38. Cholinesterasekonzentrationen im Plasma. Referenzbereich: 2,0–4,0 g/l

	1. Tag	2. Tag	3. Tag	4. Tag
Gruppe I	3,6 ± 1,0	3,6 ± 0,8	2,8 ± 0,3	2,7 ± 0,8
Gruppe II	3,3 ± 1,4	3,1 ± 0,7	3,0 ± 1,1	2,9 ± 1,1
Gruppe III	3,8 ± 1,0	2,8 ± 1,0	2,4 ± 0,7	2,8 ± 1,2
Gruppe IV	3,1 ± 0,9	2,5 ± 0,8	2,3 ± 0,9	2,6 ± 1,1

$\bar{x} \pm s$

3.5.2 Albumin

In Abb. 25 sind die Albuminkonzentrationen im Plasma dargestellt. In allen Gruppen kam es zu einem Absinken der Mediane, wobei dieses in der „nichternährten Kontrollgruppe" am geringsten ausgeprägt war.

3.5.3 Kurzlebige Plasmaproteine

Cholinesterase. Gruppenunabhängig zeigte die Cholinesterase im Verlauf der Untersuchung einen deutlichen Abfall gegenüber den Ausgangswerten, ohne jedoch den Referenzbereich zu verlassen (Tabelle 38).

Tabelle 39. Präalbuminkonzentrationen im Plasma. Referenzbereich 100–400 mg/l

	1. Tag	2. Tag	3. Tag	4. Tag
Gruppe I	331 ± 56	253 ± 52	217 ± 95	171 ± 54
Gruppe II	351 ± 28	296 ± 44	208 ± 114	158 ± 68
Gruppe III	369 ± 53	228 ± 50	250 ± 102	175 ± 21
Gruppe IV	313 ± 26	237 ± 51	160 ± 107	165 ± 76

$\bar{x} \pm s$

Tabelle 40. Transferrinkonzentrationen im Plasma. Referenzbereich: 2,0–4,0 g/l

	1. Tag	2. Tag	3. Tag	4. Tag
Gruppe I	1,9 ± 0,9	2,0 ± 0,3	2,1 ± 0,9	2,1 ± 0,8
Gruppe II	1,5 ± 0,3	1,5 ± 0,4	1,6 ± 0,4	1,8 ± 0,7
Gruppe III	1,9 ± 1,1	1,7 ± 0,5	1,2 ± 0,3	1,3 ± 0,4
Gruppe IV	1,6 ± 0,2	1,7 ± 0,4	1,5 ± 0,3	1,3 ± 0,2

$\bar{x} \pm s$

Präalbumin. Gleiches gilt für die Präalbuminkonzentrationen im Plasma, die, obwohl im Referenzbereich verbleibend, in allen 4 Gruppen zwischen dem 1. und 4. posttraumatischen Tag signifikant abfielen (Tabelle 39).

Transferrin. Im Gegensatz zu den beiden vorgenannten Plasmaproteinen mit kurzer Halbwertszeit lagen die Transferrinkonzentrationen im Blut bereits vor Untersuchungsbeginn unterhalb des physiologischen Bereiches und zeigten innerhalb der folgenden Tage keine wesentlichen Veränderungen (Tabelle 40).

3.5.4 Gesamtstickstoffausscheidung

In Abb. 26 ist die Gesamtstickstoffausscheidung im Urin dargestellt, aufgeteilt in Harnstoff-Stickstoff und sonstige, nicht definierte Stickstoffverluste. Die täglichen Stickstoffausscheidungen im Urin lagen im Gesamtkollektiv der Polytraumatisierten im Durchschnitt bei 21,4 g/Tag, wobei sie in der Gruppe der Patienten mit alleiniger Kohlenhydratzufuhr mit durchschnittlich 18,9 g/Tag am geringsten waren.

Der Anteil des Harnstoff-Stickstoffes betrug dabei zwischen 72 und 89%, wobei in der Gruppe I und IV ein signifikanter Anstieg zwischen dem 2. und 4. posttraumatischen Tag erfolgte. Im Vergleich der Gruppen untereinander ergaben sich signifikant gesteigerte Harnstoff-Stickstoff-Ausscheidungen in den Gruppen I und IV gegenüber der Gruppe II.

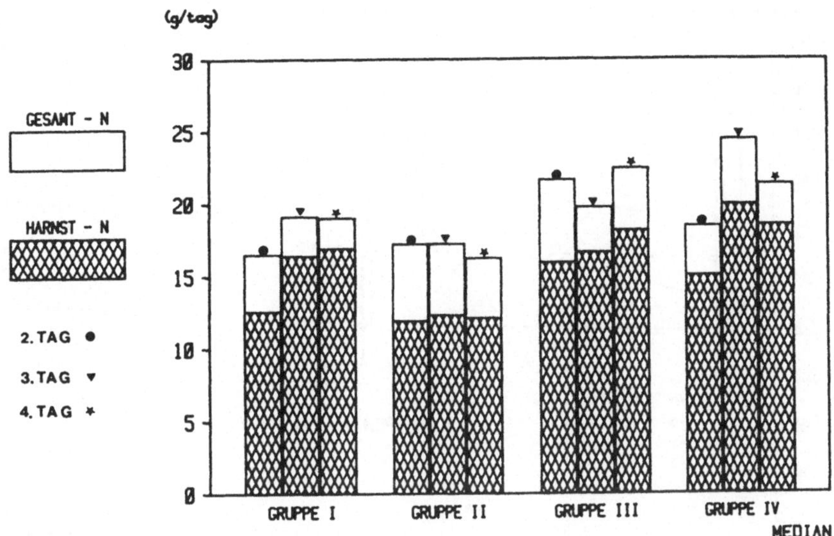

Abb. 26. Stickstoffausscheidung im Urin, aufgeteilt in Gesamtstickstoff und Harnstoffstickstoff in den Gruppen I–IV vom 2. bis 4. Untersuchungstag

3.5.5 Harnstoffproduktionsrate

Die Harnstoffproduktionsrate berücksichtigt neben den ausgeschiedenen Harnstoffmengen zusätzlich Veränderungen im Harnstoffpool des Organismus.

Die durchschnittliche Harnstoffbildung betrug in Gruppe I 655 mmol/Tag, in Gruppe II 435 mmol/Tag, in Gruppe III 596 mmol/Tag und in Gruppe IV 771 mmol/Tag.

Die bereits bei der Stickstoffausscheidung sichtbaren Unterschiede zwischen den einzelnen Gruppen traten bei der Betrachtung der Harnstoffproduktionsrate (Abb. 27) noch deutlicher hervor, insbesondere bei Gegenüberstellung der kumulativen Harnstoffbildung (Abb. 28) über die 3tägige Ernährungsperiode. So war in Gruppe II die Harnstoffproduktion gegenüber allen anderen Gruppen deutlich vermindert. Bei der Applikation von 1 g Aminosäuren/kg KG/Tag fiel ungefähr die gleiche Menge an Harnstoff an wie unter alleiniger Zufuhr von Wasser und Elektrolyten. Die ausgeprägteste Steigerung in der Harnstoffproduktion ergab sich in Gruppe IV unter einer Zufuhr von 2 g Aminosäuren/kg KG/Tag.

3.5.6 Stickstoffbilanz

In Abb. 29a, b sind die Stickstoffbilanzen sowie die kumulative Stickstoffbilanz vom 2.–4. posttraumatischen Tag in den Gruppen I–IV dargestellt. Die Stickstoffbilanzen errechneten sich dabei aus der Differenz zwischen zugeführten und mit dem Urin ausgeschiedenen Stickstoffmengen. Weiterhin in die Berechnung miteinbezogen wurden 2 g obligate Stickstoffverluste, die nicht mit der Ausscheidung im Urin erfaßt wurden.

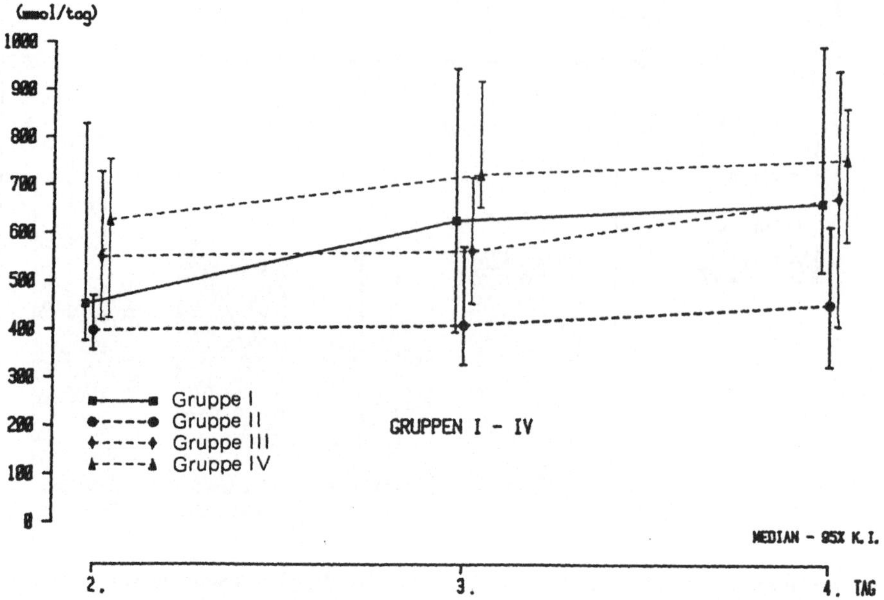

Abb. 27. Harnstoffproduktionsrate in den Gruppen I–IV vom 2. bis 4. Untersuchungstag

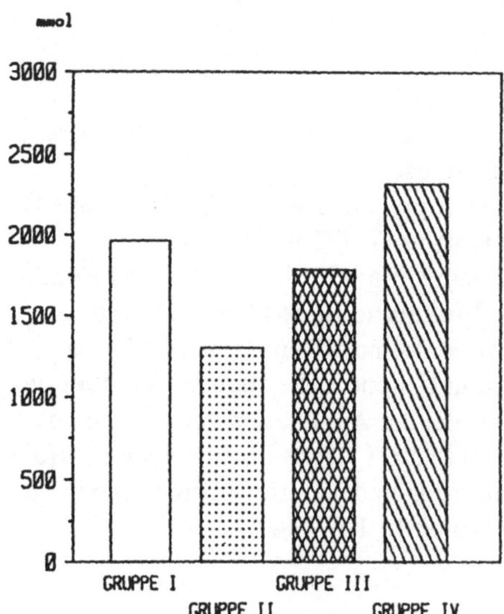

Abb. 28. Kumulative Harnstoffproduktionsrate in den Gruppen I–IV vom 2. bis 4. Untersuchungstag

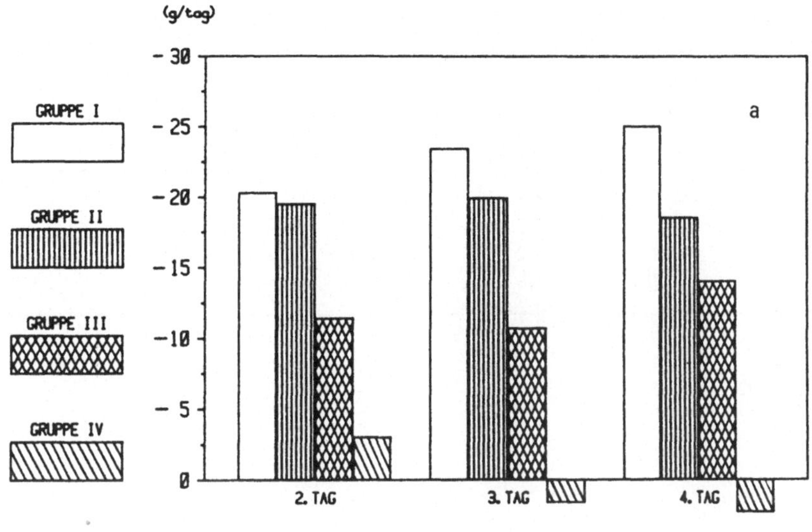

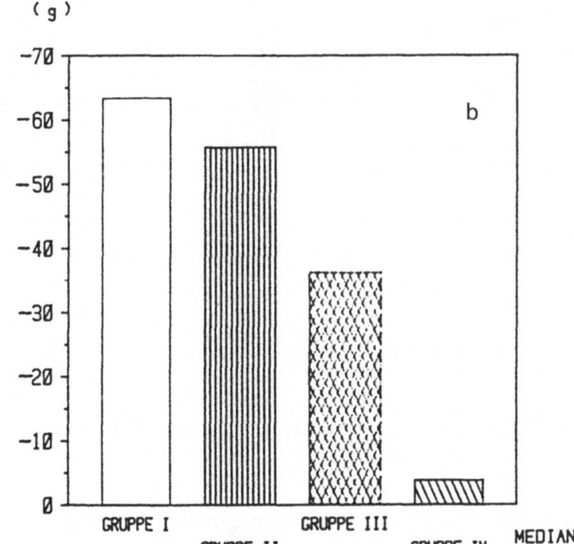

Abb. 29a, b. Tägliche (**a**) und kumulative Stickstoffbilanz (**b**) in den Gruppen I–IV vom 2. bis 4. Untersuchungstag

Obwohl weder die Patienten der Gruppe I noch der Gruppe II eine Proteinzufuhr erhielten und sich damit zwangsläufig eine negative Stickstoffbilanz einstellen mußte, war die Stickstoffbilanz in Gruppe II deutlich weniger negativ.

Beim Vergleich der beiden Gruppen mit zusätzlicher Substitution von Aminosäuren, ergab sich in der Gruppe III in 3 Tagen unter der Zufuhr von 1 g Aminosäuren/kg KG und Tag eine durchschnittliche negative Stickstoffbilanz von etwa 12 g/Tag. In Gruppe IV konnte unter der Substitution von 2 g Aminosäuren/kg KG und Tag sogar eine nahezu ausgeglichene Stickstoffbilanz erreicht werden.

Tabelle 41. Vergleich der kumulativen Stickstoffbilanzen (g/3 Tage) in den Gruppen I–IV

Gruppe	Stickstoff-zufuhr	Stickstoff-ausfuhr	Stickstoff bilanz	Gesamt-stickstoff gegen Gr. I	Stickstoff-retention [%]	Gesamt-stickstoff gegen Gr. II	Stickstoff-retention [%]
I	–	63,4	– 63,4	–	–	– 7,7	–
II	–	55,7	– 55,7	+ 7,7	–	–	–
III	33,6	70,2	– 36,6	+ 26,8	79,8	+ 19,1	56,9
IV	72,0	75,8	– 3,8	+ 59,6	84,2	+ 51,9	73,5

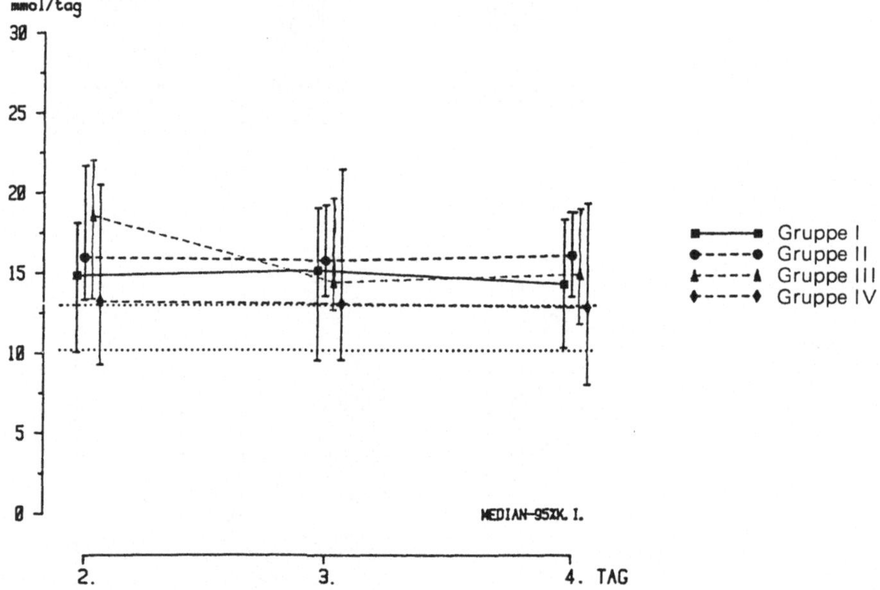

Abb. 30. Kreatininausscheidung im Urin in den Gruppen I–IV vom 2. bis 4. Untersuchungstag

Eine Gegenüberstellung der kumulativen Stickstoffbilanz (Tabelle 41) über den gesamten Untersuchungszeitraum unterstreicht diese Ergebnisse:

Gruppe I: −63,4 g
Gruppe II: −55,7 g
Gruppe III: −36,6 g
Gruppe IV: − 3,8 g.

3.5.7 Kreatininausscheidung im Urin

Die Kreatininausscheidung im Urin lag in allen Gruppen mit den Medianwerten oberhalb des Referenzbereiches. Dabei zeigten sich weder Unterschiede im zeitlichen Verlauf noch zwischen den einzelnen Gruppen (Abb. 30).

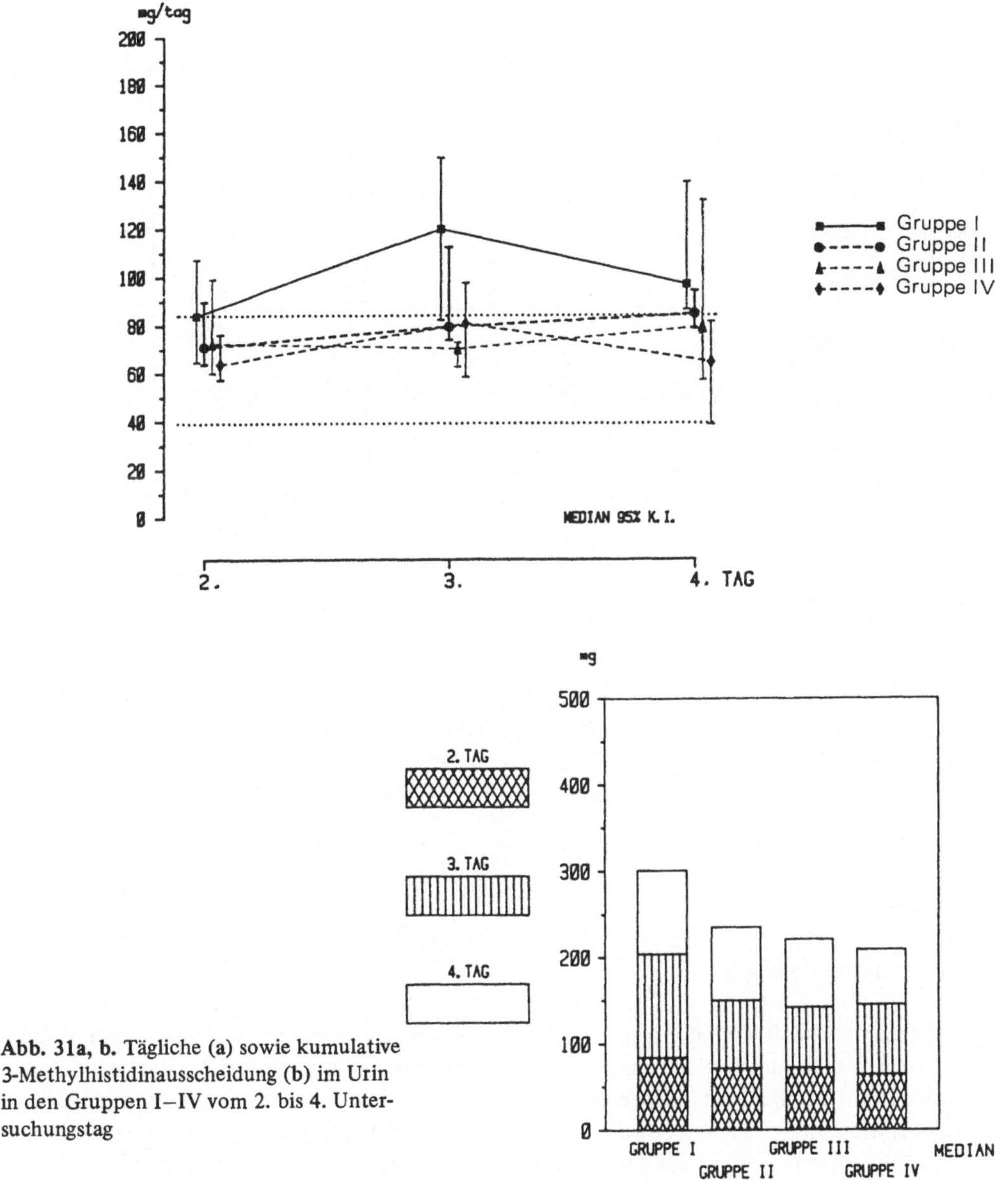

Abb. 31a, b. Tägliche (a) sowie kumulative 3-Methylhistidinausscheidung (b) im Urin in den Gruppen I–IV vom 2. bis 4. Untersuchungstag

3.5.8 3-Methylhistidinausscheidung im Urin

Die Angaben über die täglich ausgeschiedenen Mengen an 3-Methylhistidin (3-MEHIS) im Urin, die in der Literatur mitgeteilt werden, weisen starke Unterschiede auf [79, 216, 269].

Unter Zugrundelegung der von Soupart mitgeteilten, mittleren täglich ausgeschiedenen 3-Methylhistidinmengen, die bei Frauen maximal 48 mg und bei Männern 65 mg in 24 h betrugen, lagen die ausgeschiedenen Mengen an 3-Methylhistidin im Urin im Gesamtkollektiv an der Obergrenze dieser Werte. In der Gruppe der Patienten, die ausschließlich Wasser und

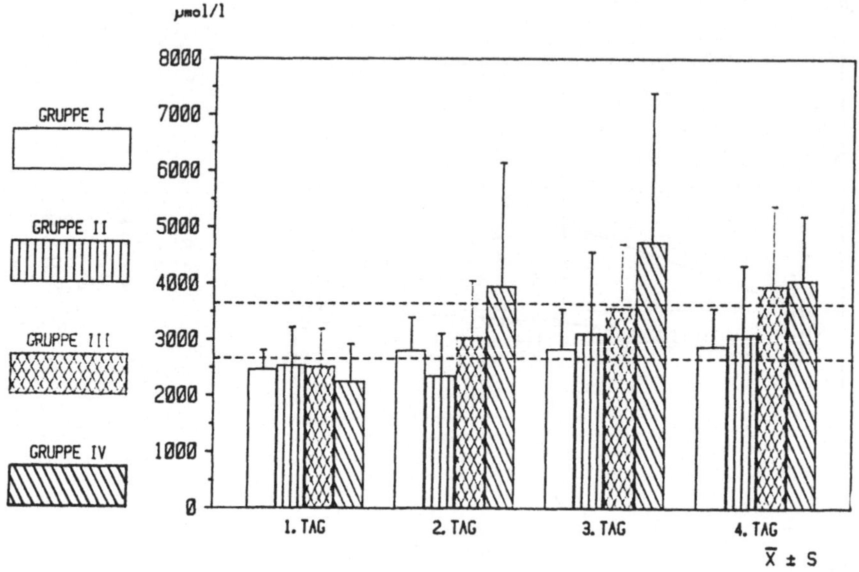

Abb. 32. Gesamtaminosäurenkonzentrationen im Plasma in den Gruppen I–IV an allen Untersuchungstagen

Elektrolyte erhielten, war die tägliche 3-Methylhistidinausscheidung im Urin gegenüber den Gruppen mit parenteraler Nährstoffzufuhr gesteigert.

Dieses Verhalten wird durch das Gegenüberstellen der Gesamtverluste an 3-Methylhistidin im Urin vom 2.–4. posttraumatischen Tag unterstrichen (Abb. 31b).

3.6 Aminosäuren

3.6.1 Gesamtaminosäuren

Unmittelbar nach dem Trauma lagen die Mittelwerte der Gesamtaminosäurenkonzentrationen unter dem physiologischen Referenzbereich von 2,66 mmol/l. Im Verlauf des Beobachtungszeitraumes kam es bei allen Gruppen zu einem Anstieg der Gesamtaminosäurenkonzentrationen, wobei diese in den beiden Gruppen ohne Zufuhr von Aminosäuren in den Referenzbereich zurückkehrten. In den Gruppen mit zusätzlicher Aminosäurensubstitution stiegen die Mittelwerte der Gesamtaminosäurenkonzentrationen im Plasma bis zum 4. posttraumatischen Tag sifnifikant bis über den Referenzbereich hinaus an. Dabei kam es insbesondere in der Gruppe der Patienten, die 2 g Aminosäuren/kg KG und Tag erhielten, in den ersten beiden Tagen nach Beginn der parenteralen Ernährung zu einem steilen Anstieg (Abb. 32).

3.6.2 Plasmaaminosäurenmuster in Gruppe I

In Abb. 33a–d sind die prozentualen Zusammensetzungen der freien Aminosäuren im Plasma der polytraumatisierten Intensivpatienten dargestellt, die während der ersten 4 posttraumatischen Tage keine Ernährungstherapie erhielten.

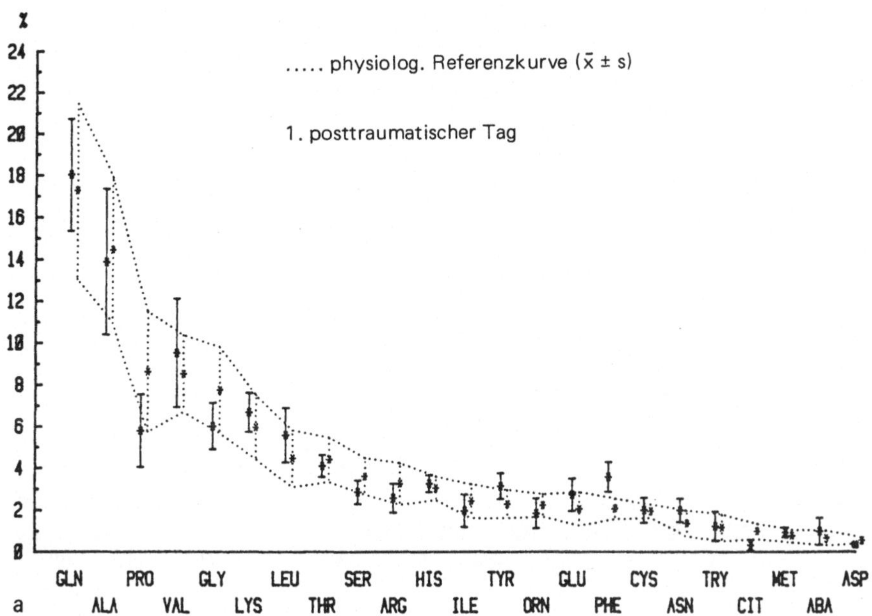

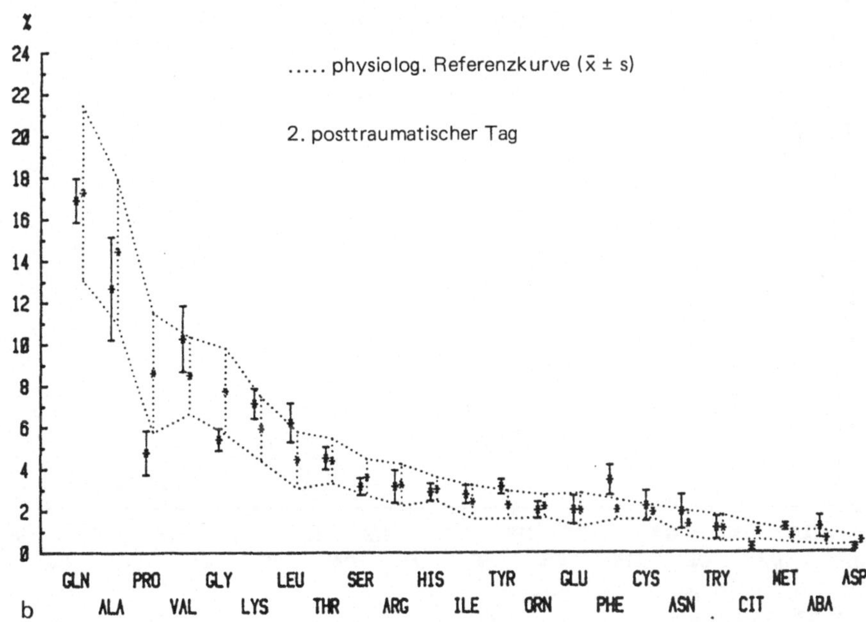

Abb. 33a–d. Prozentuale Zusammensetzung der freien Aminosäuren im Plasma in der Gruppe I

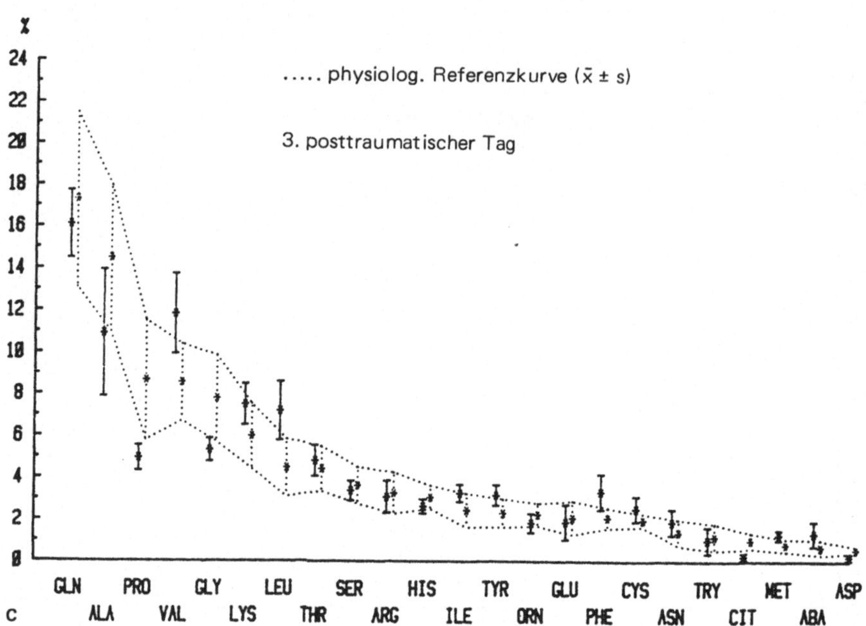

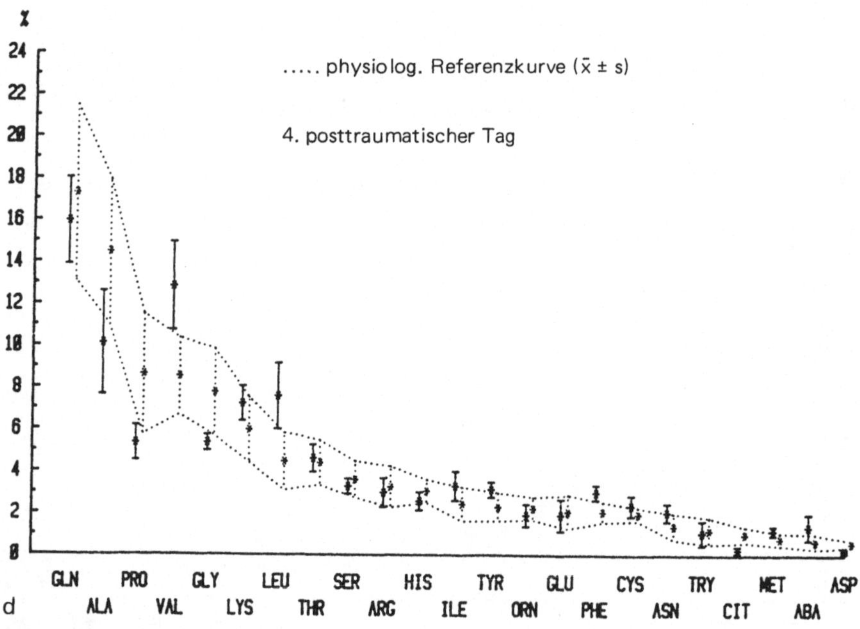

Abb. 33. (Fortsetzung)

Bei einer Gesamtaminosäurenkonzentration von durchschnittlich 2,46 mmol/l zeigte das Plasmaaminosäurenmuster am 1. posttraumatischen Tag nur verhältnismäßig geringe Abweichungen gegenüber der physiologischen prozentualen Zusammensetzung der Aminosäuren im Plasma. Betroffen waren zu diesem Zeitpunkt insbesondere die Aminosäuren Prolin, Serin, Tyrosin, Phenylalanin und Zitrullin. Dabei waren Prolin, Serin und Zitrullin erniedrigt, während Tyrosin und Phenylalanin über den Referenzbereich anstiegen. In den darauffolgenden Tagen entwickelten sich, trotz Rückkehr der Gesamtaminosäurenkonzentrationen in den Referenzbereich, zunehmende Verschiebungen im prozentualen Verhältnis der Aminosäuren untereinander, die am 4. posttraumatischen Tag am ausgeprägtesten waren.

Während Serin bereits am 2. posttraumatischen Tag wieder in den Referenzbereich zurückkehrte, blieben die übrigen der bereits unmittelbar posttraumatisch veränderten Aminosäuren weiterhin außerhalb des physiologischen Referenzbereiches. Zusätzlich zeigte sich ein zunehmender Abfall von Alanin und Glyzin, während Methionin ebenso wie die verzweigtkettigen Aminosäuren Valin, Leuzin und Isoleuzin kontinuierlich anstieg.

3.6.3 Plasmaaminosäurenmuster Gruppe II

Unter Substitution von Kohlenhydraten waren die Veränderungen im Plasmaaminosäurenmuster im Vergleich zur Gruppe ohne jegliche Nährstoffzufuhr weniger ausgeprägt.

Die auffälligsten Verschiebungen ergaben sich im Verlauf der Untersuchung bei den Aminosäuren Prolin, Threonin, Isoleuzin und Phenylalanin sowie bei Zitrullin und Methionin. Während die Aminosäuren Alanin, Phenylalanin und Methionin gleichsinnig verändert waren, kam es bei Isoleuzin zu einem gegensinnigen Abfall.

Threonin, welches in Gruppe I unverändert geblieben war, zeigte unter Zufuhr energetischer Substrate gegenüber den übrigen Aminosäuren im Plasma einen Anstieg (Abb. 34).

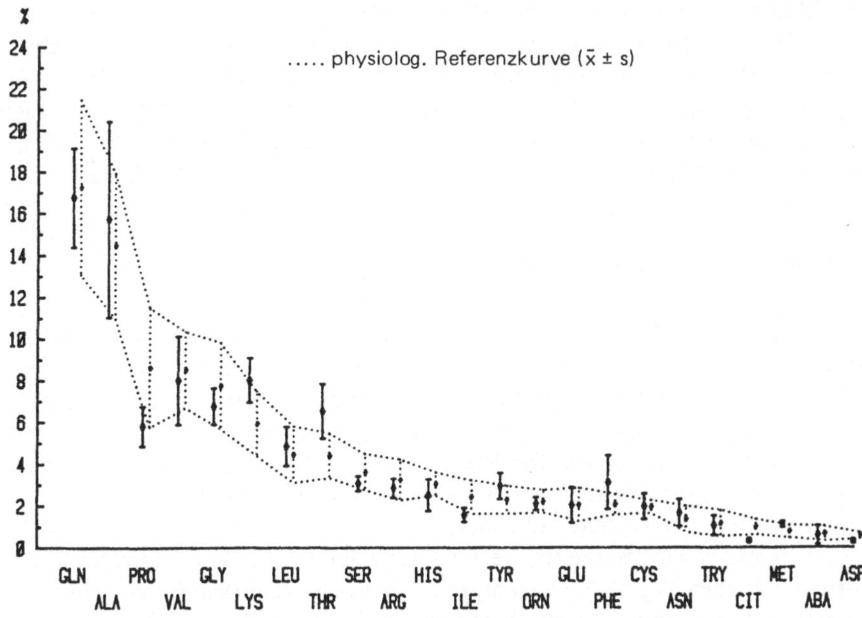

Abb. 34. Prozentuale Zusammensetzung der freien Aminosäuren im Plasma in Gruppe II am 4. posttraumatischen Tag

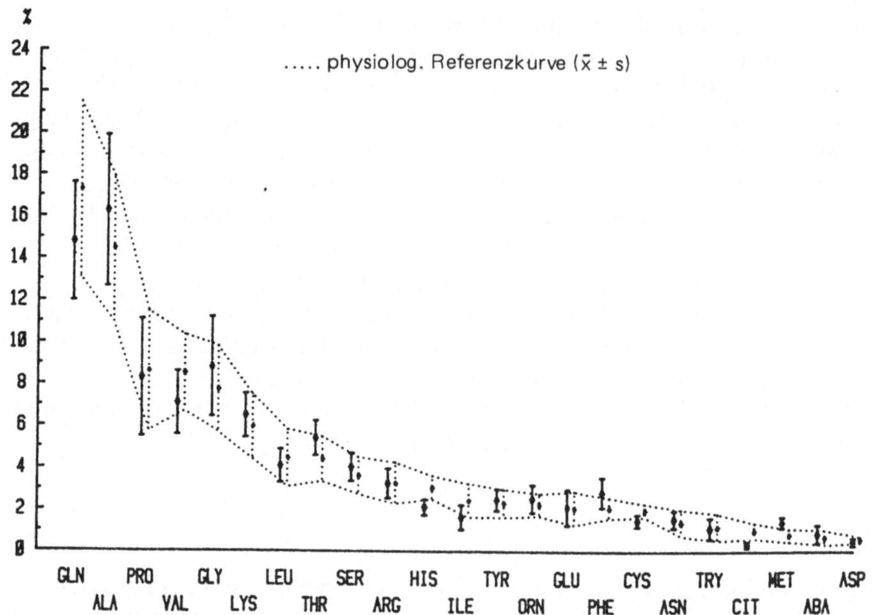

Abb. 35. Prozentuale Zusammensetzung der freien Aminosäuren im Plasma in Gruppe III am 4. posttraumatischen Tag

3.6.4 Plasmaaminosäurenmuster in Gruppe III

Die Veränderungen im Plasmaaminosäurenmuster waren in Gruppe III bei den Patienten, die neben einer umsatzorientierten Energiezufuhr in Form von Kohlenhydraten eine Aminosäurensubstitution in einer Dosierung von 1 g Aminosäuren/kg KG und Tag erhielten, am geringsten ausgeprägt. Die Mittelwerte von Phenylalanin und Methionin zeigten eine geringfügige Erhöhung über den Referenzbereich, während Histidin, Zystein und Zitrullin im Vergleich zu den übrigen Aminosäuren unterhalb des Referenzbereiches lagen (Abb. 35).

3.6.5 Plasmaaminosäurenmuster in Gruppe IV

Auch unter der Substitution von 2 g Aminosäuren/kg KG und Tag ergaben sich, trotz der z. T. deutlich über den Referenzbereich hinaus erhöhten Gesamtaminosäurenkonzentrationen im Plasma, keine wesentlichen Veränderungen im Plasmaaminosäurenmuster. Allerdings deuteten sich am 3. posttraumatischen Tag, an dem die Gesamtaminosäurenkonzentration mit 4,73 mmol/l am höchsten über den Referenzbereich hinaus erhöht war, erhebliche Verschiebungen im Plasmaaminosäurenmuster an, die insbesondere die Aminosäuren Ornithin, Glutamin und Methionin betrafen (Abb. 36a).

Im Vergleich zur Gruppe III, die 1 g Aminosäuren/kg KG und Tag erhielt, waren am 4. posttraumatischen Tag die Veränderungen insbesondere bei Histidin und Methionin stärker ausgeprägt. Auch Ornithin zeigte im Mittelwert in Gruppe IV einen Anstieg über den Referenzbereich hinaus (Abb. 36b).

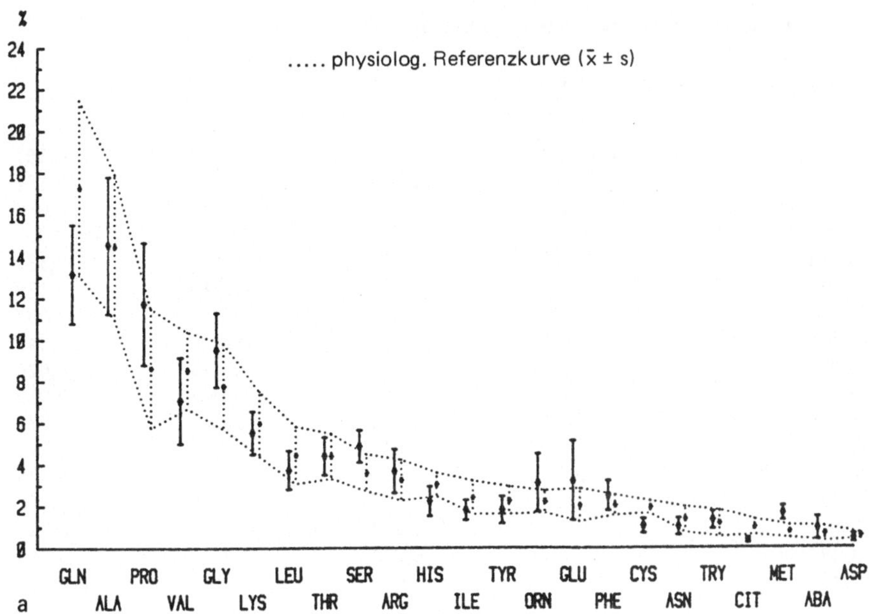

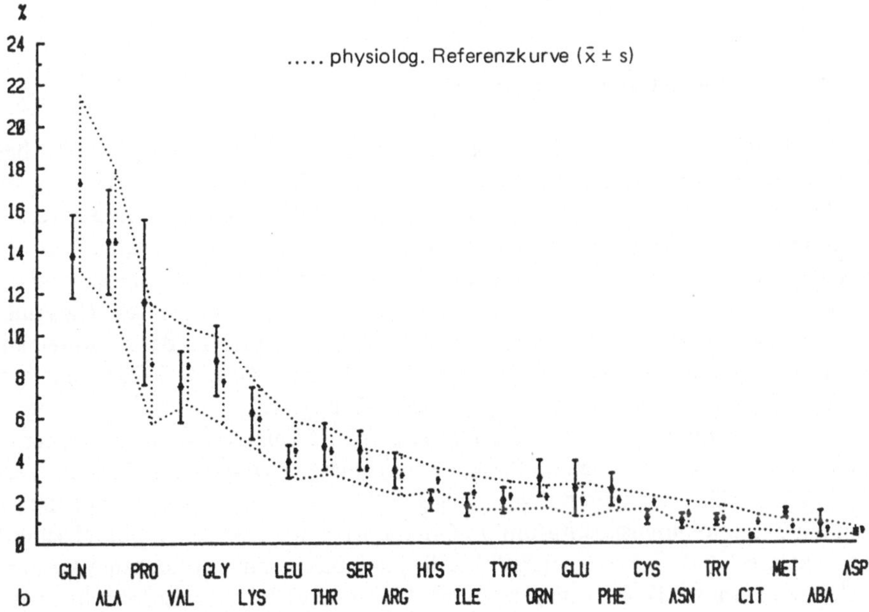

Abb. 36a, b. Prozentuale Zusammensetzung der freien Aminosäuren im Plasma in Gruppe IV am 3. (a) und 4. posttraumatischen Tag (**b**)

Tabelle 42. Aminosäurenausscheidung im Urin (g · tag^{-1}) in Gruppe I

Aminosäure	2. Tag	3. Tag	4. Tag	Summe 2.–4. Tag
Threonin	0,030	0,059	0.072	0,161
Serin	0,044	0,062	0,082	0,188
Glutaminsäure	0,020	0,013	0,017	0,050
Prolin	0,0	0,0	0,0	0,0
Glyzin	0,134	0,125	0,120	0,379
Alanin	0,056	0,043	0,040	0,139
Zystin	0,016	0,010	0,010	0,036
Valin	0,013	0,010	0,020	0,043
Methionin	0,006	0,011	0,010	0,027
Isoleuzin	0,003	0,005	0,004	0,012
Leuzin	0,012	0,012	0,015	0,039
Tyrosin	0,053	0,069	0,075	0,197
Phenylalanin	0,023	0,029	0,023	0,075
Lysin	0,021	0,053	0,074	0,148
Histidin	0,241	0,293	0,386	0,920
Tryptophan	0,018	0,015	0,013	0,046
Arginin	0,0	0,0	0,0	0,0

Median

3.6.6 Aminosäurenausscheidung im Urin

In den Tabellen 42–43 sind die Mediane der Aminosäurenverluste im Urin der beiden Gruppen ohne exogene Aminosäurenzufuhr aufgetragen. Zwar lag die Ausscheidung jeder einzelnen Aminosäure – mit Ausnahme von Prolin, das praktisch nicht nachgewiesen werden konnte – in Gruppe II über den jeweiligen Ausscheidungen der freien Aminosäuren in Gruppe I, dennoch ergab sich keine klinische Relevanz, da in beiden Gruppen die Gesamtaminosäurenverluste über den Urin im Durchschnitt nur bei 0,82 bzw. 1,83 g/Tag lagen. Die Aminosäure mit der höchsten Ausscheidungsrate in beiden Gruppen war Histidin, dessen Anteil an der Gesamtausscheidung freier Aminosäuren in Gruppe I 38% und in Gruppe II 23% betrug, entsprechend 0,92 g/3 Tage in Gruppe I bzw. 1,2 g/3 Tage in Gruppe II.

Trotz parenteraler Zufuhr von Aminosäuren und konsekutivem Anstieg der Gesamtaminosäurenkonzentrationen im Plasma waren auch in Gruppe III und IV die Verluste freier Aminosäuren über den Urin nur geringfügig und lagen nur unwesentlich höher als in den Gruppen ohne Aminosäurensubstitution. In Gruppe III stellte Histidin mit durchschnittlich 0,53 g/Tag, entsprechend 33,6% seiner Zufuhr, die Aminosäure mit der höchsten Verlustrate dar, während in Gruppe IV Tyrosin mit einem Verlust von 13,6% der Zufuhr die relativ höchste Ausscheidung zeigte (Tab. 44–45).

In Tabelle 46 sind die Mediane der Gesamtmengen freier Aminosäuren, die mit dem Urin pro Tag ausgeschieden wurden, aufgetragen. Diese lagen zwischen 0,7 g in Gruppe I am 2. posttraumatischen Tag und 3,3 g in Gruppe IV am 3. posttraumatischen Tag, wobei die Retentionsrate in den Gruppen mit Aminosäurensubstitution in der Gruppe III 97% und in Gruppe IV 98% betrug.

Tabelle 43. Aminosäurenausscheidung im Urin (g · tag^{-1}) in Gruppe II

Aminosäure	2. Tag	3. Tag	4. Tag	Summe 2.–4. Tag
Threonin	0,090	0,280	0,324	0,694
Serin	0,146	0,234	0,256	0,636
Glutaminsäure	0,017	0,036	0,028	0,081
Prolin	0,0	0,0	0,0	0,0
Glyzin	0,248	0,335	0,339	0,922
Alanin	0,152	0,271	0,261	0,684
Zystin	0,032	0,046	0,024	0,102
Valin	0,024	0,032	0,031	0,087
Methionin	0,009	0,015	0,012	0,036
Isoleuzin	0,005	0,005	0,004	0,014
Leuzin	0,015	0,026	0,018	0,059
Tyrosin	0,081	0,133	0,150	0,364
Phenylalanin	0,030	0,050	0,047	0,127
Lysin	0,054	0,092	0,123	0,269
Histidin	0,394	0,451	0,451	1,215
Tryptophan	0,051	0,083	0,055	0,187
Arginin	0,007	0,0012	0,005	0,024
				Median

Tabelle 44. Aminosäurenausscheidung im Urin (g · tag^{-1}) und Aminosäurenbilanzen in Gruppe III

Aminosäure	2. Tag	3. Tag	4. Tag	Bilanz 2.–4. Tag	Zufuhr [%]
Threonin	0,061	0,148	0,381	+ 6,246	92,7
Serin	0,116	0,242	0,340	+ 18,551	96,4
Glutaminsäure	0,014	0,019	0,031	+ 30,557	99,8
Prolin	0,0	0,0	0,0	+ 19,495	100,0
Glyzin	0,232	0,461	0,516	+ 20,063	94,3
Alanin	0,133	0,304	0,442	+ 34,998	97,5
Zystin	0,037	0,063	0,057	+ 0,879	87,1
Valin	0,025	0,031	0,029	+ 6,300	98,7
Methionin	0,018	0,020	0,016	+ 7,496	99,6
Isoleuzin	0,004	0,012	0,008	+ 5,750	99,6
Leuzin	0,014	0,021	0,016	+ 7,889	99,4
Tyrosin	0,068	0,089	0,118	+ 0,675	71,1
Phenylalanin	0,030	0,049	0,050	+ 6,810	98,1
Lysin	0,080	0,146	0,159	+ 8,700	95,8
Histidin	0,333	0,493	0,766	+ 3,153	66,4
Tryptophan	0,018	0,035	0,089	+ 2,701	95,0
Arginin	0,002	0,008	0,017	+ 19,491	99,8
				Median	

Tabelle 45. Aminosäurenausscheidung im Urin (g · tag^{-1}) und Aminosäurenbilanzen in Gruppe IV

Aminosäure	2. Tag	3. Tag	4. Tag	Bilanz 2.–4. Tag	Zufuhr [%]
Threonin	0,148	0,309	0,375	14,681	94,6
Serin	0,206	0,532	0,559	40,298	96,8
Glutaminsäure	0,020	0,044	0,035	65,750	99,8
Prolin	0,0	0,0	0,0	41,673	100,0
Glyzin	0,397	0,845	0,574	43,676	97,2
Alanin	0,269	0,479	0,434	76,748	98,5
Zystin	0,048	0,056	0,053	2,188	93,3
Valin	0,016	0,035	0,025	13,811	99,4
Methionin	0,012	0,021	0,016	16,172	99,7
Isoleuzin	0,004	0,008	0,005	12,611	99,8
Leuzin	0,016	0,020	0,021	17,079	99,7
Tyrosin	0,068	0,101	0,111	1,779	86,4
Phenylalanin	0,033	0,049	0,042	14,844	99,5
Lysin	0,060	0,151	0,113	19,744	98,5
Histidin	0,334	0,533	0,490	8,820	86,7
Tryptophan	0,041	0,053	0,065	6,211	97,5
Arginin	0,011	0,012	0,019	42,012	99,9

Median

Tabelle 46. Gesamtaminosäurenausscheidung im Urin [g]

	2. Tag	3. Tag	4. Tag	Retention in % der Zufuhr
Gruppe I	0,7	0,8	1,0	–
Gruppe II	1,3	2,1	2,1	–
Gruppe III	1,2	2,1	3,0	97
Gruppe IV	1,7	3,3	2,9	98

Mediane

3.6.7 Aminosäuren im Plasma

Valin, Leuzin und Isoleuzin. Valin, Leuzin und Isoleuzin gehören zu den klassischen 8 essentiellen Aminosäuren. Sie werden aufgrund ihrer chemischen Struktur in einer Gruppe als sog. verzweigtkettige Aminosäuren zusammengefaßt.

Nach initial erniedrigten Plasmakonzentrationen kam es, wie aus Abb. 37a–f ersichtlich, bei allen 3 verzweigtkettigen Aminosäuren in der Gruppe der Patienten ohne Nährstoffzufuhr zu einem signifikanten Anstieg der Absolutkonzentrationen, der bei Valin und Leuzin den Referenzbereich überschritt.

Auch in den Gruppen mit parenteraler Substratapplikation kam es zu einem Anstieg der Konzentrationen der verzweigtkettigen Aminosäuren, der allerdings weitaus weniger ausge-

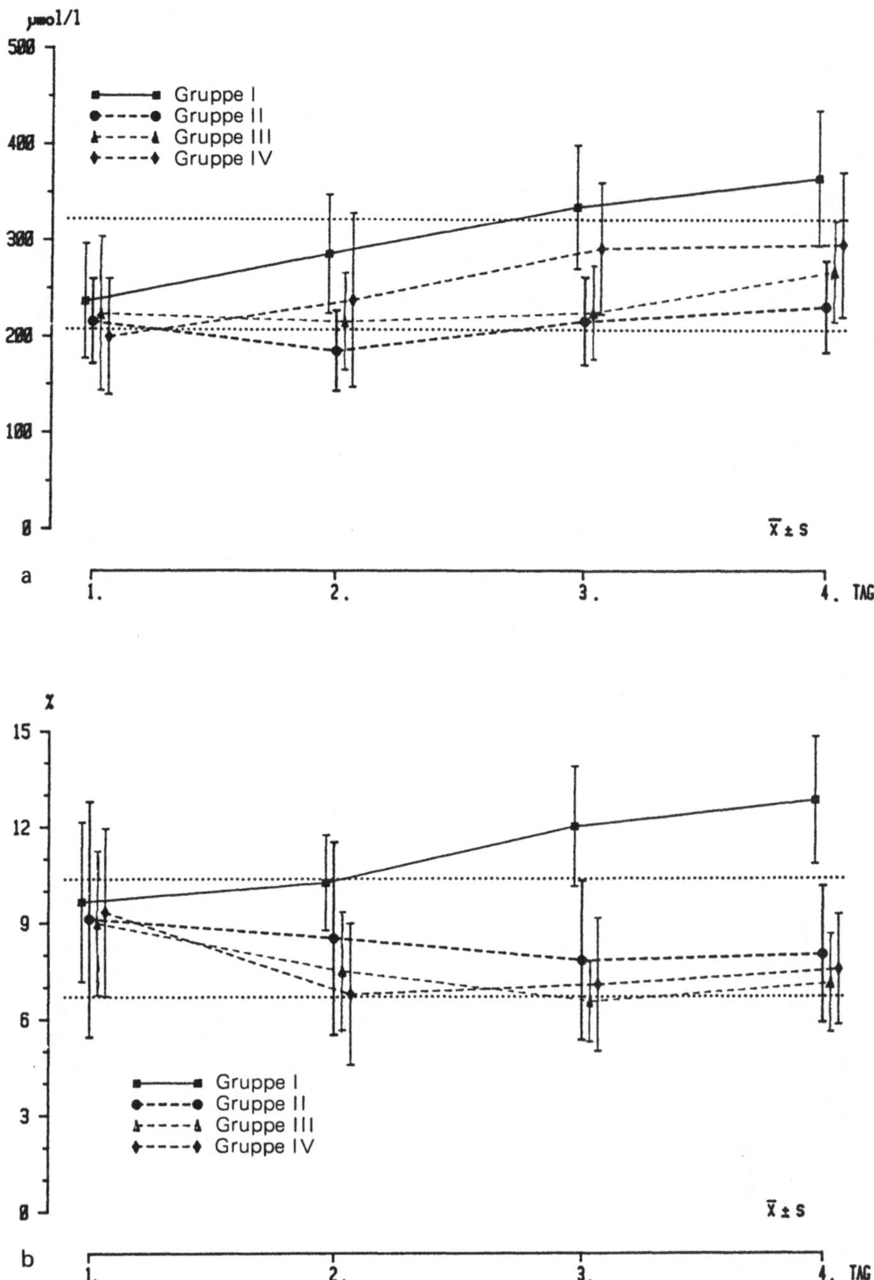

Abb. 37a–f. Absolutkonzentrationen und prozentuale Anteile der verzweigtkettigen Aminosäuren im Plasma in den Gruppen I–IV an allen Untersuchungstagen von Valin (**a, b**), Leuzin (c, d) und Isoleucin (e, f)

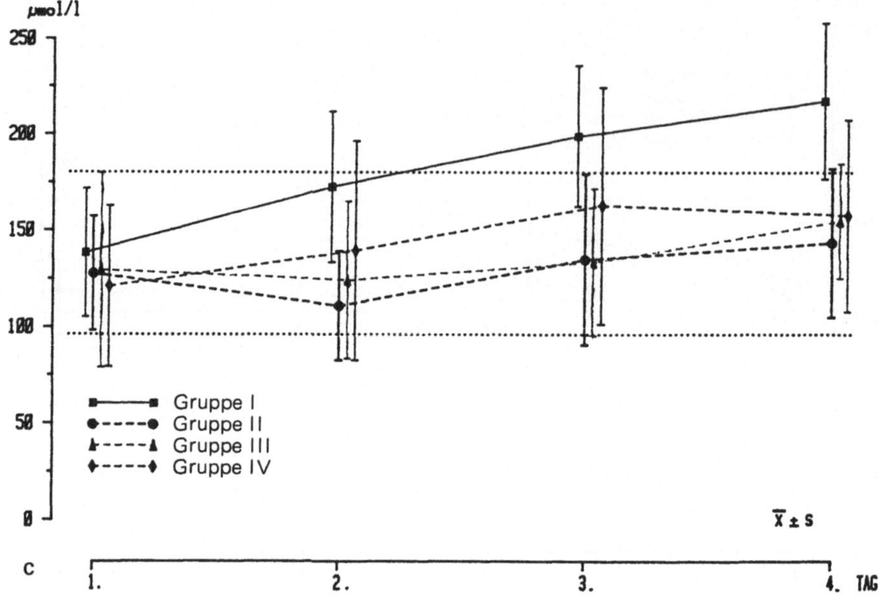

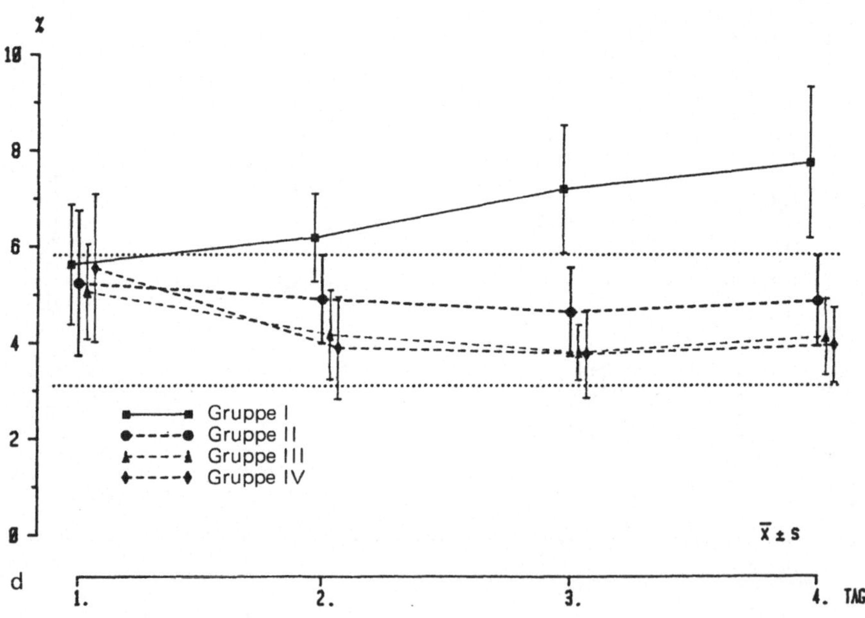

Abb. 37. (Fortsetzung)

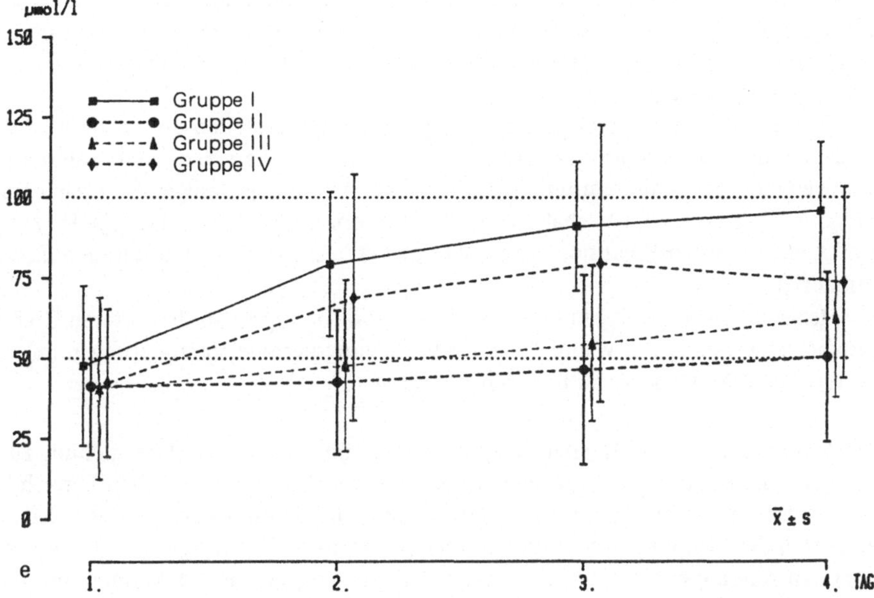

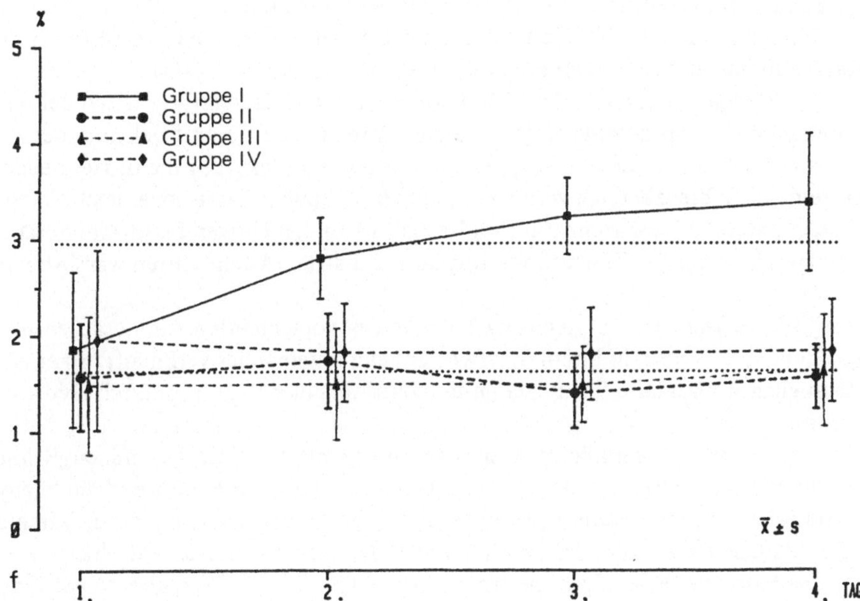

Abb. 37. (Fortsetzung)

prägt verlief und nur in Gruppe IV am 4. Untersuchungstag statistisch zu sichern war. Dies führte, insbesondere bei den Patienten mit zusätzlicher Aminosäurensubstitution, zu einer Rückkehr bzw. zum Verbleib der Plasmakonzentrationen der verzweigtkettigen Aminosäuren im physiologischen Bereich.

Ein ähnliches Bild ergab sich bei den prozentualen Anteilen dieser Aminosäuren an der Gesamtaminosäurenkonzentration im Plasma. Auch hier kam es zu einem starken Anstieg der verzweigtkettigen Aminosäuren in Gruppe I, der über den jeweiligen Referenzbereich hinausging. Im Gegensatz zum Verhalten der Absolutkonzentrationen in Gruppe II–IV waren Valin und Leuzin in ihren Relationen gegenüber den übrigen freien Aminosäuren anfänglich nicht erniedrigt.

Isoleuzin hingegen lag in diesen Gruppen von Anfang an an der unteren Grenze des Referenzbereiches, ohne daß während der Untersuchungsperiode Veränderungen im prozentualen Anteil dieser Aminosäure zu beobachten waren.

Methionin und Zystein. In allen Gruppen kam es im Verlauf der Untersuchung zu einem Anstieg der Methioninkonzentrationen im Plasma über den physiologischen Bereich hinaus. Während zwischen den beiden Gruppen ohne Aminosäurenzufuhr keine Unterschiede bestanden, kam es in den Gruppen mit Aminosäurenapplikation zu einem signifikanten Ansteigen gegenüber den Ausgangswerten, welches in der Patientengruppe, die 2 g Aminosäuren/kg KG und Tag erhielt, am deutlichsten ausgeprägt war.

Im Gegensatz zu den erhöhten Methioninspiegeln lagen die Zysteinkonzentrationen im Plasma kontinuierlich signifikant unter dem Referenzniveau, ohne daß zwischen den einzelnen Gruppen oder im zeitlichen Verlauf Unterschiede auftraten.

Ein nahezu identisches Verhalten ergab sich beim Betrachten der prozentualen Anteile von Methionin an der Gesamtaminosäurenkonzentration im Plasma.

Bei Zystein hingegen ließen sich deutliche Unterschiede im Verhalten der Absolutkonzentrationen im Plasma gegenüber den relativen Anteilen am Gesamtspektrum der Aminosäuren nachweisen. Während in den Gruppen ohne Aminosäurenzufuhr die prozentualen Anteile von Zystein im Referenzbereich verblieben, oder in Gruppe I diesen sogar leicht überschritten, war Zystein unter Aminosäurenzufuhr im Verhältnis zu den übrigen Plasmaaminosäuren um so niedriger, je höher die Gesamtdosierung an zugeführten Aminosäuren war (Abb. 38a–d).

Phenylalanin und Tyrosin. Ebenso wie die beiden vorgenannten Aminosäuren sind auch Phenylalanin und Tyrosin in ihrem Stoffwechsel eng miteinander verknüpft. So entsteht aus der essentiellen Aminosäure Phenylalanin in nichtreversibler Reaktion durch Hydroxylierung Tyrosin.

Im Stoffwechsel sind beide Aminosäuren eng mit den Katecholaminen, Schilddrüsenhormonen, Pigmenten und den sog. Neurotransmittern verknüpft. Während die Phenylalaninkonzentrationen in allen Gruppen fast unverändert im Referenzbereich lagen, waren die prozentualen Anteile dieser Aminosäure immer über den Referenzbereich erhöht.

Die Mittelwerte der Tyrosinkonzentrationen im Plasma lagen ebenso wie ihr prozentualer Anteil an der Zusammensetzung der freien Aminosäuren im Plasma zeitpunkt- und gruppenunabhängig im oberen Bereich physiologischer Verhältnisse (Abb. 39a–d).

Tryptophan. Tryptophan, welches ebenfalls den essentiellen Aminosäuren zugerechnet wird, bildet zusammen mit Phenylalanin und Tyrosin die Gruppe der aromatischen Aminosäuren.

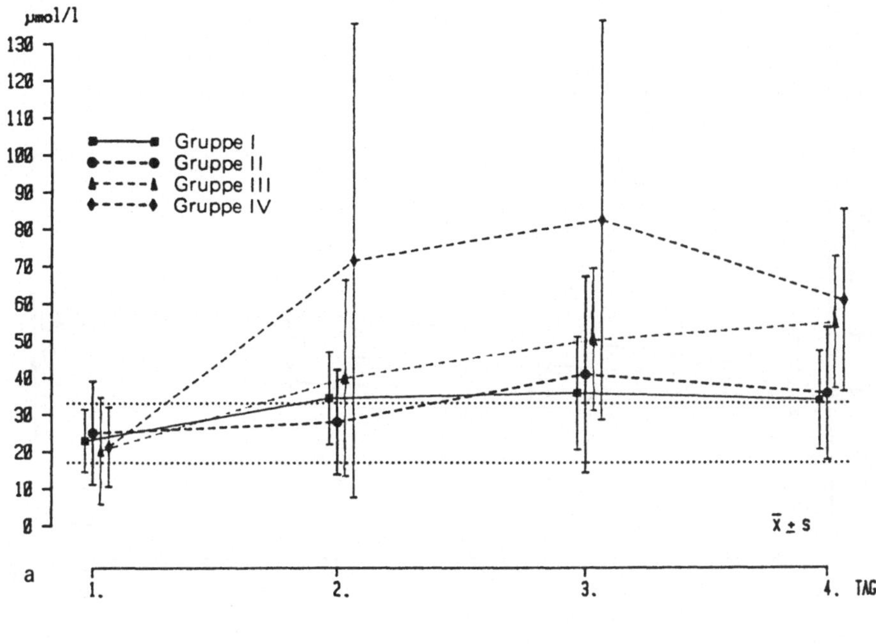

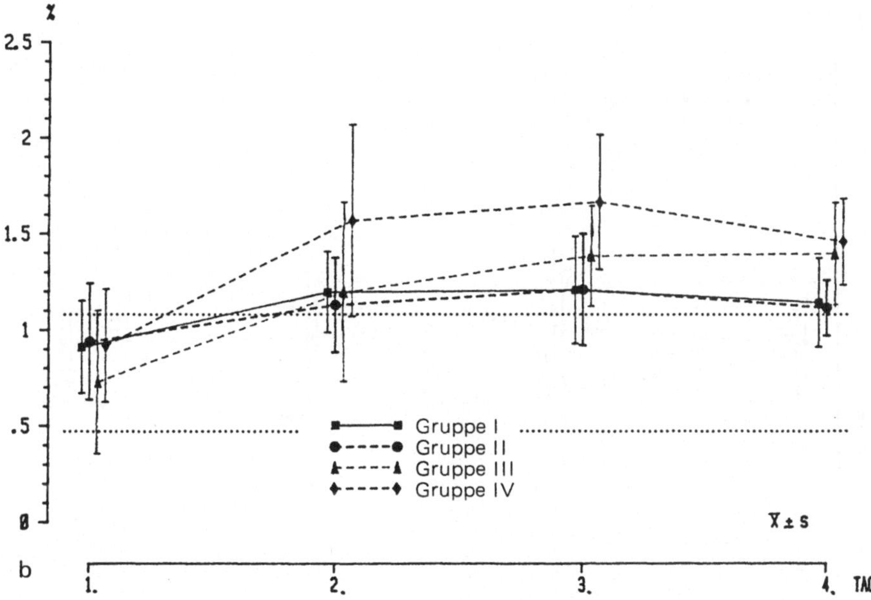

Abb. 38a–d. Absolutkonzentrationen im Plasma und prozentuale Anteile von Methionin (**a**, **b**) und Zystein (**c**, **d**) an den Gesamtaminosäurenkonzentrationen in den Gruppen I–IV an allen Untersuchungstagen

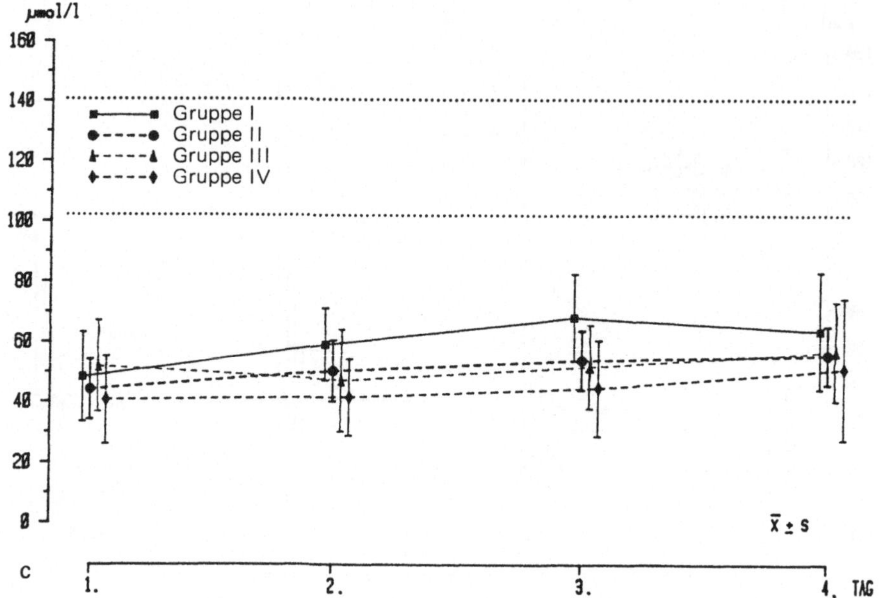

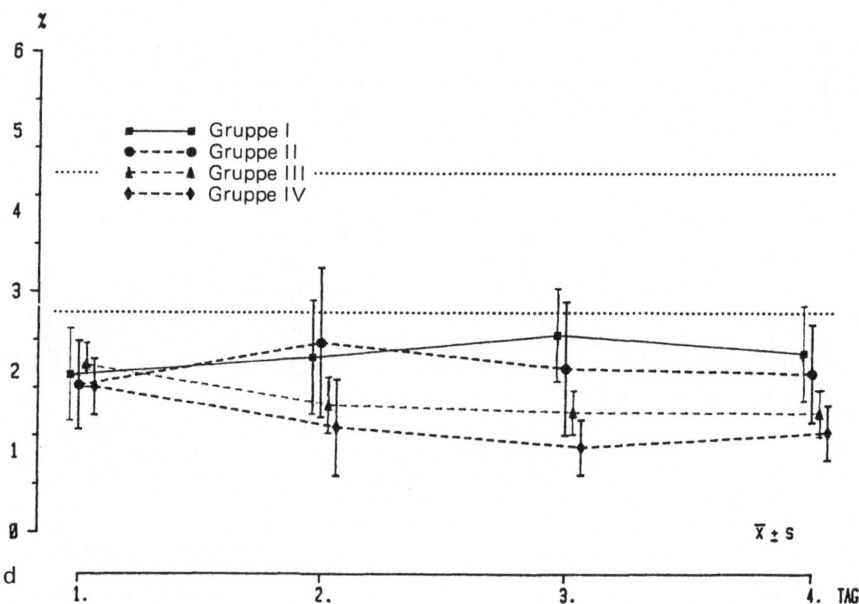

Abb. 38. (Fortsetzung)

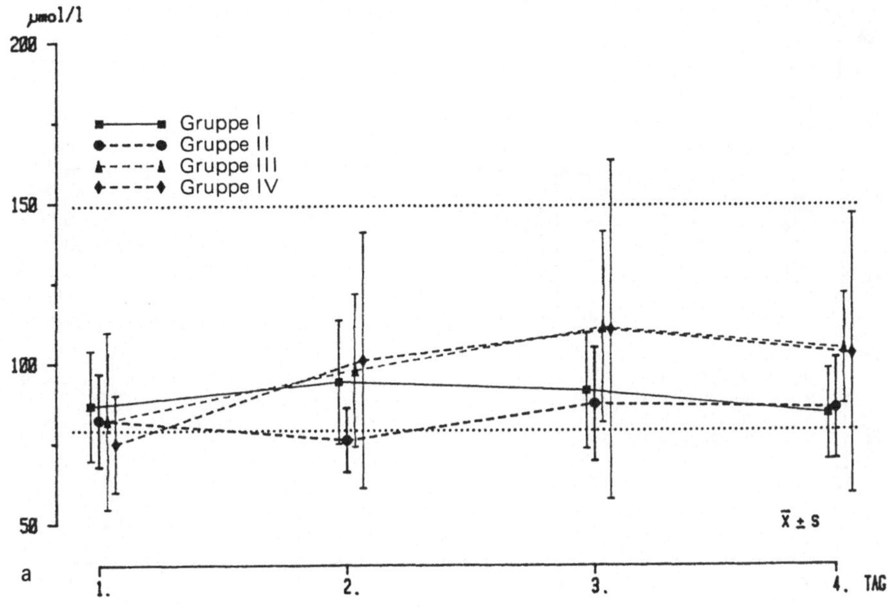

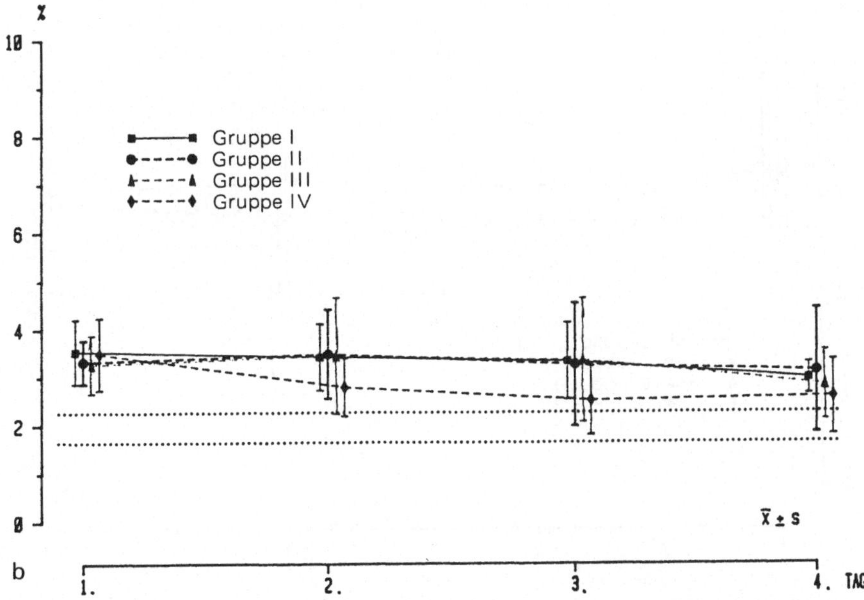

Abb. 39a–d. Absolutkonzentrationen im Plasma und prozentuale Anteile von Phenylalanin (**a, b**) und Tyrosin (**c, d**) an den Gesamtaminosäurenkonzentrationen in den Gruppen I–IV an allen Untersuchungstagen

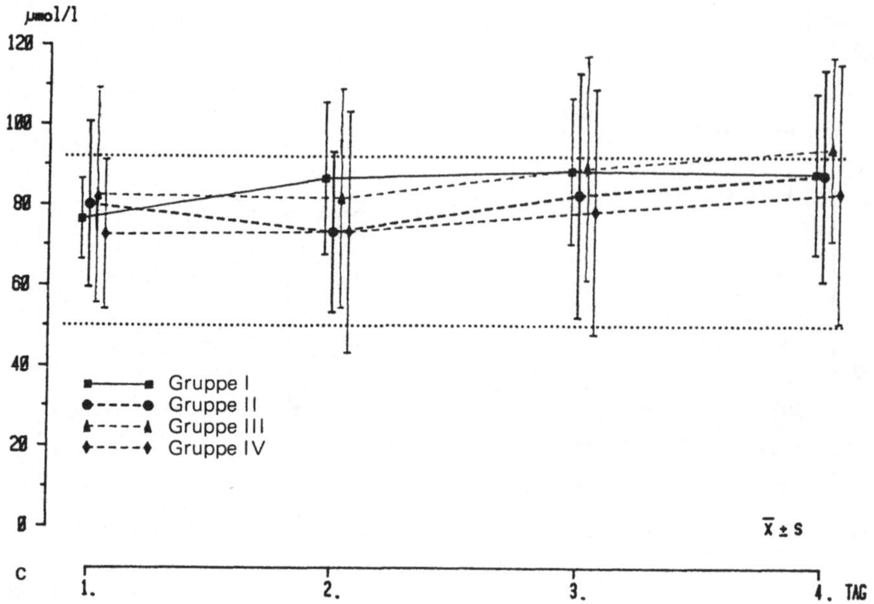

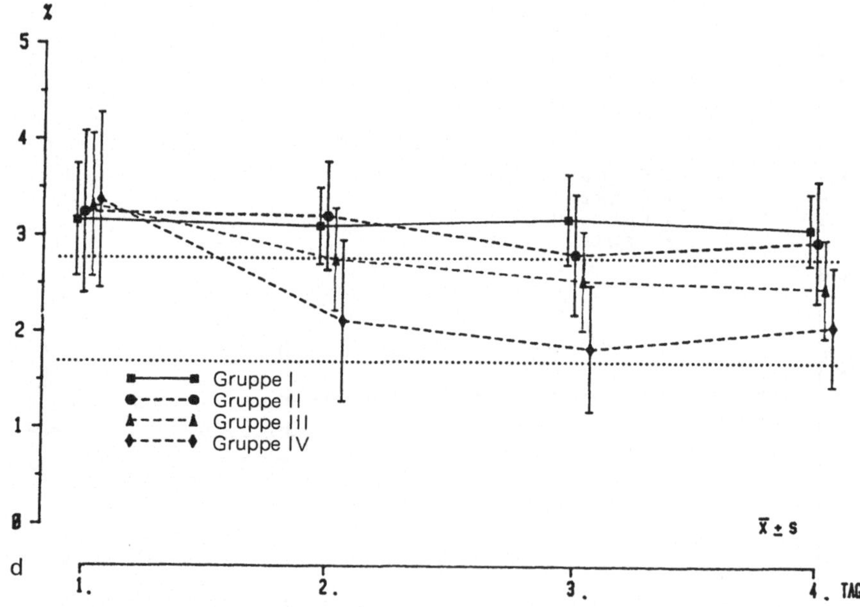

Abb. 39. (Fortsetzung)

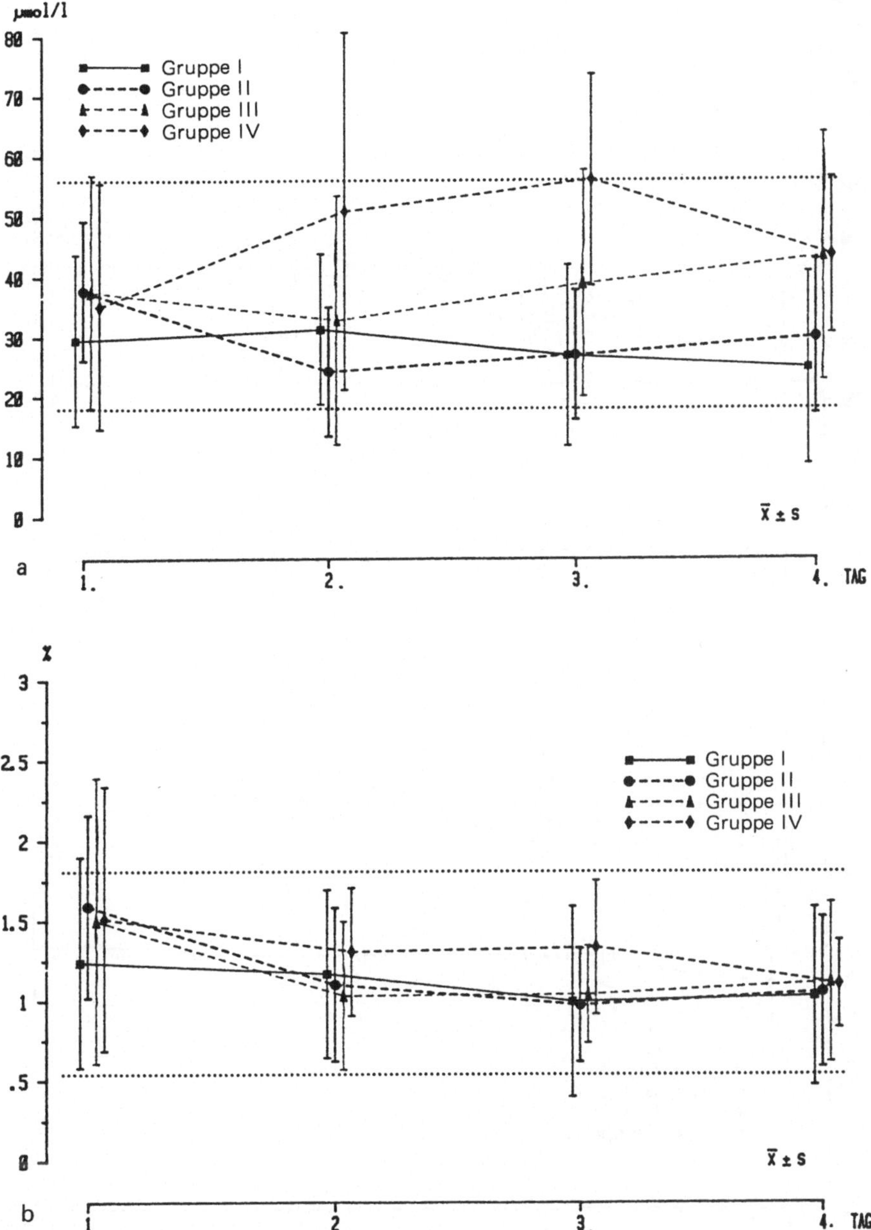

Abb. 40a, b. Absolutkonzentrationen im Plasma (**a**) und prozentualer Anteil (**b**) von Tryptophan an den Gesamtaminosäurenkonzentrationen in den Gruppen I–IV an allen Untersuchungstagen

Weder in den Absolutkonzentrationen noch im prozentualen Verhältnis der Aminosäuren untereinander kam es zu Veränderungen des Tryptophans, wobei allerdings insbesondere in Gruppe IV erhebliche Schwankungen im Verhalten der Tryptophankonzentrationen im Plasma bestanden (Abb. 40a).

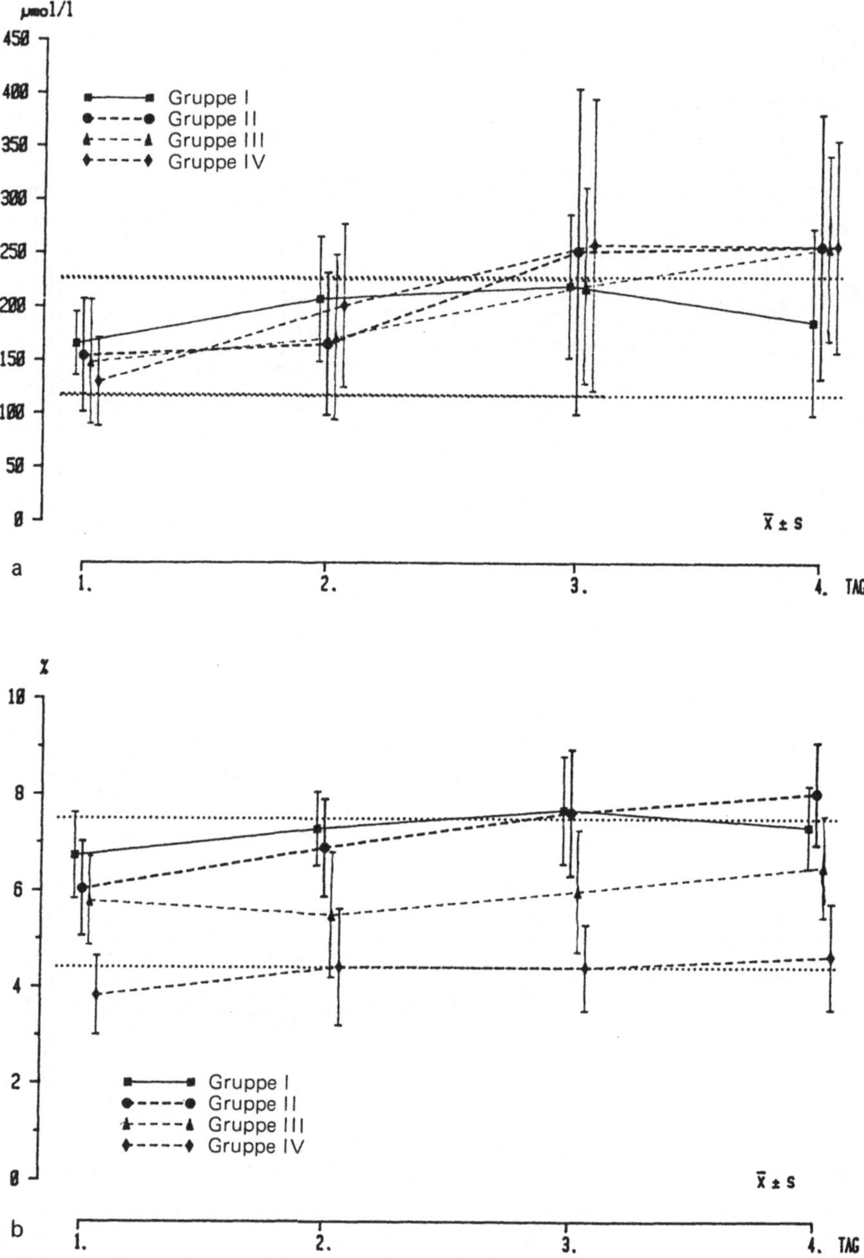

Abb. 41a, b. Absolutkonzentrationen im Plasma (**a**) und prozentualer Anteil (**b**) von Lysin an den Gesamtaminosäurenkonzentrationen in den Gruppen I–IV an allen Untersuchungstagen

Lysin. Lysin stellt eine essentielle Aminosäure dar, die verhältnismäßig stoffwechselinaktiv ist. In allen Gruppen kam es zu einem signifikanten Konzentrationsanstieg im Plasma, der in den Gruppen mit zusätzlicher Substratzufuhr am 3. und 4. posttraumatischen Tag über die Obergrenze des Referenzbereiches hinausging (Abb. 41a, b).

Im Plasmaaminosäurenmuster zeigten sich in den einzelnen Gruppen nur unwesentliche Veränderungen gegenüber den Ausgangswerten. Da der Unterschied zwischen der Gruppe IV und den übrigen Gruppen bereits bei den Ausgangswerten am 1. posttraumatischen Tag bestand, kann dieser nicht auf den Einfluß des gewählten Infusionsregimes zurückgeführt werden.

Threonin. Threonin stellt unter den sog. unentbehrlichen Aminosäuren diejenige mit der ausgeprägtesten glukoneogenetischen Potenz dar. Ein Threoninmangel führt neben Verwertungsstörungen der Nahrungsproteine zur Leberverfettung.

Mit Ausnahme von Gruppe I, kam es in den anderen Gruppen zu einem signifikanten Konzentrationsanstieg im Plasma, der über den Referenzbereich hinausging.

Abgesehen von Gruppe II, in der der Konzentrationsanstieg von Threonin im Plasma parallel zu einem prozentualen Anstieg dieser Aminosäure an der Gesamtaminosäurenkonzentration im Plasma verlief, blieben die Anteile von Threonin am Plasmaaminosäurenmuster ohne nachweisbaren Unterschied im Referenzbereich (Abb. 42a, b).

Alanin. Über den als „Alaninzyklus" bekannten Stoffwechselweg stellt Alanin von allen Aminosäuren durch die Bereitstellung von C-3-Bruchstücken den wichtigsten Präkursor für die Glukoneogenese dar. Außerdem bildet diese Aminosäure zusammen mit dem Glutamin einen wichtigen Transportmechanismus für Stickstoff (Abb. 43a, b).

In der „nichternährten Gruppe" zeigte Alanin, insbesondere bei Betrachtung der prozentualen Zusammensetzung der freien Aminosäuren im Plasma, einen Abfall, wohingegen keine Veränderungen in den Gruppen mit Zufuhr energetischer Substrate zu beobachten waren.

Die Registrierung der Absolutkonzentrationen war großen Schwankungen unterworfen und zeigte einen Anstieg in den Gruppen mit parenteraler Nährstoffzufuhr, der allerdings nur in Gruppe IV statistisch zu sichern war.

Glutamin, Glutaminsäure, Asparagin und Asparaginsäure. Glutamin und Asparagin sind die Amide der Glutamin- bzw. Asparaginsäure. Beide Aminosäuren sind entscheidend mit dem Harnstoffzyklus und dem Ammoniakstoffwechsel verbunden. Besonders Glutamin stellt dabei im Stoffwechsel, neben Harnstoff, den wichtigsten Transportmechanismus für Stickstoff dar. Neben seiner Funktion als NH_2-Donator ist Glutamin auch ein Vehikel für den Ammoniaktransport, da diese Aminosäure, insbesondere in der Niere, leicht wieder zu Glutaminsäure und Ammoniak hydrolytisch gespalten werden kann.

Von den Dikarbonsäuren nimmt die Glutaminsäure eine Schlüsselstellung im Intermediärstoffwechsel der Aminosäuren ein.

Die Glutaminsäure dient der Stickstoffbereitstellung bei der Biosynthese der nichtessentiellen Aminosäuren, indem sie, nach Entstehung durch reduktive Transaminierung der α-Ketoglutarsäure mittels Glutaminsäuredehydrogenase, die als mitochondriales Enzym in praktisch allen Geweben vorkommt, ihre NH_2-Gruppe durch Transaminierung auf andere α-Ketosäuren weitergibt.

Weiterhin kann sie über α-Ketoglutarsäure im „Krebs-Zyklus" energetisch verwertet werden bzw. durch Transport anfallenden Ammoniaks zur Niere zur Entgiftung des Organismus beitragen. Eine besondere Rolle spielt sie außerdem im Gehirnstoffwechsel, indem sie Aus-

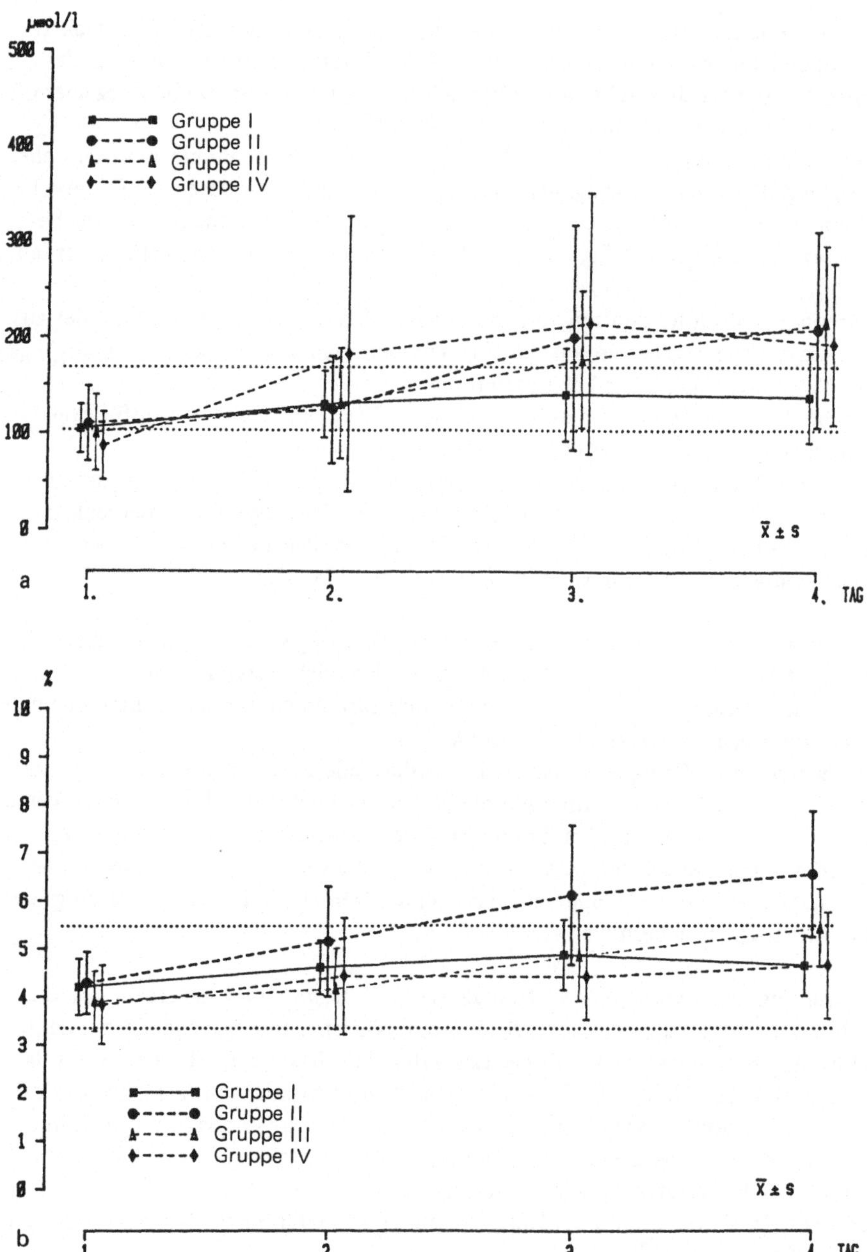

Abb. 42a, b. Absolutkonzentrationen im Plasma (a) und prozentualer Anteil (b) von Threonin an den Gesamtaminosäurenkonzentrationen in den Gruppen I–IV an allen Untersuchungstagen

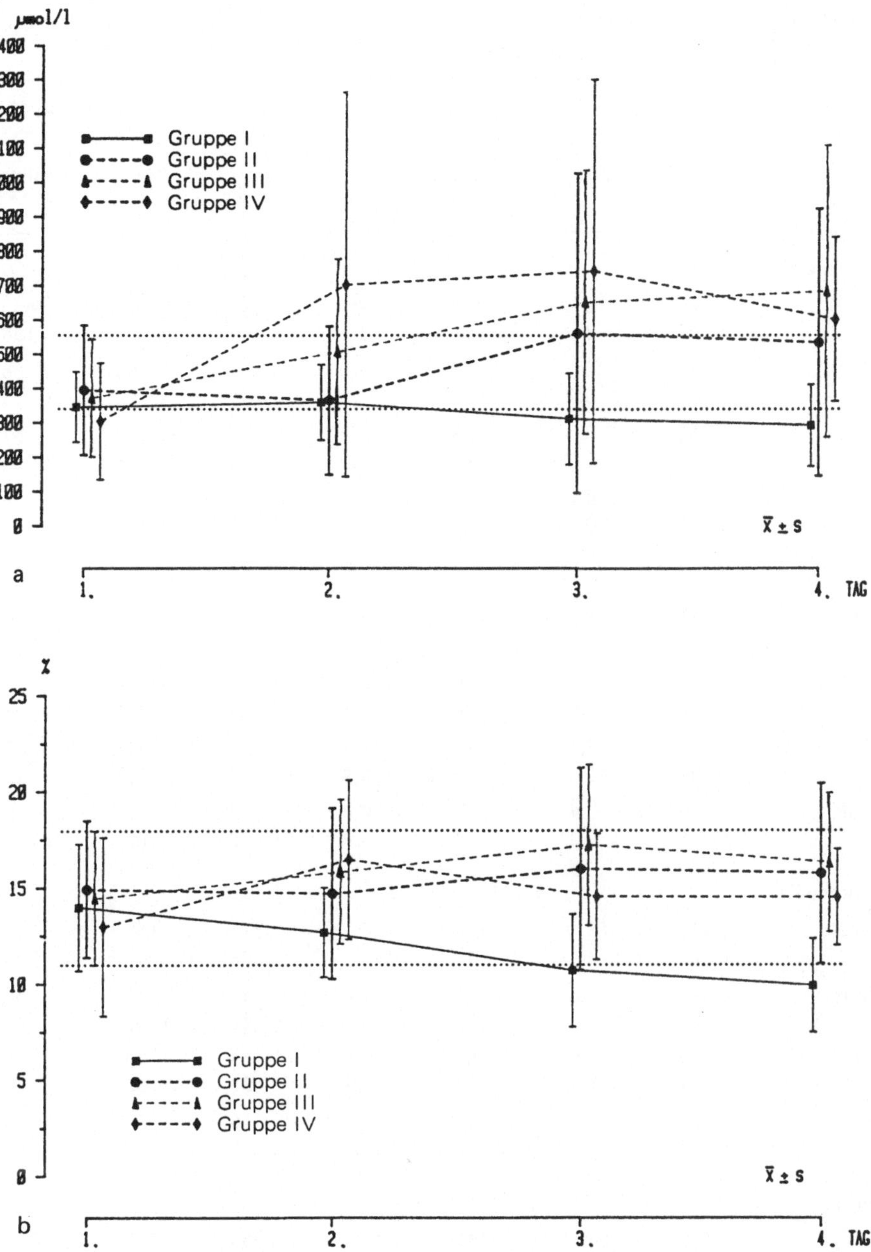

Abb. 43a, b. Absolutkonzentrationen im Plasma (**a**) und prozentualer Anteil (**b**) von Alanin an den Gesamtaminosäurenkonzentrationen in den Gruppen I–IV an allen Untersuchungstagen

Tabelle 47. Absolutkonzentration im Plasma und prozentuale Anteile von Glutaminsäure (*GLN*), Asparaginsäure (*ASN*), Glutamin (*GLU*) und Asparagin (*ASP*)

Aminosäure	1. Tag		2. Tag		3. Tag		4. Tag	
	[mmol $\cdot l^{-1}$]	[%]	[mmol $\cdot l^{-1}$]	[%]	[mmol $\cdot l^{-1}$]	[%]	[mmol $\cdot l^{-1}$]	[%]
Gruppe I								
GLN	442	18	478	17	463	16	468	16
	± 69	± 3	± 106	± 1	± 143	± 2	± 138	± 2
ASN	50	20	58	2,0	53	2,0	58	2,0
	± 20	± 0,7	± 29	±22	± 22	± 0,8	± 23	± 0,8
GLU	66	2,7	58	2,1	53	1,9	57	2,0
	± 17	± 0,5	± 14	± 0,8	± 21	± 0,6	± 23	± 0,5
ASP	8	0,3	8	0,3	6	0,2	8	0,3
	± 3	± 0,1	± 4	± 0,1	± 5	± 0,1	± 5	± 0,1
Gruppe II								
GLN	466	18	453	18	534	18	510	17
	± 199	± 4	± 150	± 2	± 220	± 3	± 183	± 2
ASN	40	1,0	46	1,9	63	2,1	51	1,7
	± 18	± 0,6	± 20	± 0,6	± 29	± 0,4	± 21	± 0,6
GLU	58	2,4	48	2,2	52	1,9	61	2,0
	± 21	± 1,0	± 16	± 0,9	± 27	± 1,0	± 29	± 0,8
ASP	10	0,4	7	0,3	7	0,2	9	0,3
	± 6	± 0,2	± 4	± 0,2	± 5	± 0,1	± 4	± 0,1
Gruppe III								
GLN	449	18	474	16	571	15	615	15
	± 125	± 3	± 149	± 2	± 308	± 4	± 379	± 3
ASN	47	1,8	42	1,4	52	1,5	66	1,6
	± 26	± 0,6	± 19	± 0,3	± 21	± 0,5	± 45	± 0,4
GLU	66	2,9	80	2,8	68	2,0	78	2,1
	± 29	± 1,5	± 38	± 1,1	± 31	± 0,8	± 33	± 0,9
ASP	11	0,4	14	0,5	16	0,5	18	0,5
	± 4	± 0,2	± 4	± 0,1	± 7	± 0,2	± 7	± 0,2
Gruppe IV								
GLN	413	18	443	13	580	13	551	14
	± 158	± 3	± 207	± 6	± 231	± 2	± 148	± 2
ASN	36	1,6	42	1,2	49	1,0	44	1,1
	± 11	± 0,4	± 18	± 0,5	± 34	± 0,4	± 23	± 0,4
GLU	55	2,6	157	4,1	168	3,2	102	2,6
	± 21	± 1,1	± 49	± 3,4	± 116	± 1,9	± 54	± 1,3
ASP	8	0,4	19	0,5	23	0,5	19	0,5
	± 3	± 0,2	± 13	± 0,2	± 18	± 0,2	± 7	± 0,1

$\bar{x} \pm s$

gangssubstanz für die sog. γ-Aminobuttersäure (GABA) ist, die ihrerseits bei der synaptischen Erregungsübertragung beteiligt ist (Tabelle 47).

Glutamin und Asparagin zeigten weder in ihren Absolutkonzentrationen noch in ihrem Verhältnis gegenüber den übrigen Aminosäuren im Plasma ein vom Physiologischen abweichendes Verhalten.

Im Gegensatz dazu kam es bei den Dikarbonsäuren unter der Zufuhr von Aminosäuren zu einem deutlichen Anstieg der Plasmakonzentrationen und der prozentualen Anteile, der besonders deutlich bei der Glutaminsäure am 2. und 3. posttraumatischen Tag in Gruppe IV ausgeprägt war.

Histidin und Prolin. Histidin und Prolin werden zu den sog. semiessentiellen Aminosäuren gerechnet, d. h., daß sie z. B. unter den Bedingungen einer ausschließlich parenteralen Ernährung als nicht entbehrlich zu betrachten sind. Gleiches gilt auch bei Niereninsuffizienz sowie für den wachsenden Organismus.

Unabhängig von der energetischen Situation bzw. der Applikation von Aminosäuren kam es zu keinen wesentlichen Veränderungen der Histidinkonzentrationen im Plasma (Abb. 44a, b).

Im Verhältnis zur Gesamtaminosäurenkonzentration im Plasma kam es bei allen Gruppen zu einem Abfall, wobei am 4. posttraumatischen Tag die Mittelwerte der Gruppen mit Aminosäurensubstitution den Referenzbereich unterschritten.

Ohne Aminosäurenzufuhr lagen sowohl die Absolutkonzentrationen als auch die prozentualen Anteile von Prolin an der unteren Grenzlinie des Referenzbereiches.

In den Gruppen mit Aminosäurenapplikation kam es hingegen zu einem signifikanten Anstieg, sowohl in den Plasmakonzentrationen als auch in den Relationen dieser Aminosäure gegenüber den übrigen Aminosäuren, der um so stärker ausgeprägt war, je höher die Gesamtmenge zugeführter Aminosäuren war (Abb. 44c, d).

Glyzin und Serin. Glyzin und Serin zählen zu den nichtessentiellen Aminosäuren. Sie sind in ihrem Stoffwechsel eng miteinander verbunden, indem eine gegenseitige Umwandlung erfolgen kann. Allerdings stehen beiden Aminosäuren noch eine Reihe weiterer Wege im Intermediärstoffwechsel zur Verfügung, wobei die Bereitstellung von C-1-Bruchstücken durch Glyzin offensichtlich von besonderer Bedeutung ist.

Unter der Aminosäurensubstitution kam es zu einer signifikanten Steigerung der Serin- und Glyzinkonzentrationen im Plasma.

Nur in Gruppe I kam es zu einem Abfall der prozentualen Anteile des Glyzins gegenüber den übrigen Aminosäuren. Dabei blieb der prozentuale Serinanteil am Plasmaaminosäurenmuster weitgehend unverändert (Abb. 45a–d).

Arginin, Ornithin, Zitrullin. Arginin, Ornithin und Zitrullin dienen u. a. im Rahmen des sog. Harnstoffzyklus der Entgiftung des Organismus, in dem sie in einer Reaktionskette voneinander abhängiger Intermediärprodukte agieren.

In allen Gruppen kam es zu einem Anstieg der Argininkonzentrationen im Plasma, der allerdings nur in den beiden Gruppen mit parenteraler Aminosäurenapplikation statistisch zu sichern war.

Im Gegensatz dazu fanden sich im Plasmaaminosäurenmuster so gut wie keine Veränderungen dieser Aminosäure, die in allen Gruppen im Referenzbereich verblieb.

Ornithin wies unter Aminosäurensubstitution einen signifikanten Anstieg der Konzentrationen und der prozentualen Anteile im Plasma auf, der in Gruppe IV am stärksten ausgeprägt war.

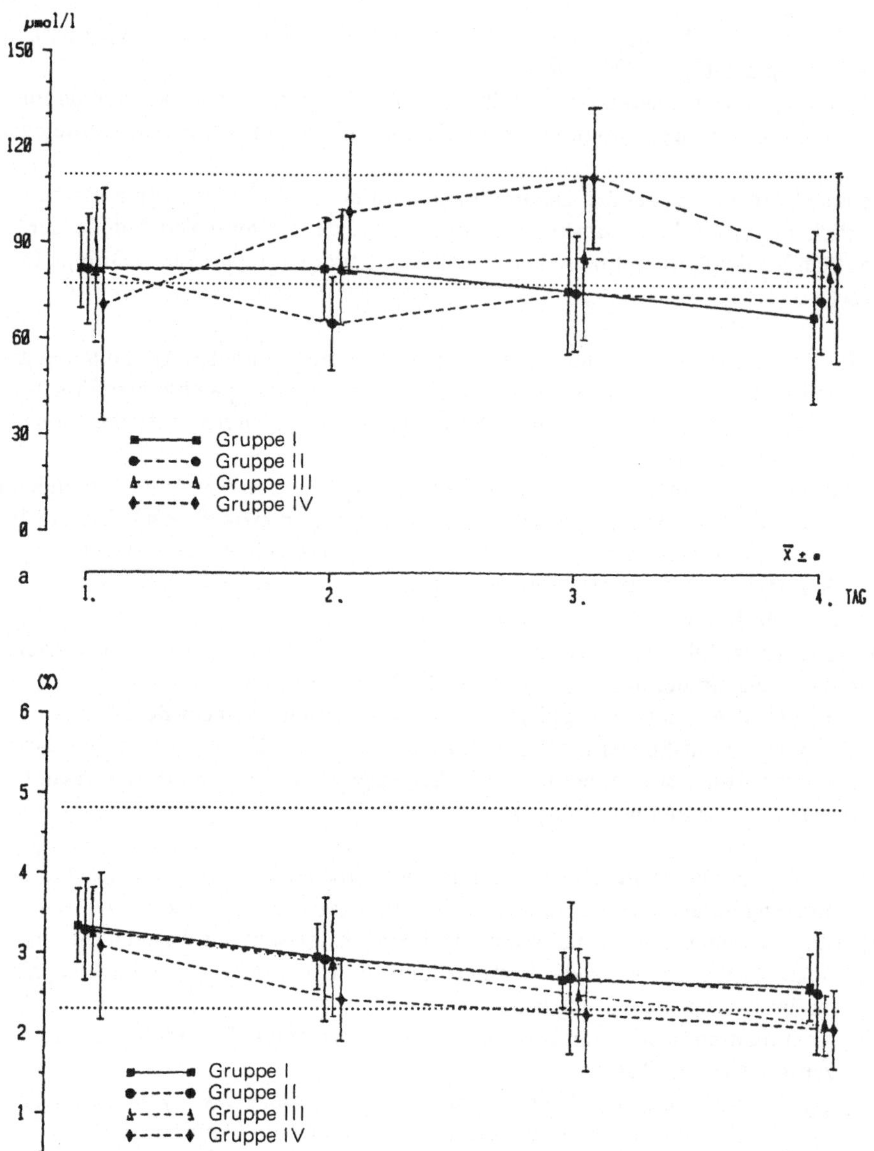

Abb. 44a–d. Absolutkonzentrationen im Plasma und prozentuale Anteile von Histidin (**a, b**) und Prolin (**c, d**) an den Gesamtaminosäurenkonzentrationen in den Gruppen I–IV an allen Untersuchungstagen

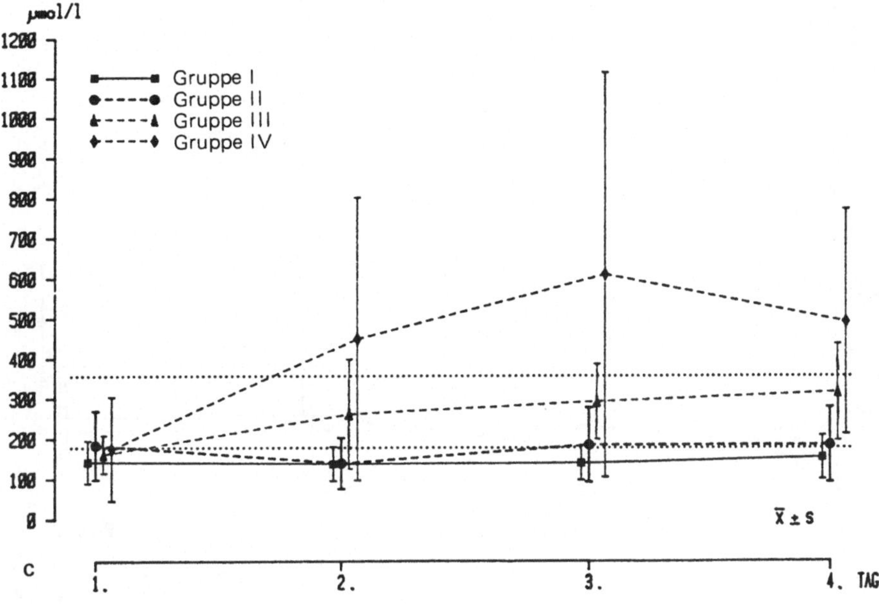

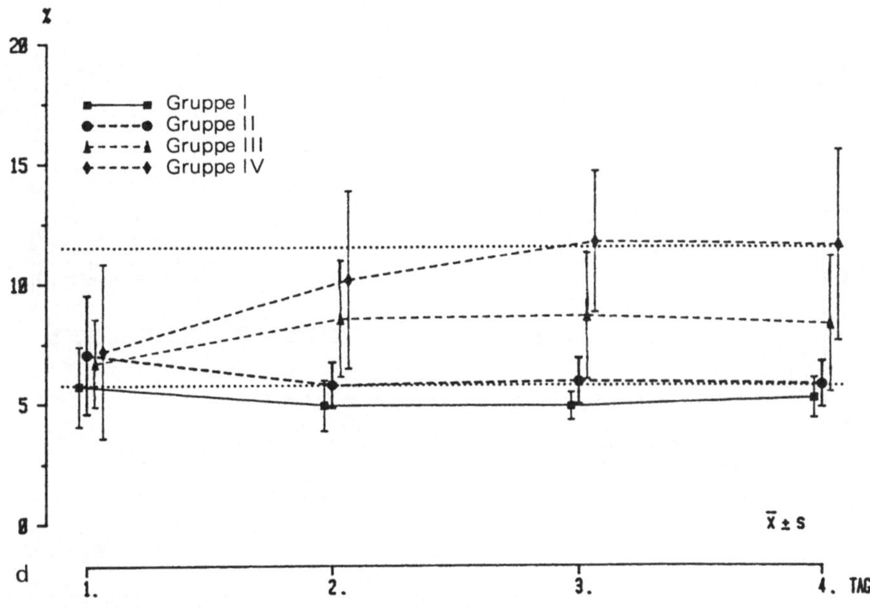

Abb. 44. (Fortsetzung)

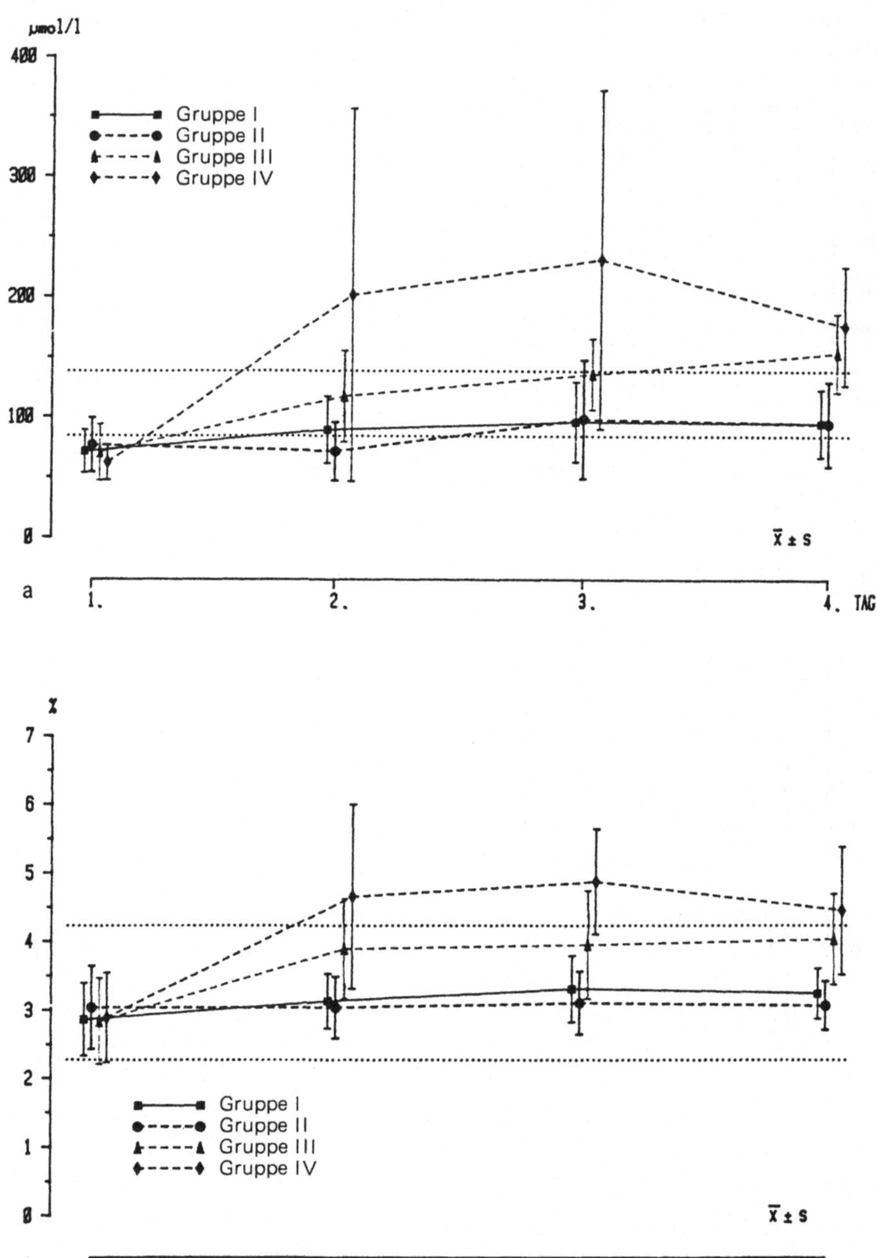

Abb. 45a–d. Absolutkonzentrationen im Plasma und prozentuale Anteile von Serin (**a, b**) und Glyzin (**c, d**) an den Gesamtaminosäurenkonzentrationen in den Gruppen I–IV an allen Untersuchungstagen

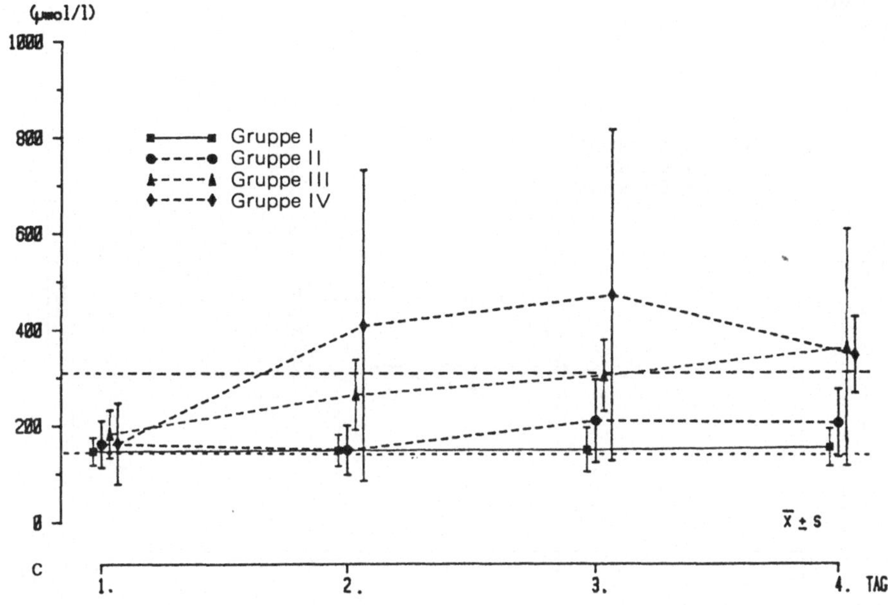

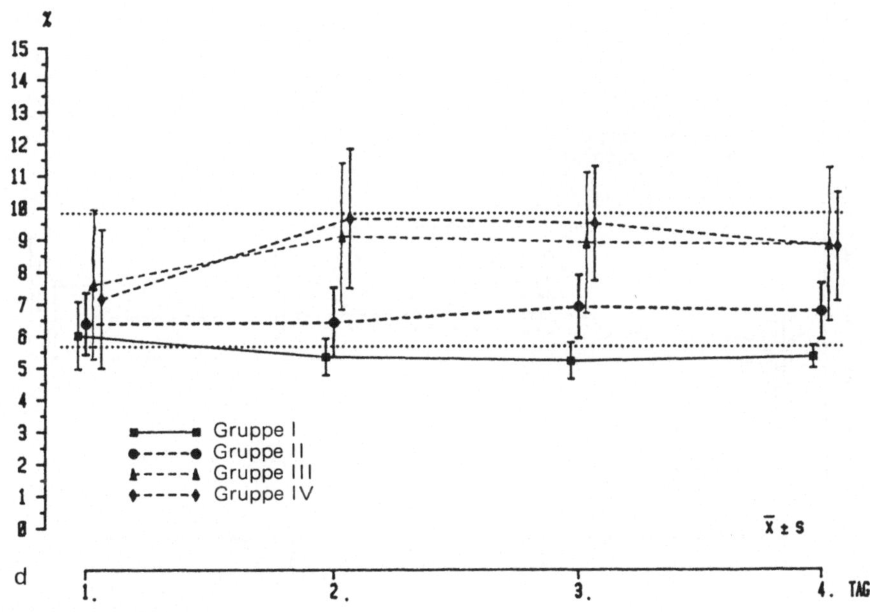

Abb. 45. (Fortsetzung)

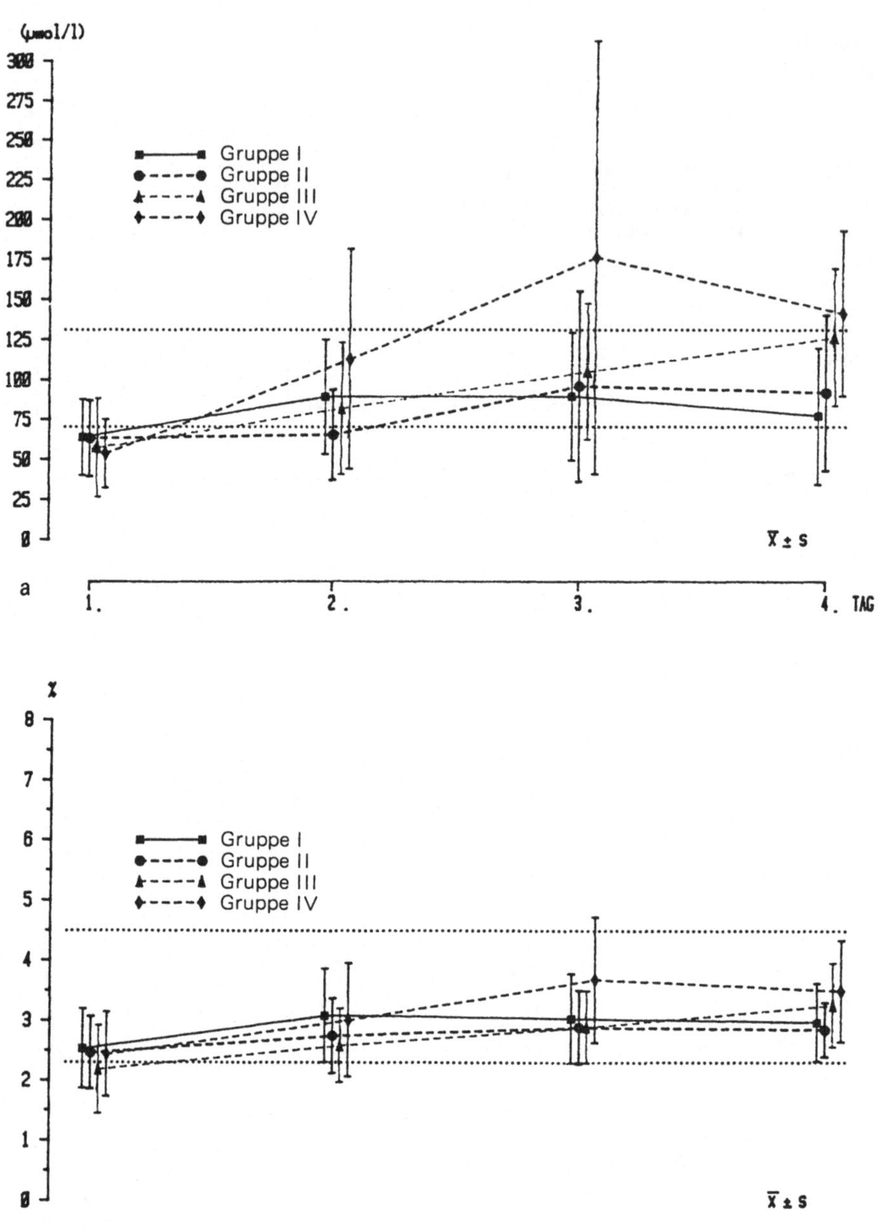

Abb. 46a–f. Absolutkonzentrationen im Plasma und prozentuale Anteile von Arginin (**a, b**) Ornithin (**c, d**) und Zitrullin (**e, f**) an den Gesamtaminosäurenkonzentrationen in den Gruppen I–IV an allen Untersuchungstagen

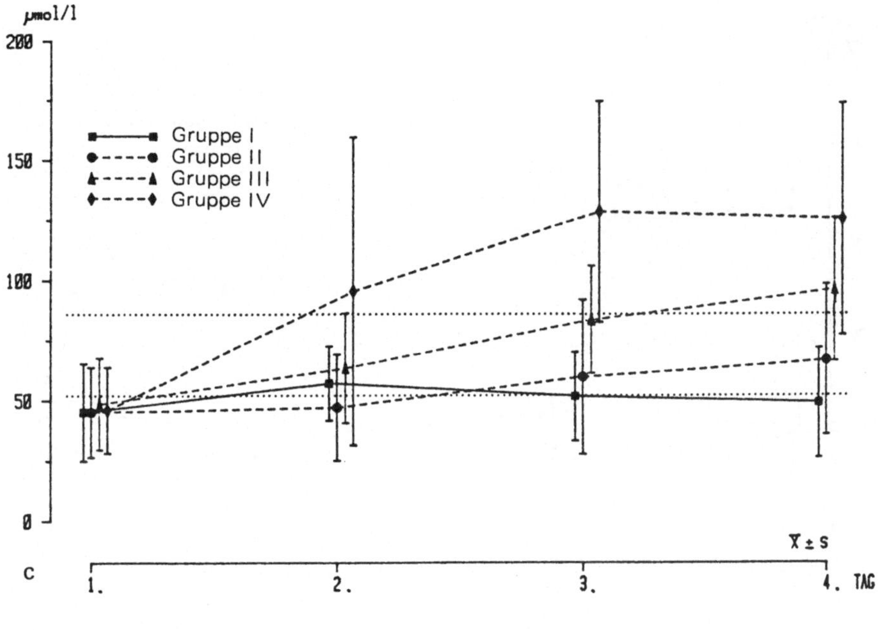

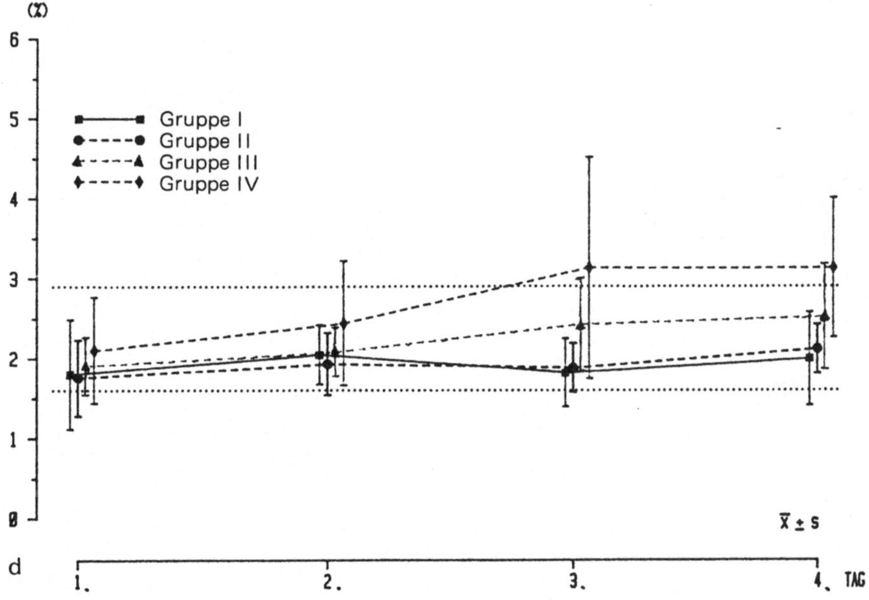

Abb. 46. (Fortsetzung)

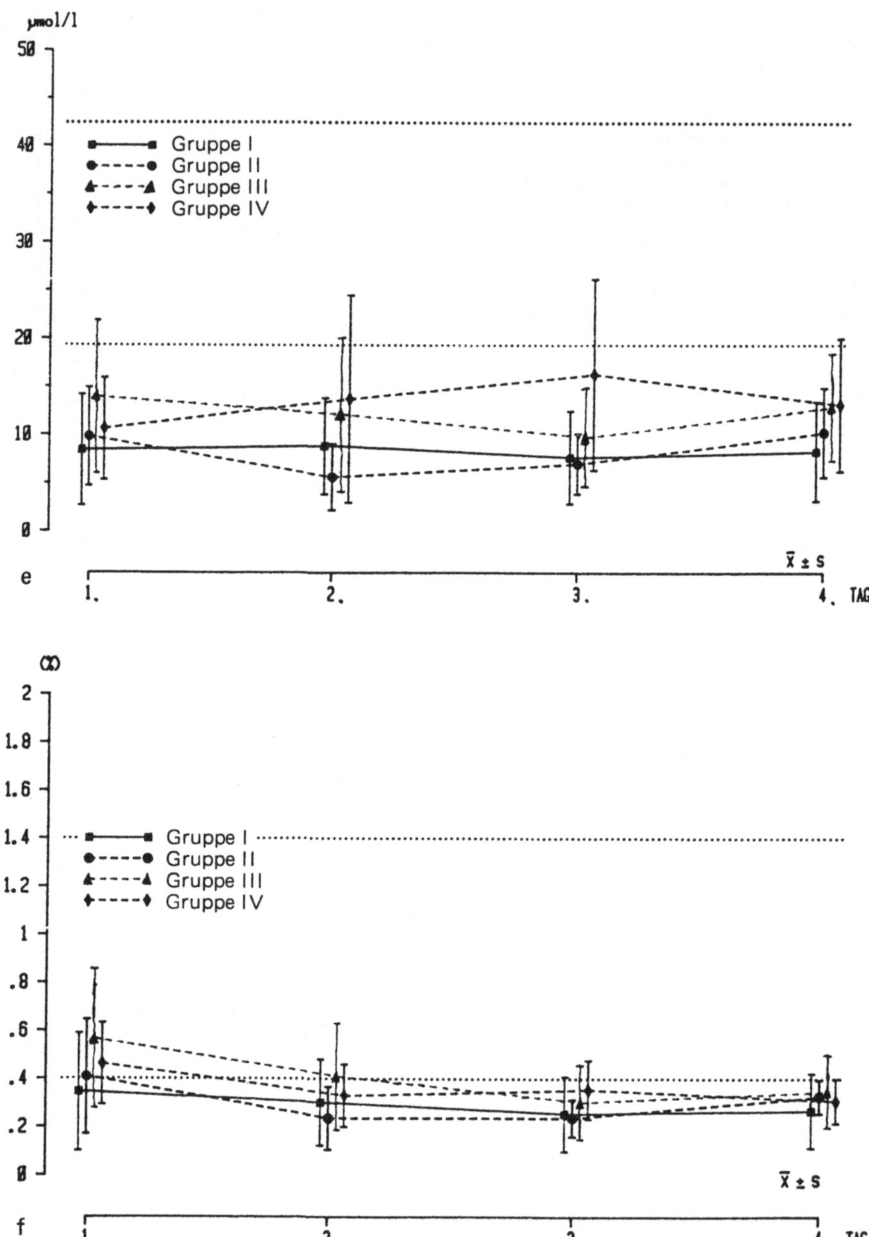

Abb. 46. (Fortsetzung)

Zitrullin war in allen Gruppen, sowohl was die prozentuale Zusammensetzung der Aminosäuren als auch die Absolutkonzentrationen anbetraf, gegenüber dem Referenzbereich erniedrigt (Abb. 46e, f).

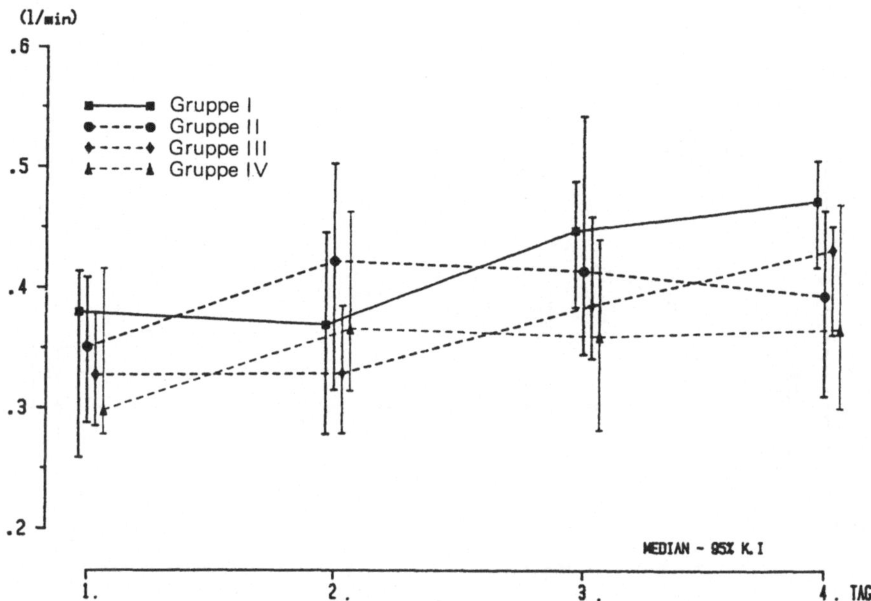

Abb. 47. O_2-Verbrauch in den Gruppen I–IV an allen Untersuchungstagen

3.7 Gaswechsel

3.7.1 O_2-Verbrauch und CO_2-Produktion

Der O_2-Verbrauch lag in der Gruppe der Patienten, die eine ausschließliche Infusionstherapie mit Wasser und Elektrolyten erhielten, zu Beginn der Untersuchung mit den Medianwerten bei 380 ml/min und stieg signifikant bis zum 4. posttraumatischen Tag auf 472 ml/min an. In den „parenteral ernährten“ Gruppen II–IV kam es ebenfalls im Verlauf der Untersuchung zu einem Anstieg des O_2-Verbrauches gegenüber den Ausgangswerten.

Zwischen den einzelnen Gruppen ergaben sich keine signifikanten Unterschiede im O_2-Verbrauch (Abb. 47).

Während es in Gruppe I noch zu einem weiteren leichten Absinken der CO_2-Bildung, im Median von 291 ml/min am 1. posttraumatischen Tag auf 274 ml/min am 3. und 4. posttraumatischen Tag, kam, stieg die CO_2-Produktion in den Gruppen mit parenteraler Nährstoffzufuhr signifikant an (Abb. 48).

Beim Vergleich zwischen O_2-Verbrauch und CO_2-Produktion zeigte sich, daß es in Gruppe I zu einem entgegengesetzten Verlauf zwischen O_2-Aufnahme und CO_2-Elimination kam.

Im Gegensatz dazu wiesen in den Gruppen II–IV O_2-Verbrauch und CO_2-Produktion einen parallelen Verlauf auf (Abb. 49a–d).

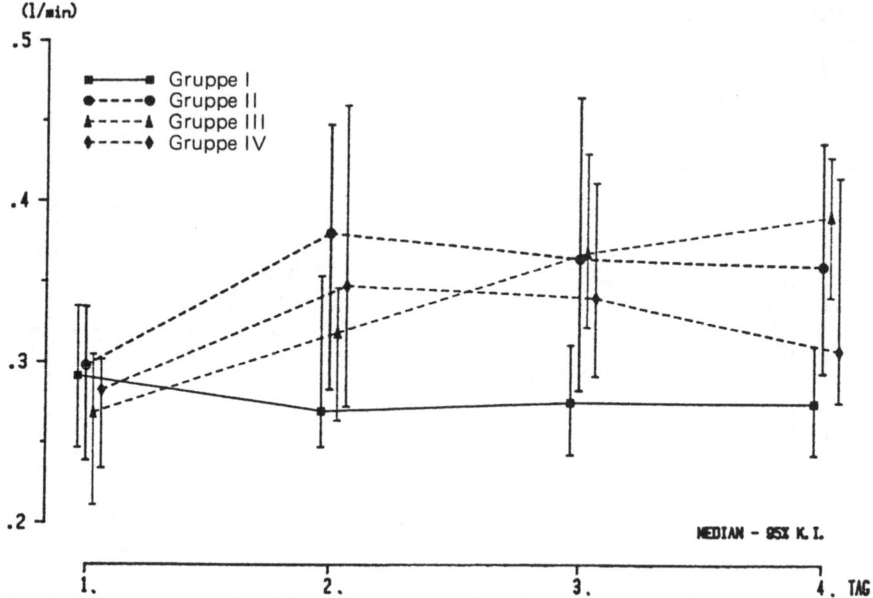

Abb. 48. CO_2-Produktion in den Gruppen I–IV an allen Untersuchungstagen

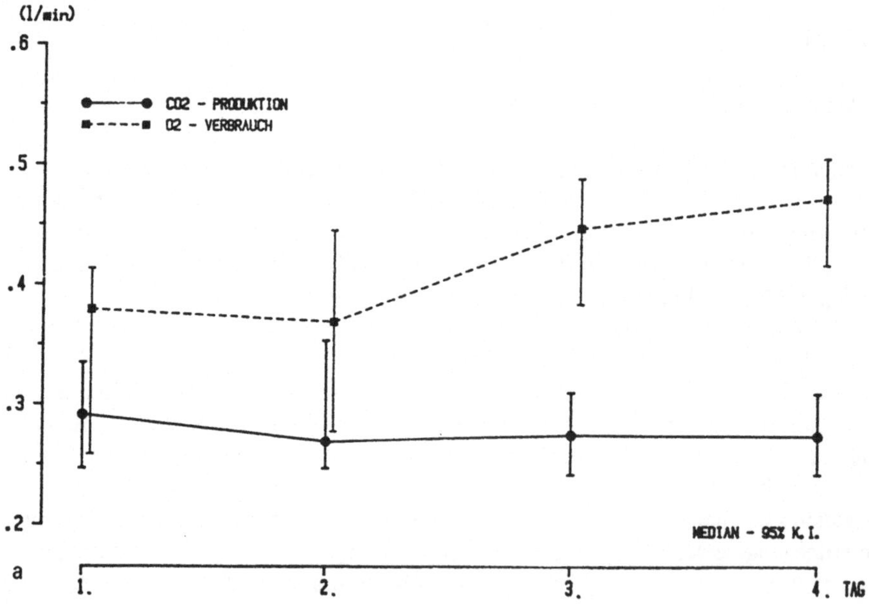

Abb. 49a–d. CO_2-Produktion und O_2-Verbrauch in den Gruppen I (**a**), II (**b**), III (**c**) und IV (**d**) an allen Untersuchungstagen. •——•: CO_2-Produktion, •– – –•: O_2-Verbrauch

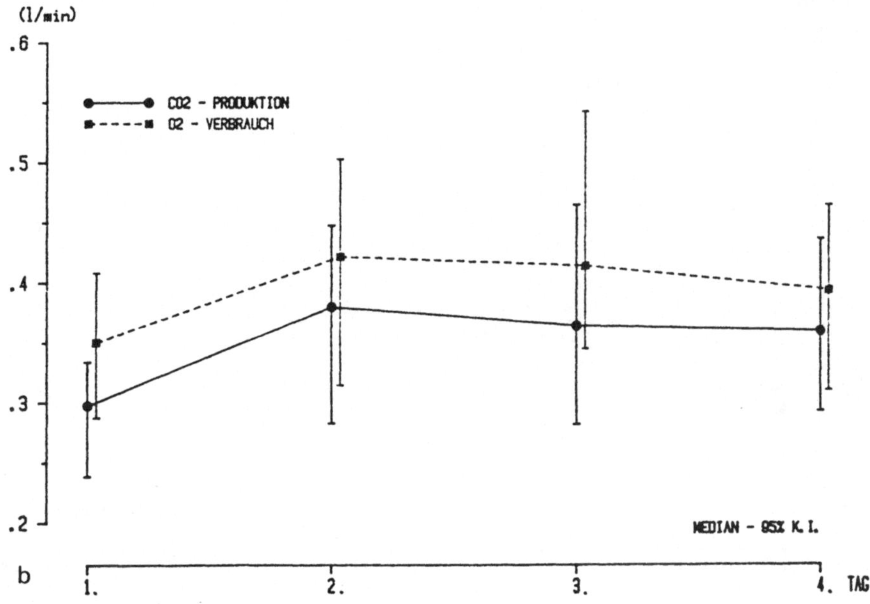

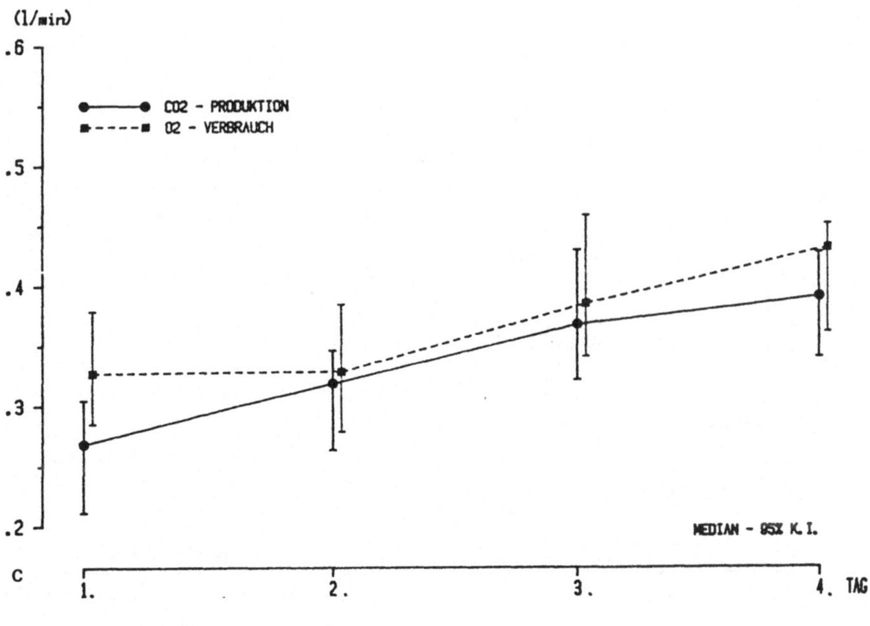

Abb. 49. (Fortsetzung)

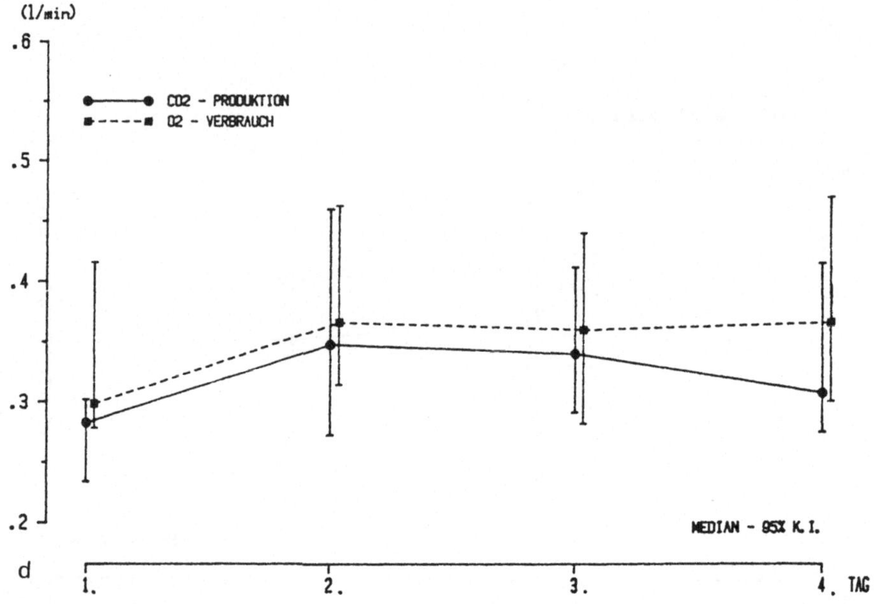

Abb. 49. (Fortsetzung)

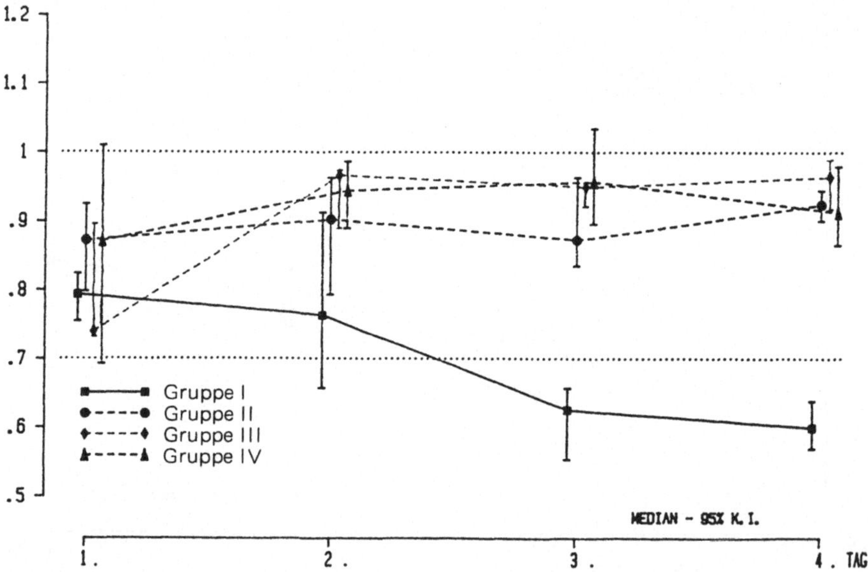

Abb. 50. Respiratorischer Quotient der Gruppen I–IV an allen Untersuchungstagen

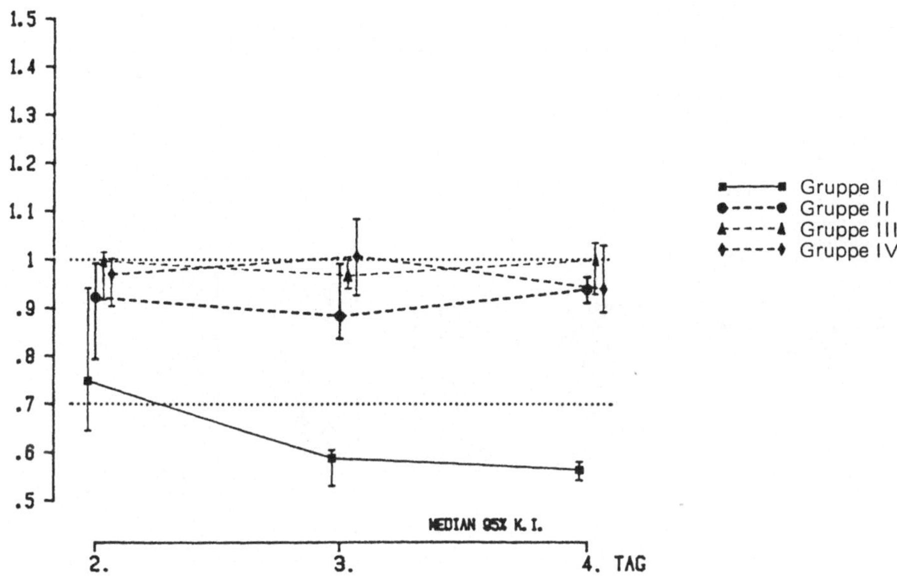

Abb. 51. Eiweißfreier respiratorischer Quotient der Gruppen I–IV am 2. bis 4. Untersuchungstag

3.7.2 Respiratorischer Quotient (RQ)

In Abb. 50 ist der „Gesamt-RQ" dargestellt, wie er sich aus den Gaswechselmessungen ohne Berücksichtigung der Stickstoffausscheidung ergab.

In Gruppe I kam es zu einem signifikanten Abfall des RQ von einem Ausgangswert, der im Median bei 0,79 lag, auf einen Wert von 0,60 am 4. posttraumatischen Tag.

Gänzlich unterschiedlich verhielt sich hingegen der RQ in den 3 Gruppen mit parenteraler Nährstoffapplikation. Hier stieg der RQ im Median auf Werte von über 0,9 an.

3.7.3 Energieumsatz

Die Berechnung des Energieumsatzes erfolgte aus dem täglichen O_2-Verbrauch, wobei das kalorische Äquivalent des O_2 aus dem sog. eiweißfreien RQ, der in Abb. 51 dargestellt ist, bestimmt wurde. Am 1. posttraumatischen Tag, an dem keine Stickstoffausscheidungen bestimmt wurden, wurde ein mittleres kalorisches Äquivalent von 4,83 kcal/l O_2 angesetzt.

Weder im zeitlichen Verlauf noch zwischen den Gruppen untereinander fanden sich Unterschiede bei dem auf diese Weise ermittelten Energieumsatz. Dieser lag im Durchschnitt für das gesamte untersuchte Kollektiv polytraumatisierter, beatmeter Intensivpatienten zwischen 2082 kcal/Tag bzw. 8720 kJ/Tag und 3110 kcal/Tag bzw. 13020 kJ/Tag. Wenn auch die Schwankungen der jeweiligen Mittelwerte zwischen den einzelnen Zeitpunkten und Gruppen nur relativ geringfügig waren, so bestanden erhebliche Differenzen zwischen den individuellen

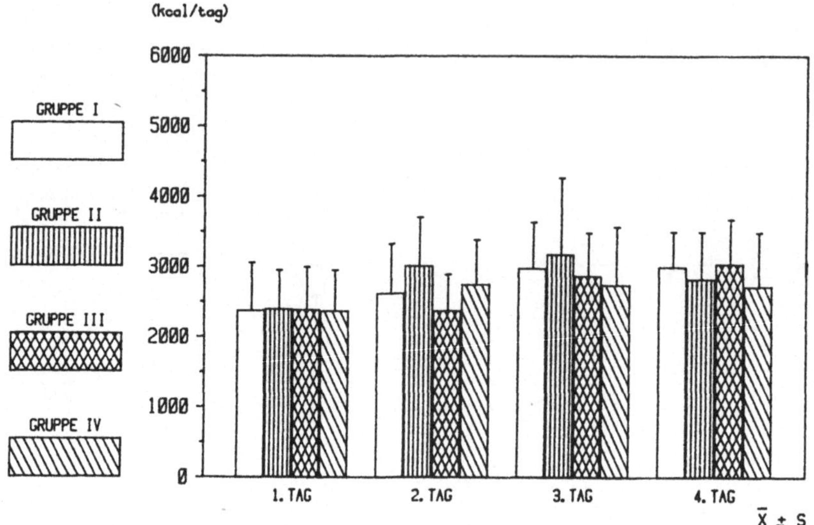

Abb. 52. Energieumsatz in den Gruppen I–IV an allen Untersuchungstagen

Energieumsätzen der einzelnen Patienten, welche sich in den Maximal- bzw. Minimalwerten des Energieumsatzes widerspiegelten. Diese lagen zwischen 1090 kcal/Tag (4550 kJ/Tag) und 5610 kcal/Tag (23470 kJ/Tag) (Abb. 52).

3.7.4 Aus dem Gaswechsel berechnete Substratumsätze

Entsprechend den im Abschnitt „Material und Methode" dargestellten Gleichungen lassen sich aus den Gaswechselmessungen sowie aus den ausgeschiedenen Stickstoffmengen die Umsätze der im Organismus zur Energiegewinnung herangezogenen Substrate ableiten.

Nach diesen Formeln ergaben sich die in Abb. 53 in Form eines Komponentenstabdiagramms dargestellten prozentualen Anteile der am Energieumsatz beteiligten Substrate.

In Tabelle 48 sind die berechneten täglichen Umsätze an Kohlenhydraten, Fett und Protein angegeben.

In Gruppe I stellten die endogenen Fettreserven die Hauptenergiequelle für den Organismus dar. Die Kohlenhydratverbrennung war lediglich am 2. posttraumatischen Tag mit noch etwa 5% am Gesamtenergieumsatz beteiligt.

Die Höhe der Proteinverbrennung betrug durchschnittlich etwa 115 g/Tag, d. h. ca. 15% des Gesamtenergieumsatzes. In den Gruppen mit exogener Substratzufuhr stellte sich ein vollständig anderes Bild dar. Hier waren die Kohlenhydrate die Hauptenergiedonatoren, während die Oxidation von Fett nur eine untergeordnete Rolle spielte. Der Anteil des Proteins an der Energiegewinnung stieg mit zunehmender Aminosäurensubstitution von durchschnittlich 77 g/Tag in Gruppe II bis auf 134 g/Tag in Gruppe IV an.

Tabelle 48. Berechneter Substratumsatz [g]

	Kohlenhydrate	Fett	Protein[a]
Gruppe I			
2. Tag	104	182	99
3. Tag	0	261	122
4. Tag	0	263	123
Summe	104	706	344
Gruppe II			
2. Tag	413	98	75
3. Tag	424	110	75
4. Tag	446	53	81
Summe	1283	261	231
Gruppe III			
2. Tag	400	24	100
3. Tag	542	16	95
4. Tag	544	20	121
Summe	1486	60	316
Gruppe IV			
2. Tag	487	23	104
3. Tag	513	0	135
4. Tag	463	15	163
Summe	1463	38	402

[a] aus der Harnstoffproduktionsrate berechnet

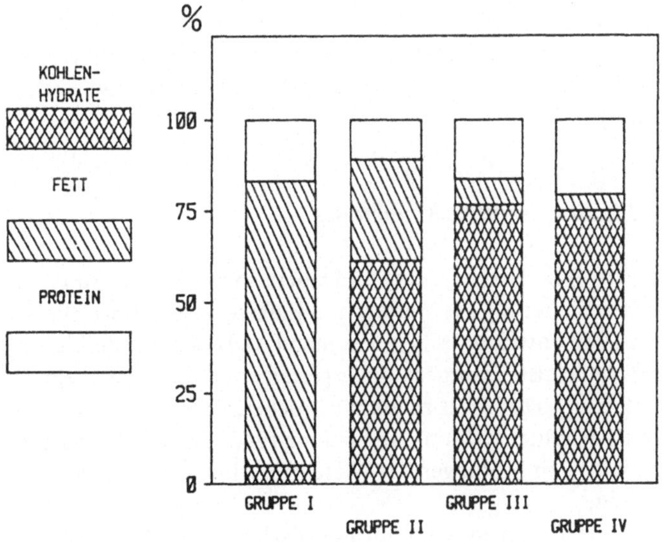

Abb. 53. Prozentualer Anteil der Substrate am Energieumsatz in den Gruppen I–IV während des gesamten Untersuchungszeitraumes

4 Diskussion

4.1 Homöostase

4.1.1 Physikalische Kenngrößen

Puls, Blutdruck und zentralvenöser Druck. Der im Vergleich zum Gesunden im Durchschnitt geringfügig erhöhte systolische arterielle Druck sowie die bei den meisten Patienten vorhandene Tachykardie erklären sich durch die sympathikotone Reaktionslage, in der sich die Patienten in typischer Weise nach einem schweren Trauma und während einer Intensivtherapie befinden [243].

Temperatur. Die im Median einheitlich leicht erhöhten Temperaturen im Gesamtkollektiv können als typischer Ausdruck eines insgesamt gesteigerten posttraumatischen Stoffwechselgeschehens, das mit einer erhöhten Wärmeproduktion verbunden ist, angesehen werden [22, 299].

Hämatokrit (Hk). Einen ebenfalls einheitlichen Verlauf zeigten die Hk-Werte in den einzelnen Gruppen. Die im gesamten Kollektiv bereits initial erniedrigten Werte spiegeln die für die posttraumatische und postoperative Situation charakteristische Depression des Hk wider. Dabei ist allerdings zu berücksichtigen, daß fast ausnahmslos alle Patienten während der chirurgischen Primärversorgung Transfusionen erhielten. Ohne weitere Blutsubstitution kam es im Verlauf der 4tägigen Untersuchungsperiode zu einem weiteren leichten Abfall des Hk, der sich durch Hämodilutionseffekte im Rahmen der Volumenersatz- und Infusionstherapie sowie durch ein zeitlich verzögertes Einströmen extravasaler Flüssigkeit in das Gefäßsystem ergab [263].

4.1.2 Biochemische Kenngrößen

Elektrolyte. Nach Trauma und Operation kommt es zu typischen Änderungen in der hormonellen Steuerung des Wasser- und Elektrolytstatus, welche durch eine vermehrte Ausschüttung von antidiuretischem Hormon (ADH) sowie durch eine Aktivierung des Renin-Angiotensin-Mechanismus mit sekundär gesteigerter Aldosteronsekretion gekennzeichnet sind [36, 285, 296]. Dies führt zu einer vermehrten Rückresorption von Wasser und Natrium bei gleichzeitig erhöhter Kaliumausscheidung [243, 285]. Unbehandelt kann dieser Pathomechanismus zu schweren Störungen der Nierenfunktion sowie des Säuren-Basen- und Elektrolytstatus führen.

Wie jedoch aus dem physiologischen Verhalten der Serumosmolalität erwartet werden kann, zeigte auch die Serumnatriumkonzentration, die in erheblichem Maße die Höhe der

Serumosmolalität mitbestimmt, im Mittel keine Abweichungen vom physiologischen Referenzbereich. Gleiches gilt ebenfalls für die Serumkaliumkonzentration, die bei allen Patienten während des gesamten Untersuchungszeitraumes im Referenzbereich verblieb.

Das Ausbleiben der beschriebenen Traumafolgen auf den Flüssigkeits- und Elektrolytstatus der schwerverletzten Patienten ist offensichtlich durch eine adäquate, bilanzierte Wasser- und Elektrolytzufuhr mit Infusionslösungen, die in ihrem Elektrolytgehalt speziell an postoperative und posttraumatische Situationen adaptiert sind, bedingt [74].

Säuren-Basen-Status. Obwohl außerhalb der Primärversorgung keiner der untersuchten Patienten eine den Säuren-Basen-Status korrigierende Therapie erhielt, konnte die in der Literatur oftmals beschriebene posttraumatische Neigung des Organismus zu einer metabolischen Azidose [74, 243, 273] nicht beobachtet werden. Neben der Aufrechterhaltung einer normalen Nierenfunktion durch eine gezielte Infusionstherapie sowie durch niedrig dosierte Gaben von Dopamin, könnte die leichte Hyperventilation unter Respiratorbeatmung Ursache für das Ausbleiben dieses Phänomens sein.

Die relativ geringen Schwankungen des arteriellen pCO_2 und pO_2 innerhalb des untersuchten Patientenkollektivs erklären sich durch eine individuelle Respiratoreinstellung, die nach den jeweils gemessenen Daten der arteriellen Blutgasanalysen vorgenommen wurde.

SGOT, SGPT, alkalische Phosphatase und Gesamtbilirubin Serum. Leberfunktionsstörungen mit morphologischen Veränderungen und Transaminasen- sowie Bilirubinanstieg werden oft als ursächliche Nebenwirkung einer parenteralen Ernährung angeschuldigt [58, 103, 164, 192, 227]. Zwar zeigten auch die Patienten des untersuchten Kollektivs einen mäßiggradigen Anstieg des Serumbilirubins und der Transaminasen, da jedoch zwischen der Kontrollgruppe ohne parenterale Ernährung und den nährstoffsubstituierten Patienten keine Unterschiede zu finden waren, sind diese Veränderungen – zumindest in der beobachteten frühen posttraumatischen Phase von 4 Tagen – offensichtlich allein durch das Trauma selbst bedingt.

Harnstoff, Kreatinin, Kreatininclearance. Die Konzentrationen von Harnstoff und Kreatinin im Plasma sowie die Kreatininclearance sind Kenngrößen, die vornehmlich der Beschreibung der Nierenfunktion dienen.

Zusammen mit den Parametern Serum- und Urinosmolalität sowie dem täglich ausgeschiedenen Urinvolumen geben sie Aufschluß über die Leistungsfähigkeit der Niere [285]. Obwohl es durch die erhebliche traumatisch bedingte Katabolie und die parenterale Ernährung zu einem deutlich gesteigerten Anfall auszuscheidender Stoffwechselprodukte kam, ließ sich kein wesentlicher Anstieg harnpflichtiger Substanzen im Blut nachweisen. Die Ursache für diese Diskrepanz liegt höchstwahrscheinlich in der frühzeitigen, bereits am Unfallort durch den Notarzt begonnenen, wirksamen Schockbekämpfung mit kolloidalen Volumenersatzmitteln sowie in einer sofortigen adäquaten Zufuhr von Wasser und Elektrolyten – ein Befund, der auch von anderen Autoren bestätigt wird [261].

Die Höhe der Plasmaharnstoffkonzentration spiegelt nicht nur die Leistungsfähigkeit der Niere, metabolische Endprodukte zu eliminieren, wider, sondern sie wird auch durch den Proteinstoffwechsel stark beeinflußt. Bei steigendem Anteil der Proteine an der Energiegewinnung des Organismus kommt es bei unveränderter Nierenfunktion zu einem Anstieg der Plasmaharnstoffkonzentrationen. Dies erklärt die unterschiedlichen Harnstoffkonzentrationen im Blut zwischen den einzelnen Gruppen, worauf noch ausführlicher bei der Diskussion des Proteinstoffwechsels eingegangen wird.

Obwohl diese Unterschiede, da sie sich innerhalb des physiologischen Referenzbereiches abspielen, von keiner klinischen Relevanz sind, können sie als weitere Information zur Beschreibung des posttraumatischen Stoffwechselgeschehens herangezogen werden.

Tägliche Ausscheidung osmotisch wirksamer Substanzen, Urinosmolalität, Urinvolumen. Die Menge an harnpflichtigen Substanzen, die täglich ausgeschieden werden muß, ist eine Funktion der Stoffwechselaktivität des Organismus [119]. Bei gemischter Kost fallen ca. 1200 mosmol metabolischer Abbauprodukte pro Tag an, die mit dem Urin ausgeschieden werden müssen; beim Fasten ergeben sich ca. 800 mosmol/Tag [119].

Wie die Ergebnisse zeigen, kam es aufgrund der posttraumatisch gesteigerten Katabolie und der erhöhten Stoffwechselaktivität zu einem deutlich gesteigerten Anfall harnpflichtiger Substanzen, der in Abhängigkeit von den Infusions- und Ernährungsregimen im Median zwischen ca. 1500 und 2000 mosmol/Tag lag. Die osmolare Belastung ist in den parenteral ernährten Gruppen etwas höher als in der nichternährten Kontrollgruppe. Dieser nur geringfügige Unterschied ist durch den in allen Gruppen annähernd gleichbleibenden Energieumsatz erklärt, so daß die Patienten ohne exogene Nährstoffzufuhr auf körpereigene Substrate zurückgreifen müssen, die in gleicher Weise verstoffwechselt werden und so zu einem Anfall harnpflichtiger Substanzen in derselben Größenordnung führen. Um die nach einem Polytrauma anfallenden Mengen an metabolischen Endprodukten zu eliminieren, müßte ein Gesunder, dessen maximale Harnkonzentration bei ca. 1400 mosmol/l liegt [78], eine tägliche Urinproduktion von ca. 1–1,5 l aufbringen.

Auf den ersten Blick ergaben sich aus den Nierenfunktionsparametern keine Hinweise für eine sich entwickelnde oder bereits drohende Niereninsuffizienz. Dennoch scheint die Konzentrationsfähigkeit der Niere beim Polytraumatisierten eingeschränkt zu sein [7]. Obwohl die postoperativ bzw. posttraumatisch einsetzenden hormonellen Regulationsmechanismen eher eine erhöhte Flüssigkeits- und Natriumrückresorption im Tubulussystem der Niere unterstützen, belief sich die mittlere, tägliche Urinproduktion im Gesamtkollektiv der Polytraumatisierten auf ca. 2700 ml.

Nachdem die Urinkonzentrationen maximal 600–800 mosmol $\cdot$ kg^{-1} betrugen, war diese Flüssigkeitsmenge offensichtlich erforderlich, um die anfallenden harnpflichtigen Substanzen auszuscheiden.

Dabei ist zu beachten, daß eine Funktionseinschränkung dann relevant wird, wenn der Patient eine Polyurie benötigt, um einen Anstieg harnpflichtiger Substanzen im Blut zu verhindern [7]. Dieser Befund wird durch Ergebnisse vorausgegangener Untersuchungen unterstützt, die demonstrieren, daß es unter einer hochdosierten Aminosäurenapplikation von 3 g Aminosäuren/kg KG und Tag zu einer deutlichen Steigerung der Serumharnstoffkonzentration kommt [248]. Dies kann als Hinweis darauf gewertet werden, daß bei Polytraumatisierten die Leistungsbreite, insbesondere der Eliminationsfunktion der Niere, im Gegensatz zur Fähigkeit der Flüssigkeitsregulation beeinträchtigt ist.

In diesem Zusammenhang sei daran erinnert, daß insbesondere bei Polytraumatisierten mit Hirnödem oder respiratorischer Insuffizienz häufig eine deutliche Flüssigkeitsrestriktion gefordert wird. Aufgrund der vorliegenden Befunde erscheint jedoch jede wesentliche Einschränkung der Flüssigkeitssubstitution – insbesondere im Rahmen einer totalen parenteralen Ernährung – mit der Gefahr einer Retention harnpflichtiger Substanzen verbunden, die ihrerseits sekundär wiederum zu einer Verschlechterung der zerebralen und pulmonalen Funktion führen würde.

Laktat. Bereits unmittelbar nach schweren Verletzungen kommt es zu einem Anstieg der Laktatkonzentrationen im Plasma [155], der deutlich den Referenzbereich überschreitet und auch noch 48–72 h nach dem Traumaereignis nachweisbar ist [182]. Diese, auch ohne exogene Nährstoffzufuhr, nachweisbare Erhöhung der Plasmalaktatkonzentrationen wird möglicherweise durch einen vermehrten Laktatanfall infolge einer gesteigerten anaeroben Glykolyse in posttraumatisch durch Verteilungsstörungen und Hypoxie in O_2-unterversorgten Geweben hervorgerufen [249].

Eine weitere Ursache könnte das im Postaggressionsstoffwechsel vermehrte Substratangebot an die Leber darstellen. Da die Glukoneogenese nur maximal auf das 2- bis 3-fache gesteigert werden kann [75], kommt es zu einer Konkurrenz der vermehrt angebotenen Substrate um die Glukoneogenese, wodurch auch das Laktat, das in diesen Stoffwechselweg eingeschleust wird, betroffen sein könnte.

Zunehmende Stabilisierung der Perfusionsverhältnisse mit verbesserter O_2-Versorgung der peripheren Organe sowie ein rückläufiges Substratangebot an die Leber – ohne äußere Nährstoffzufuhr – erklären die Rückkehr der Serumlaktatkonzentrationen in den Referenzbereich am 3. posttraumatischen Tag in der Kontrollgruppe.

Unter parenteraler Ernährung hingegen persistieren die Laktatspiegel in unveränderter Höhe. Mit Werten, die deutlich unter 5 mmol/l lagen, haben sie jedoch keinerlei pathologische Bedeutung.

Abgesehen davon, daß die in den „parenteral ernährten Gruppen" permanente, geringfügige Erhöhung der Plasmalaktatkonzentrationen auf durchschnittlich ca. 3 mmol/l ohne klinische Relevanz ist, ist zu diskutieren, ob die im Rahmen der Kohlenhydratmischlösung infundierten Nichtglukosekohlenhydrate ursächlich mit für den gleichbleibend gesteigerten Laktatspiegel verantwortlich sind, da die sog. Zuckeraustauschstoffe nach Ansicht einiger Autoren sowohl die Gefahr einer vermehrten Laktatproduktion als auch das Risiko einer Laktazidose beinhalten [112, 280].

Nachgewiesenermaßen ist dieses Risiko unter Beachtung der von der Deutschen Arzneimittelkommission mitgeteilten Dosierungsrichtlinien für Zuckeraustauschstoffe nicht gegeben [126]. Allerdings führt auch die Applikation von Glukose in gleicher Dosierung zu einem Laktatanstieg, der z. B. den des Polyols Xylit übersteigt [126]. Die Gefahr einer Laktazidose besteht erst, wenn – entgegengesetzt der hormonellen Steuerung der Enzymaktivitäten in der Leber, die posttraumatisch so ausgerichtet ist, daß aus Laktat im Rahmen der Glukoneogenese vermehrt Glukose gebildet wird – die Leber zum „Nettolaktatproduzenten" wird [136].

Diese Situation tritt erst dann ein, wenn die O_2-Versorgung der Leber unzureichend wird und die Regeneration des koenzymatisch gebundenen Wasserstoffes insuffizient wird. In dem Versuch, eine ausreichende ATP-Produktion aufrecht zu erhalten, muß die Leber auf die anaerobe Glykolyse zurückgreifen, bei der als Stoffwechselendprodukt Laktat entsteht [136].

Unabhängig davon muß eine solche Situation als absolute Kontraindikation für jegliche parenterale Ernährung angesehen werden [251].

Nichtesterfettsäuren (NEFS). In Abhängigkeit von der hormonellen Situation und dem jeweiligen Nährstoffangebot deckt der Organismus seinen Energiebedarf hauptsächlich durch die Oxidation von Kohlenhydraten oder Fetten. Eine gleichzeitige maximale Energiegewinnung aus Fett und Kohlenhydraten ist aufgrund der Enzymausstattung der Organe nicht möglich [136].

Die charakteristisch veränderte, posttraumatische hormonelle Konstellation, allen voran die erhöhten Katecholaminkonzentrationen, führen zu einer gesteigerten Lipolyse [138, 264], in deren Folge es zu einem Anstieg der Konzentrationen der Nichtesterfettsäuren im Blut kommt [147], die als eigentliche Kenngröße der endogenen Fettmobilisierung anzusehen sind [138]. Entsprechend diesen in der Literatur vielfach mitgeteilten Befunden waren auch die Konzentrationen der Nichtesterfettsäuren im Plasma zum 1. Meßzeitpunkt im gesamten untersuchten Patientenkollektiv erhöht und verblieben – in der Gruppe ohne Nährstoffzufuhr – in unveränderter Höhe.

Da es Hinweise dafür gibt, daß der Organismus ohne zusätzliche Substratzufuhr bereits wenige Stunden nach einem schweren Trauma, nachdem die Glykogendepots erschöpft sind [75], seinen Energiebedarf fast ausschließlich aus der β-Oxidation der freien Fettsäuren deckt [249], muß der praktisch gleichbleibende Blutspiegel an Nichtesterfettsäuren als Ausdruck eines neu eingestellten Fließgleichgewichtes gelten, wobei die Versorgung aus den Fettdepots offensichtlich dem gesteigerten Umsatz angepaßt ist [225]. Da die Fettzelle sehr sensitiv auch auf geringe Insulinmengen reagiert, reichen bereits geringe Sekretionssteigerungen dieses Hormons aus, um die Fettsäurenabgabe zu reduzieren. So führte eine geringfügige, substratinduzierte Steigerung der Insulinsekretion bereits 3 h nach einer mittelschweren Operation, auch unter dem Antrieb der katabolen Hormone und unter weiterbestehenden Streßbedingungen, wie Dietze berichtet, zu einer Hemmung der Lipolyse [75].

Auch bei Polytraumatisierten führt eine exogene Substratzufuhr in den Gruppen II–IV, wie in Abb. 15 zu sehen ist, zu einer deutlichen Steigerung der Insulinkonzentration im Plasma, in deren Folge es dann, aufgrund mangelnder Freisetzung der Nichtesterfettsäuren aus der Peripherie, zu einem sofortigen Absinken dieses Substrates im Plasma kommt, da die Halbwertszeit der freien Fettsäuren im Blut nur wenige Minuten beträgt [221, 278].

Linolsäure. Linolsäure stellt als Vorläufer für eine Vielzahl mehrfach ungesättigter Fettsäuren [282] die wichtigste essentielle Fettsäure dar, bei deren Mangel es zu zahlreichen Ausfallserscheinungen im Gesamtorganismus kommt [187].

Ohne Kohlenhydratzufuhr blieb der Anteil der Linolsäure an den Nichtesterfettsäuren mit etwa 10% unverändert über den gesamten Untersuchungszeitraum von 4 Tagen erhalten. Dies entspricht den in der Literatur mitgeteilten Befunden, nach denen das akute Aggressionsereignis selbst zwar zu einer Steigerung der NEFS im Plasma führt, aber auf die Qualität der lipolytischen Freisetzung keinen Einfluß ausübt [225].

Da sich ein Fließgleichgewicht der freien Fettsäuren im Blut ausbildet, bedeutet dies, daß nicht nur die Nachlieferung an Nichtesterfettsäuren, sondern auch ihre Verwertung in der Energiegewinnung ohne Qualitätsunterschiede vollzogen wird. Die parenterale Kohlenhydratzufuhr in den Gruppen II–IV führte dagegen zu einer deutlichen Reduzierung der prozentualen Anteile der Linolsäure an den Gesamtnichtesterfettsäurenkonzentrationen im Plasma, was einem überproportionalen Abfall entspricht, da gleichzeitig die Nichtesterfettsäurenkonzentrationen im Blut abnahmen. Befunde in der Literatur, die einen posttraumatischen starken Abfall der Linolsäurekonzentrationen im Serum fanden [150, 282], sind z. T. möglicherweise neben methodischen Gründen [138] auch auf die zusätzliche Applikation kohlenhydrathaltiger Infusionslösungen zurückzuführen [306]. Damit ergibt sich zwar eine Begründung für den überproportionalen Abfall der Linolsäure unter einer den energetischen Umsätzen angepaßten, kohlenhydratreichen Ernährung, jedoch keine Erklärung für die eigentliche Ursache dieses Phänomens. Dieses könnte durch eine geringere Mobilisation der Linolsäure aus dem Fettgewebe oder durch eine gesteigerte Verstoffwechselung essentieller Fettsäuren und damit einer überproportional erhöhten Extraktion aus dem „Versorgungssystem" Blut verursacht sein. Zwar gibt es nach Wolfram bisher keine Hinweise für einen verschieden raschen Abbau von

Linolsäure und nichtessentiellen Fettsäuren [305, 306]. Da aber eine exogene Zufuhr energieliefernder Substrate eine deutliche stickstoffsparende und die Proteinsynthese fördernde Wirkung ausübt, wäre eine verstärkte Inkorporation von Linolsäure in neugebildeten Strukturen, da sie zu den wesentlichen Bausteinen von Membranen gehört [187], durchaus verständlich. Dabei ist jedoch zu beachten, daß unter Substratzufuhr die Konzentrationen der NEFS im Blut nicht mehr eindeutig repräsentativ für die Freisetzung und damit für die endogene Versorgung sind. So könnte der Abfall der Linolsäurekonzentrationen in den „ernährten Gruppen" evtl. auch durch die Bremsung der Lipolyse bei einer Fettproduktion durch die Leber hervorgerufen sein.

β-Hydroxybutyrat. Bei einem überschießenden Angebot an freien Fettsäuren, die nicht über den Zitratzyklus in die Endoxidation einfließen können, kommt es zur Bildung freier Azetessigsäure, die ihrerseits als β-Ketosäure spontan zu Azeton dekarboxylieren kann oder in einer NADH-abhängigen Reaktion zu β-Hydroxybutyrat reduziert wird. Azetessigsäure, Azeton und β-Hydroxybutyrat stehen in einem chemischen Gleichgewicht und werden gemeinsam als Ketonkörper bezeichnet [172].

Obwohl die Bildung von Azetazetat auch über den Abbau von Aminosäuren (Leuzin, Phenylalanin und Thyrosin) erfolgen kann [172], geht einer gesteigerten Ketogenese immer eine erhöhte Lipolyserate des Fettgewebes und eine gesteigerte Glukoneogenese voraus [124, 267], wobei posttraumatisch die veränderte Insulinwirksamkeit und die damit verbundene Hemmung der Glukoseutilisation in der Fettzelle ursächlich verantwortlich sind [124].

Die Ketogenese spielt eine entscheidende Rolle in der Aufrechterhaltung der Glukosehomöostase. Da sich die peripheren Gewebe bereits frühzeitig wegen mangelnder Energiebereitstellung aus Glukose auf Ketonkörperverwertung umstellen [75], kommt es nicht zur Entstehung eines Energiedefizits, obwohl die Glukoseabgabe durch die Leber bereits nach 3tägiger Nahrungskarenz, trotz Steigerung der Glukoneogeneserate auf das 2- bis 3fache, auf ca. 50% absinkt [75]. Daß diese Regulationsmechanismen nicht nur im Fasten, sondern auch posttraumatisch aufrecht erhalten bleiben, zeigt das Verhalten der β-Hydroxybutyratkonzentrationen im Plasma der Polytraumatisierten. Unter ausreichender Versorgung mit Kohlenhydraten, die eine Glukosehomöostase sichern, blieben die Konzentrationen des β-Hydroxybutyrats auf konstant niedrigem Niveau. In der nichternährten Gruppe kam es hingegen parallel zu den abfallenden Glukosekonzentrationen im Plasma und bei fast ausschließlicher Energiegewinnung aus der β-Oxidation der Fettsäuren, insbesondere am 4. posttraumatischen Tag, zu einem signifikanten Anstieg dieser Kenngröße im Plasma.

Daß dieser Anstieg erst ab dem 3. posttraumatischen Tag zu erkennen ist, ist durch die sofort parallel zur Entleerung der Glykogenspeicher einsetzende maximale Glukoneogenese zu begründen.

4.2 Kohlenhydrate

4.2.1 Glukose

Wie bereits bei der Diskussion der Nichtesterfettsäuren dargelegt, bestehen enge Wechselbeziehungen zwischen Kohlenhydrat- und Fettstoffwechsel. Während die Kohlenhydrate im Energiestoffwechsel die Rolle akut verfügbarer, energieliefernder Substrate mit relativ schnell erschöpften Quellen innehaben, sind Fette als protrahiert mobilisierbare Energiedepots im Sinne einer „Langzeitenergiereserve“ anzusehen [187].

Die Hauptbedeutung im Kohlenhydratstoffwechsel des Organismus kommt der Glukose zu, da sie das wichtigste energieliefernde Substrat für den Zellstoffwechsel ist. Unter physiologischen Bedingungen ist, nach Konrad Lang, Glukose das Kohlenhydrat, „das alle Aufgaben energetischer und stofflicher Art erfüllt“. Nervensystem, Blutzellen und Nierenmark können ihren Energiebedarf praktisch nur aus Glukose decken. Die Erhaltung der Glukosehomöostase ist daher für den Organismus von fundamentaler Bedeutung [187]. Diese Glukosehomöostase wird durch das Zusammenwirken verschiedener Regelmechanismen gesichert. Neben der hormonellen Regulation, insbesondere durch Katecholamine, Insulin und Glukagon [135, 165, 168, 194], wird der Glukosestoffwechsel durch Wechselbeziehungen mit dem Fettstoffwechsel gesteuert [233]. Wie die auch hier vorgestellten Befunde belegen, kommt es in Abhängigkeit von der Schwere der Aggression, auch ohne exogene Substratzufuhr, zu einer charakteristischen, posttraumatischen Anhebung der Glukosekonzentration im Plasma [301, 312]. Allerdings überschreitet diese posttraumatische Anhebung des Glukosepegels im Blut, ohne zusätzliche Kohlenhydratzufuhr, selten den Bereich von 10–15 mmol/l [4, 12, 248].

Diese für die posttraumatische Situation typische Hyperglykämie wird durch eine sympathikoadrenerge Reaktion des Organismus ausgelöst, die, wie noch ausführlich diskutiert werden wird, eine vermehrte Ausschüttung von Katecholaminen und Kortisol bewirkt, welche ihrerseits zu einer zunächst eingeschränkten Insulinsekretion und vermehrten Glukagonfreisetzung führt [93]. Diese Abläufe in der neuroendokrinen Reaktion auf ein Trauma folgen einem strengen zeitlichen Muster und führen in der Folge dazu, daß sich trotz normalisierender oder sogar gesteigerter Insulinsekretion eine verminderte Insulinwirksamkeit an den peripheren Erfolgsorganen ausbildet [93, 254]. Trotz dieser sog. Glukoseutilisationsstörung kommt es posttraumatisch zu einem gesteigerten Glukoseflow [121, 198].

Unter parenteral zugeführten Substraten blieb der in der nichternährten Gruppe zu beobachtende, kontinuierliche Abfall der allerdings nach wie vor erhöhten Glukosekonzentrationen im Plasma aus.

Daß es trotz einer Belastung mit relativ großen Kohlenhydratmengen nicht zu einem, in der Literatur beschriebenen „Entgleisen“ der Glukosekonzentrationen im Plasma mit der Notwendigkeit parenteraler Insulinapplikation [9, 309] kam, muß in dem Zusammenwirken mehrerer Faktoren gesehen werden. Zum einen verhindert die dem Energieumsatz angepaßte Zufuhr von Kohlenhydraten eine überschießende Kohlenhydratbeladung des Organismus, wie sie bei einer routinemäßigen, schematischen, nach statistischen Erfahrungswerten geschätzten Zufuhr energieliefernder Substrate oftmals vorkommen kann, zum anderen führt die Applikation einer Kohlenhydratmischlösung zu einem deutlich geringeren Ansteigen der Blutglukosekonzentrationen, als dies bei Zufuhr vergleichbarer Mengen von Glukose der Fall ist [102, 206]. Weiterhin trägt die in dieser Phase entgegen gelegentlich mitgeteilter Befunde [8, 12, 93, 159] durchaus stimulierbare Insulinsekretion zu einer Stabilisierung der Glukosehomöostase bei.

Allerdings bleibt diese Insulinantwort im Verhältnis zur Höhe des Blutglukosespiegels meist inadäquat [8, 93, 159].

Entwicklungsgeschichtlich gesehen ist die Anhebung der Glukosekonzentrationen im Blut nach Streß und Aggression eine durchaus sinnvolle Reaktion des Organismus. Durch die akute Bereitstellung des Kohlenhydrates Glukose als sofort verwertbare Energiequelle erhöht sich die primäre Überlebenschance des Organismus. Bevorzugt werden dabei jene lebenswichtigen Organsysteme, die obligat auf Glukose angewiesen sind und dieses Substrat insulinunabhängig entsprechend der Konzentrationshöhe aus dem arteriellen Blut aufnehmen.

4.2.2 Fruktose, Xylit

Eine besondere Bedeutung kommt in dieser Stoffwechselsituation den sog. Zuckeraustauschstoffen oder Nichtglukosekohlenhydraten zu. Obwohl in der Literatur z. T. erhebliche Einwände gegen den Einsatz von Nichtglukosekohlenhydraten erhoben und diese mit den Nebenwirkungen von Fruktose und Xylit begründet werden [86, 96, 106, 142, 257], scheint die Applikation dieser Substrate, die gerade im sog. Postaggressionssyndrom eine Reihe positiver Effekte auf den Stoffwechsel und die Energieversorgung haben [24, 102, 107, 126], trotz dieser Bedenken gerechtfertigt, zumal eine Reihe der beschriebenen Nebenwirkungen nachgewiesenermaßen auf eine unverhältnismäßig hohe Dosierung der Zuckeraustauschstoffe zurückzuführen war [134]. Die Aufnahme von Fruktose in die Leber kann, begünstigt durch die Enzymausstattung dieses Organs, schneller als die Umsetzung von Glukose erfolgen [76]. Dies ist z. T. ursächlich für die diesem Substrat vorgeworfenen Nebenwirkungen verantwortlich. So bewirkt eine rasche Infusion von Fruktose durch die beschleunigte Phosphorylierung eine Abnahme energiereicher Phosphate in der Leber [40]. Gleichzeitig erfolgt ein vermehrter Abbau von Purinen, mit konsekutivem Anstieg der Harnsäurekonzentrationen im Blut [105].

Im Gegensatz zur Fruktose, die ein echtes Kohlenhydrat darstellt, ist Xylit ein 5wertiger Alkohol, der als natürliches Intermediärprodukt im Glukuronsäure-Xylulose-Zyklus vorkommt [281]. Diesem Substrat werden, ebenso wie der Fruktose, eine Reihe schwerwiegender Nebenwirkungen zugeschrieben, von denen Oxalose, Laktazidose, verstärkte Harnsäureproduktion und Abfall energiereicher Phosphate in der Leber die wichtigsten sind [86, 226, 257].

Die besondere Bedeutung der Nichtglukosekohlenhydrate Fruktose und Xylit besteht darin, daß sie auch in Stoffwechselsituationen herabgesetzter Insulinwirksamkeit und verminderter Glukoseutilisationsmöglichkeit insulinunabhängig von der Leber aufgenommen und in den hepatischen Glukosestoffwechsel eingeschleust werden [158, 255]. Im Gegensatz zur Glukose, die im Postaggressionsstoffwechsel nicht von der Leber aufgenommen wird [187], können die Zuckeraustauschstoffe offensichtlich anstelle der Aminosäuren in die Glukoneogenese einfließen [75], die, hormonell gesteuert, unabhängig von der exogenen Substratzufuhr abläuft [299] und so einen stickstoffsparenden Effekt ausüben. Dies führt z. B. in Gruppe II (unter reiner Kohlenhydratsubstitution) zu einer deutlichen Reduktion der Harnstoffproduktionsrate. Dabei scheinen die Nichtglukosekohlenhydrate mit der Menge der im Blut angebotenen Aminosäuren um den Eintritt in die Glukoneogenese zu konkurrieren. Wie die Umsatzberechnungen der Substrate zeigen, ist der Anteil der Aminosäuren an der Glukoneogenese bei gleichbleibendem Kohlenhydratangebot um so größer, je höher die Gesamtkonzentration der Aminosäuren im Plasma ist, d. h. je mehr Aminosäuren parenteral zugeführt werden.

Neben diesen, im posttraumatischen Stoffwechsel deutlich überwiegenden proteinprotektiven Wirkungen der Nichtglukosekohlenhydrate gegenüber Glukose steht die Eigenschaft der Zuckeraustauschstoffe, daß sie auch im Postaggressionsstoffwechsel nur zu einer – im Vergleich zur Glukose – geringfügigen Erhöhung der Blutglukosekonzentration beitragen. Obwohl die Nichtglukosekohlenhydrate allesamt Präkursoren der Glukose sind [112], verläuft ihre Umwandlung in Glukose so protrahiert, daß trotz veränderter Glukoseutilisation insgesamt nur geringe Steigerungen der primär erhöhten Blutglukosekonzentrationen zu beobachten sind [104]. Diese Tatsache wird dadurch unterstrichen, daß bei den Polytraumatisierten unter Zufuhr einer Kohlenhydratmischlösung, die Glukose, Fruktose und Xylit im Verhältnis 1 : 2 : 1 enthielt, in keinem Falle ein längerdauernder Anstieg der Blutglukose über 250 mg% (13,9 mmol/l) erfolgte, der eine Insulinapplikation erforderlich gemacht hätte. Diese Beobachtung steht in gutem Einklang mit Berichten in der Literatur, die unter Anwendung von Zucker-

Tabelle 49. Berechneter Kohlenhydratumsatz [g]

	2. Tag	3. Tag	4. Tag	Summe 2.–4. Tag
Gruppe II				
KH-Zufuhr	714	701	666	2081
KH-Oxidation[a]	413	424	446	1238
KH-Ausfuhr	21	26	22	69
KH-Bilanz	280	251	198	774
Gruppe III				
KH-Zufuhr	556	653	731	1940
KH-Oxidation[a]	400	542	544	1486
KH-Ausfuhr	20	21	20	61
KH-Bilanz	136	90	167	393
Gruppe IV				
KH-Zufuhr	620	610	620	1850
KH-Oxidation[a]	487	513	463	1463
KH-Ausfuhr	13	16	13	42
KH-Bilanz	120	81	144	345

[a] aus dem Gaswechsel berechnet

Mittelwerte

austauschstoffen bzw. Kohlenhydratmischlösungen der genannten Form eine deutliche Reduktion der Häufigkeit der Insulinapplikation im Vergleich zu einer äquikalorischen Glukosezufuhr sahen [107]. Darüber hinaus führt die gleichzeitige Applikation von Nichtglukosekohlenhydraten und Glukose zu einer Erhöhung der Glukoseverwertung [205].

Da die Dosierung der Zuckeraustauschstoffe Fruktose und Xylit in den Gruppen II–IV deutlich unter den in der Literatur mitgeteilten maximalen Umsatzraten lag [24], bildete sich sowohl für Fruktose als auch für Xylit eine Steady-state-Konzentration im Blut aus. Auch im Vergleich mit den von Berg et al. mitgeteilten maximalen Dosierungsraten, die, neben Bässler [24], die von uns eingesetzte Kohlenhydratmischlösung wohl am ausführlichsten untersucht haben, ergaben sich bei einer umsatzorientierten Kohlenhydratzufuhr deutlich geringere Infusionsraten [31].

So betrug bei einem durchschnittlichen Körpergewicht von 75 kg die mittlere tägliche Gesamtkohlenhydratzufuhr 650 g, entsprechend einer stündlichen Zufuhrrate von 0,09 g/kg KG für Glukose und Xylit bzw. 0,18 g/kg KG für Fruktose. Unter dieser Dosierung konnten bei dem untersuchten Patientenkollektiv mit Ausnahme einer geringfügigen, klinisch nicht relevanten, persistierenden Laktatkonzentrationserhöhung im Plasma keine der in der Literatur angegebenen Nebenwirkungen beobachtet werden.

Die Ausscheidungsraten der zugeführten Kohlenhydrate entsprachen ebenfalls den in der Literatur mitgeteilten Befunden [182, 249]. Neben einer fast vollständigen Aufnahme von Glukose und Fruktose zeigte nur Xylit mit ca. 8% der Zufuhr eine relevante Verlustquote im Urin, wobei mit zunehmender Infusionsdauer durch Enzyminduktion noch eine weitere Verbesserung der Xylitbilanz erwartet werden kann [187]. Insgesamt lag die Kohlenhydrataufnahme bei 97,1%. Damit lagen die Retentionsraten für die jeweiligen Kohlenhydrate bei Verwendung der Mischlösung deutlich über den in der Literatur mitgeteilten Retentionsraten bei Verwendung entsprechender Monokohlenhydratlösungen in gleicher Konzentration [5, 153]. Allerdings ist dabei zu diskutieren, ob diese Kohlenhydratretention mit einer Verwertung gleichzusetzen ist. Hinweise dafür, daß, wie bereits von einigen Autoren vermutet, nur eine unvollständige oxidative Verstoffwechselung der Kohlenhydrate stattfindet [76, 299, 304], ergaben sich auch in dieser Studie (Tabelle 49) aus den mit Hilfe der Gaswechselmessungen berechneten Kohlenhydratumsätzen. So fand sich in der Bilanz eine durchschnittliche tägliche Kohlenhydratmenge von ca. 160 g in den Gruppen II–IV, über deren metabolisches Schicksal im Organismus mit den zur Anwendung kommenden Methoden keine Aussage möglich war. Auch die Tatsache, daß im posttraumatischen Zustand trotz gesteigerten Glukoseflows von der Leber zur Peripherie sowie erhöhtem, basalem Glukoseumsatz – ohne exogene Substratzufuhr – der RQ um 0,7 lag, unterstreicht die Hypothese einer posttraumatisch vermehrten Einschleusung von Kohlenhydraten in „nichtoxidative Prozesse" [16, 121].

4.3 Hormone

Der Organismus reagiert auf Streßeinflüsse, wie sie z. B. schwere Verletzungen darstellen, mit einer charakteristischen, in Form einer Reaktionskette ablaufenden, neuroendokrinen Antwort, die zu erheblichen, typischen Veränderungen des physiologischen Hormon- und Substratprofils führen [93, 121, 299]. Diese neuroendokrinen Aktivitäten sind Bestandteil des „Überlebensmechanismus", der eine akute Sicherung der Energieversorgung lebenswichtiger Organsysteme zum Ziel hat, selbst wenn dies z. T. auf Kosten der körpereigenen Substanz geht. In ihrer Wirkung auf den Stoffwechsel sind dabei nicht nur die Absolutkonzentrationen der „Einzelhormone" entscheidend, sondern ebenso die Relation der Hormone untereinander [194, 299]. Dies wird insbesondere am Einfluß der Hormone auf den Kohlenhydratstoffwechsel deutlich [113]. Ausgelöst durch das Trauma kommt es über humorale Mediatoren und afferente nervale Impulse zu einer Steigerung hypothalamischer und sympathischer Aktivität [230].

Dies führt zu einem sofortigen Anstieg der Noradrenalinkonzentration im Serum, der bereits am Unfallort nachweisbar ist [261]. Mit einer kurzen zeitlichen Verzögerung kommt es ebenfalls zu einer vermehrten Ausschüttung von Adrenalin [261, 264]. Dieser Anstieg in der Katecholaminsekretion ist als Hauptursache für den gesteigerten posttraumatischen Energieumsatz anzusehen.

4.3.1 Kortisol

Parallel dazu kommt es zu einem raschen Anstieg der Plasmakortisolkonzentrationen, die bereits wenige Stunden nach dem Trauma ihr Maximum erreichen [93, 127, 222]. Dabei scheint die Höhe der Ausschüttung und die Dauer der Konzentrationserhöhung – ebenso wie bei den Katecholaminen – von dem Ausmaß der Verletzungen abhängig zu sein [212].

Kortisol übt eine Reihe von Einflüssen auf den Stoffwechsel aus, so fördert es die Glukoneogenese, führt zu einer Mobilisierung von Aminosäuren und ruft Veränderungen im Fettstoffwechsel durch Unterstützung der Lipolyse und der katecholaminstimulierten Glykogenmobilisation hervor [299]. Glukokortikoide gelten als sog. „permissive hormones", d. h., sie ermöglichen oder unterstützen bzw. potenzieren die Wirkung anderer „Streßhormone" [299].

Im Gegensatz zu den hier dargestellten Literaturbefunden blieben die Plasmakortisolkonzentrationen bei den untersuchten Polytraumatisierten im unteren Referenzbereich. Eine Erklärung dafür ist die bei ca. 50% der Patienten zur Anwendung gekommene, hochdosierte Betamethason-Therapie, die, wie Abb. 19b (S. 57) zeigt, erwartungsgemäß zu einer fast vollständigen Blockierung der endogenen Kortisolfreisetzung aus der Nebennierenrinde führt.

Unabhängig davon lagen jedoch auch die Kortisolkonzentrationen der Patienten ohne Betamethason-Applikation im Verhältnis zu den in der Literatur mitgeteilten Werten deutlich niedriger. Bekanntermaßen ist die Plasmakortisolkonzentration starken tagesrhythmischen Schwankungen unterworfen, wobei gegen 8.00 Uhr morgens die höchsten und gegen Nachmittag die niedrigsten Konzentrationen gemessen wurden [191]. Unter der Annahme, daß auch beim Polytraumatisierten dieser zirkardiane Kortisolrhythmus erhalten bleibt, sind die zum Zeitpunkt der Blutentnahme, die zwischen 11.00 Uhr und 12.00 Uhr am Vormittag lag, gemessenen Kortisolkonzentrationen im Median zwischen 10–11 μg/100 ml durchaus als erhöht anzusehen.

Darüber hinaus könnte die regelmäßige Sedierung und Analgesie mit Opioiden einen dämpfenden Effekt auf den Sympathikus ausüben und so zu einer, trotz der erheblichen Traumatisierung, relativ mäßigen Kortisolausschüttung beitragen.

4.3.2 Insulin, C-Peptid

Insulin, Glukagon und Schilddrüsenhormone werden von Moore als „energy-converting hormones" zusammengefaßt [212], welches ihre gemeinsame Aufgabe im Stoffwechsel wohl mit am besten beschreibt.

Insulin, das im Gegensatz zu den anderen Hormonen „anabol" wirkt, wird in den β-Zellen des Pankreas gebildet. Nach Abspaltung des sog. C-Peptids entsteht aus dem Proinsulin das hormonell aktive Insulin. Von dem in die Pfortader sezernierten Insulin werden bei der Leberpassage – je nach Stoffwechselsituation – zwischen 25 und 60% abgebaut [26]. Die im Plasma des peripheren Blutes nachweisbare Insulinmenge ist daher eine Funktion der Höhe der Insulinfreisetzung sowie des Abbaugrades in der Leber. Um Aussagen über die ins Pfortaderblut abgegebene Insulinmenge machen zu können, kann man sich der Bestimmung des C-Peptides bedienen, das in äquimolaren Mengen von der Bauchspeicheldrüse abgegeben wird [27, 229].

Während in der Literatur für Glukagon einheitlich persistierende, erhöhte Plasmakonzentrationen über mehrere Tage posttraumatisch beschrieben werden [168, 194, 241], sind die bezüglich der Plasmainsulinkonzentrationen mitgeteilten Ergebnisse sehr uneinheitlich. Sie reichen von deutlich erhöht [123, 193, 237] über nahezu unverändert [261, 299] bis deutlich erniedrigt [10, 25, 274]. Unabhängig von den angegebenen unterschiedlichen Insulinkonzentrationen im Blut ist man sich jedoch darüber einig, daß posttraumatisch eine herabgesetzte Insulinwirksamkeit besteht, die durch ein deutliches Überwiegen insulinantagonistischer Faktoren ausgelöst wird.

Bei der Interpretation der Befunde muß sowohl der zeitliche Faktor als auch die begleitende Therapie mit in Betracht gezogen werden. Unmittelbar nach dem Trauma bzw. während eines operativen Eingriffes kommt es unter der überwiegenden Katecholaminaktivität zu einer Hemmung der Insulinliberation [93, 121].

Diese Initialphase, die offenbar einige Stunden andauert, wird, wie auch die vorgelegten Befunde zum 1. Meßzeitpunkt nachweisen, von einer Periode gesteigerter Insulinsekretion gefolgt [12, 93]. Die Höhe der Insulinsekretion in dieser Phase wird dabei auch durch die Gabe von Kohlenhydraten mitbestimmt, da Insulin durchaus wieder stimulierbar ist, wie die auf Kohlenhydratbelastung ansteigenden Insulinkonzentrationen im Plasma und die dazu parallel verlaufenden C-Peptidkonzentrationen im Blut der Polytraumatisierten beweisen.

4.3.3 Glukagon

Ein weiteres für den Kohlenhydrat- und Eiweißstoffwechsel wichtiges Hormon ist das Glukagon, das ebenso wie Insulin im Pankreas gebildet wird. Im Gegensatz zu Insulin stellt Glukagon jedoch ein „kataboles" Hormon dar. Entsprechend den hier vorgestellten Ergebnissen werden auch in der Literatur einheitlich posttraumatisch persistierend erhöhte Glukagonkonzentrationen im Blut gefunden, die in ihrem Ausmaß absolut mit den beschriebenen Ergebnissen übereinstimmen [168, 194, 241]. Der Anstieg der Glukagonfreisetzung erfolgt mit einer Verzögerung von einigen Stunden nach dem Trauma [93] und bleibt, trotz Kohlenhydratapplikation und Hyperglykämie, kontinuierlich erhöht [299]. Der akute Glukagoneffekt besteht in einer Steigerung der Glykogenolyse und Glukoneogenese [75, 92], der offenbar noch die Wirkung der Katecholamine übersteigt. Auf diese Weise ist Glukagon mitverantwortlich für die posttraumatische Hyperglykämie. Glukagon übt, im Gegensatz zu Insulin, seine Hauptwirkung an der Leber aus und hat keinen Einfluß auf die Freisetzung von Aminosäuren aus der Muskulatur [99]. Anders wie beim Gesunden führt eine exogene Nährstoffzufuhr posttraumatisch nicht zu einer Beeinflussung der Plasmaglukagonkonzentration, ebenso bleibt bei persistierender Hyperglykämie auch ohne Substratapplikation die Hyperglukagonämie erhalten [288, 299].

Ein weiterer Ausdruck für das posttraumatisch veränderte Zusammenspiel der insbesondere den Zucker- und Eiweißstoffwechsel regulierenden Hormone stellt der Insulin-Glukagon-Quotient dar [288]. Im Postaggressionsstoffwechsel kommt es zu einer charakteristischen Verschiebung der molaren Relationen zwischen Insulin und Glukagon [194, 254, 299], wobei nach Unger ein Wert über 5 ein Hinweis für ein Überwiegen anaboler und proteinprotektiver Zustände ist. Werte unter 3 deuten hingegen auf ein relatives Übergewicht von Glukagon hin und sind in der Regel mit einer gesteigerten Glykogenolyse und Glukoneogenese sowie verstärkter Harnstoffproduktion verbunden. Unter diesen Aspekten wiesen nur die Patienten der Gruppe III am 3. posttraumatischen Tag einen Medianwert auf, der eindeutig über 5 lag. Ansonsten unterstützt auch der Insulin-Glukagon-Quotient die berechtigte Annahme, daß auch in den Gruppen mit exogener Nährstoffzufuhr in der frühen posttraumatischen Phase, substanzabbauende Vorgänge gegenüber parallel verlaufenden Syntheseleistungen überwiegen. Unter diesen Aspekten sind Werte des Insulin-Glukagon-Quotienten unter 5 ein weiterer Hinweis für eine, trotz Kohlenhydratstimulation, inadäquate Insulinsekretion.

4.3.4 Schilddrüsenhormone

Die Bedeutung der Schilddrüsenhormone für den Erwachsenen ist hauptsächlich durch die Beeinflussung des Protein- und Energiestoffwechsels geprägt [212]. So galt die Messung des Grundumsatzes noch vor nicht allzu langer Zeit als wichtiges Diagnostikum zur Beurteilung der Schilddrüsenfunktion.

Nachdem eine deutliche Steigerung des Energieumsatzes zu den typischen Veränderungen des posttraumatischen Stoffwechsels zählt, besteht die Frage, welchen Anteil die Schilddrüsenhormone an diesem Geschehen haben. Einen entscheidenden Einfluß auf die Aktivität der Schilddrüsenhormone übt bei Gesunden die Ernährung aus. So kommt es im Hungerzustand – parallel zur Abnahme des Grundumsatzes – zu einem abrupten Abfall des metabolisch aktiven Trijodthyronins (T_3) im Plasma, während simultan dazu die inaktive Komponente der Schilddrüsenhormone, das sog. rT_3, ansteigt [271]. Die Thyroxinkonzentrationen (T_4) hingegen zeigten keine Veränderungen [163]. Kinetische Studien konnten nachweisen, daß dabei der Abfall von T_3 durch eine herabgesetzte Umwandlung aus T_4 in der Peripherie hervorgerufen wurde, wohingegen der reziproke Anstieg der rT_3-Konzentrationen im Blut durch eine herabgesetzte Abbaurate bedingt war [163].

Eine Zufuhr von Nährstoffen, insbesondere von Kohlenhydraten, führt zu einer Umkehr dieser Effekte beim Gesunden und zu einer Steigerung der Thermogenese [71]. Gleichartige Veränderungen wie im Hungerstoffwechsel wurden auch nach Streß und Trauma beobachtet [32, 51, 52, 60, 277]. Diese Ergebnisse stehen in gutem Einklang mit den an den Polytraumatisierten erhobenen Befunden. Ebenso wie in der Literatur angegeben, fanden sich normale bis leicht erniedrigte Konzentrationen des Gesamtthyroxins im Plasma.

Gleichzeitig bestanden deutlich erniedrigte T_3-Plasmakonzentrationen sowie reziprok auf ca. das Doppelte erhöhte rT_3-Plasmakonzentrationen. Im Gegensatz zum gesunden, nichttraumatisierten Organismus waren diese Befunde jedoch nicht durch eine Kohlenhydratzufuhr zu beeinflussen, ein Ergebnis, das durch die Mitteilung von Goode et al. bestätigt wird, der postoperativ ebenfalls einen Abfall des T_3/rT_3-Quotienten findet [131].

Ebenso wie eine Nährstoffzufuhr führte auch eine hochdosierte Kortikosteroidtherapie zu keinem meßbaren Unterschied in den Plasmakonzentrationen der Schilddrüsenhormone, wie sie in der Literatur beschrieben werden. Dies widerspricht der Annahme, daß die Veränderungen im Verhältnis von T_3 und rT_3 durch die posttraumatisch verstärkte Kortisolfreisetzung hervorgerufen sein könnte [61], zumal auch die Arbeitsgruppe um Brandt et al. zeigen konnte, daß die unter Epiduralanästhesie perioperativ ausbleibende Kortisolreaktion keinen Einfluß auf das Verhalten von T_3 und rT_3 hatte [41].

Entsprechend den hier vorgelegten Befunden kann die posttraumatisch gesteigerte metabolische Aktivität und der erhöhte Energieumsatz nicht auf eine verstärkte Freisetzung der Schilddrüsenhormone zurückgeführt werden. Es ergeben sich im Gegenteil Hinweise dafür, daß die nach schweren Verletzungen auftretenden, charakteristischen Veränderungen in den Konzentrationsverhältnissen zwischen stoffwechselaktiven und stoffwechselinaktiven Hormonkomponenten der Schilddrüse Ausdruck einer sinnvollen Gegenregulation des Organismus sind.

Dem entspricht auch, daß der Anstieg des Energieumsatzes, trotz der Schwere der Verletzungen, relativ niedrig war (s. Abb. 51, S. 105).

4.4 Proteine

Der Proteinstoffwechsel wird, ebenso wie der Kohlenhydrat- und Fettstoffwechsel, im Rahmen der posttraumatischen Umstellungsreaktionen in entscheidender Weise mitbetroffen. Induziert durch ein charakteristisch verändertes Hormonmilieu stehen – ohne adäquate äußere Substratzufuhr – die katabolen Streßfolgen absolut im Vordergrund [175].

Im Erwachsenenorganismus halten sich aufbauende und abbauende Prozesse in der Regel die Waage, d. h., die Körpersubstanz, ausgedrückt durch das Gewicht, bleibt konstant. Bilanzuntersuchungen und Vergleiche mit der Umsatzrate für Protein ergaben weiterhin, daß ein Großteil des abgebauten Proteins nicht ausgeschieden, sondern wieder in verschiedene Stoffwechselwege eingeschleust und „reutilisiert" wurde. Dabei stellt der sog. „protein turnover" bzw. die Erneuerung der Proteine nach Wannemacher das Resultat der folgenden Reaktionen dar [291]:

1. Zerfall von Zellen mit fixierter Lebensdauer,
2. Abbau von Gewebeproteinen in zufälliger Reihenfolge,
3. Abbau von Protein, das an anderer Stelle des Organismus für Syntheseleistungen wieder verwendet wird.

Für jede längerdauernde Periode eingeschränkter oder aufgehobener Nährstoffzufuhr ist der Organismus mit einer Reihe von Mechanismen ausgerüstet, die der Konservierung körpereigenen Proteins dienen. Dies sind Herabsetzung der Proteinsynthese in der Peripherie, Verminderung der Syntheserate aminosäurenabbauender Enzyme sowie verstärkte Utilisation von Ketonkörpern und Fettsäuren anstelle von Glukose, um Aminosäuren in der Glukoneogenese einzusparen [291].

Die Hauptadaptationsmechanismen des Organismus, die während längerfristiger Nahrungskarenz der Einsparung von Aminosäuren dienen sollen, kommen bei einem zusätzlichen Streß infolge von Trauma oder Infektion möglicherweise jedoch nicht zum Tragen, da für den erhöhten Energiebedarf vermehrt Aminosäuren in die Glukoneogenese einfließen und Syntheseleistungen für Wundheilung und Immunabwehr erforderlich sind [291].

Die quantitative Regulation der Proteinsynthese selbst erfolgt hauptsächlich auf 2 verschiedenen Wegen, entweder durch Änderung der Zahl der Zellen, die ein spezifisches Protein produzieren, oder durch die Variation der Menge des pro Zeiteinheit von der Einzelzelle gebildeten Proteins [292]. Limitierende Faktoren können dabei u. a. das Angebot von Aminosäuren bzw. ggf. auch einer einzelnen Aminosäure sein sowie die Verfügbarkeit energiereicher Phosphatverbindungen. Daher sind Proteinabbau und Proteinsynthese u. a. auch als Funktion der Qualität und Quantität des Nährstoffangebotes und der daraus resultierenden Auswirkungen auf die hormonelle Steuerung anzusehen.

Eine alleinige, energetisch ausreichende Zufuhr von Kohlenhydraten wie in Gruppe II wird vom Organismus kompensatorisch mit einer Reduktion von Enzymen beantwortet, die am Aminosäurenabbau in der Leber beteiligt sind [171]. Parallel dazu kommt es zu einer Reduktion in der Syntheserate der Skelettmuskulatur, die hauptsächlich die kontraktilen Strukturen betrifft. Diese Mechanismen führen zu einer schnellen Abnahme des Proteingehaltes der Leber sowie zu einem protrahierten Proteinverlust der Skelettmuskulatur [293].

Unter absoluter Nahrungskarenz kommt es in den ersten 24 Stunden zu einer Proteinbeteiligung am Energieumsatz, die nach Literaturangaben ca. 20% ausmacht. Dies entspricht grob gerechnet ca. 100 g Protein und stellt damit ca. 1/3 des Gesamttagesumsatzes eines Erwachsenen dar [54].

Es sollte an dieser Stelle betont werden, daß die Begriffe Anabolie und Katabolie nur die Nettobilanz simultan ablaufender Synthese- und Abbauvorgänge widerspiegeln. Zwar führen die Hormonumstellungen nach Streß und Trauma insgesamt einerseits zu einem vermehrten Abbau von Protein und damit zu erheblichen Proteinverlusten durch eine, wie gezeigt werden konnte, verstärkte Beteiligung von Aminosäuren an der Energiebereitstellung, andererseits jedoch werden Aminosäuren in dieser Situation in verstärktem Maße zur Synthese sog. Akutphaseproteine, für die Immunabwehr sowie zur Wundheilung und zum Blutzellenersatz herangezogen.

Da der Organismus offensichtlich auch während scheinbar absolut „kataboler Stoffwechselsituationen" in der Lage ist, wichtige Syntheseleistungen zu erbringen, und es ohne Zufuhr exogener Substrate sehr rasch zu einem Abfall des körpereigenen Proteinbestandes kommt, sollte eine adäquate exogene Nährstoffsubstitution auch in dieser Phase erfolgen.

4.4.1 Gesamteiweiß

Entsprechend den in der Literatur mitgeteilten Ergebnissen, kommt es bereits unmittelbar posttraumatisch zu einem deutlichen Abfall der Gesamteiweißkonzentration im Plasma, die mit der Schwere des Traumas korreliert [261, 290].

4.4.2 Albumin

Im Gegensatz zum Gesamteiweiß fallen die Albuminkonzentrationen, die sich, ebenso wie bei den von Sefrin [261] mitgeteilten Ergebnissen, kurze Zeit nach dem Unfallereignis noch im Referenzbereich befanden, kontinuierlich weiter ab, ohne daß ein Einfluß der parenteralen Ernährung sichtbar wäre.

Verglichen mit den in der Literatur dargestellten Ergebnissen, die unter ähnlichen Bedingungen gewonnen wurden, ist wiederholt ebenfalls ein Absinken der Albuminkonzentrationen nach Trauma im Blut beschrieben worden, die durch eine parenterale Ernährung nicht zu beeinflussen waren [126, 168, 196].

Trotz deutlicher Verbesserung der Stickstoffbilanz, die als Maß für die Effektivität einer Ernährungstherapie praktisch in der gesamten Literatur seit Jahren verwendet wird, kann zumindest in der frühen posttraumatischen Phase eine Nährstoffzufuhr einen deutlichen Abfall der Plasmaalbuminkonzentration nicht verhindern. Die Ursachen hierfür sind mannigfaltig und stellen die Resultante sich gegenseitig summierender Einflüsse dar. So ist Plasmaalbumin als direkt verfügbare Proteinquelle besonders von den sofort posttraumatisch einsetzenden, katabolen Umstellungsreaktionen betroffen [100].

Eine unmittelbar nach dem Unfallereignis begonnene Infusionstherapie, verbunden mit akuten Blutverlusten, führt ebenso wie die einsetzende „Kompartimentation", bei der es zu einer Verschiebung von intravaskulär vorhandenem Albumin in den extravasalen Raum kommt, zu einem zusätzlichen Absinken der Plasmaalbuminkonzentrationen [172, 263].

4.4.3 Kurzlebige Plasmaproteine

Präalbumin, Cholinesterase und Transferrin zählen aufgrund ihrer verhältnismäßig kurzen Halbwertszeiten zu den sog. kurzlebigen Plasmaproteinen (Präalbumin 1,9 Tage, Cholinesterase ca. 1 Tag, Transferrin etwa 8 Tage). Wegen dieser Eigenschaft werden diese Proteine in der Literatur häufig als Parameter zur frühzeitigen Erkennung von Proteinmangelzuständen sowie zur Effizienzbeurteilung von Ernährungsbehandlungen herangezogen [37, 196, 307]. Von Präalbumin, das neben α-Globulinen für den Transport der Schilddrüsenhormone im Organismus verwendet wird, ist bekannt, daß es nach Trauma und Streß rapide abfällt. Das gleiche gilt für die sog. Cholin- oder Pseudocholinesterase, die eine schlecht definierte Gruppe organische Esterverbindungen spaltender Enzyme beschreibt [172]. Auch für das Transferrin, das im Eisenstoffwechsel als Transportglobulin Bedeutung besitzt, wird in der Literatur ein ähnliches Verhalten beschrieben [152, 196, 314]. Im Prinzip müssen für die kurzlebigen Plasmaproteine die gleichen Überlegungen wie für das Plasmaalbumin gelten, wobei der traumabedingte „eiweißkatabole" Einfluß durch die relativ kurzen Halbwertszeiten dieser Proteine – im Vergleich zu anderen Eiweißkörpern – bei Präalbumin, Cholinesterase und Transferrin besonders schnell zur Auswirkung kommt.

Da sich bei den untersuchten Polytraumatisierten keine Hinweise für ein bereits vor dem Trauma bestehendes Ernährungsdefizit ergaben, können die Veränderungen der kurzlebigen Plasmaproteine als direkte Traumafolge angesehen werden, wobei die ermittelten Daten durch Mitteilungen in der Literatur bestätigt werden. Ein direkter Wiederanstieg der Plasmakonzentrationen dieser Proteine, wie er bei gesunden, fastenden Versuchspersonen unmittelbar nach dem Einsetzen der Nährstoffzufuhr erfolgt [152], wird dabei offensichtlich durch die posttraumatische Gesamtstoffwechselumstellung im Organismus verhindert. So fanden Gofferje u. Maintz [129] sowie Herold et al. [151] selbst nach kleinen und mittleren chirurgischen Eingriffen einen kontinuierlichen Abfall der Konzentrationen von Präalbumin und Transferrin im Blut bis zum 4. posttraumatischen Tag, obwohl diese Patienten parenteral ernährt wurden [129, 208].

Der Effekt einer Ernährungsbehandlung auf diese Proteine tritt dabei offenbar um so mehr in den Hintergrund, je ausgeprägter die Schwere der Verletzungen bzw. die Größe des operativen Eingriffs ist. Dies erklärt, daß bei den Polytraumatisierten keine Unterschiede dieser Kenngrößen zwischen den mit differenten Infusions- und Ernährungsregimen behandelten Patienten sichtbar wurden. Möglicherweise ist die Synthese dieser Plasmaproteine für einige Tage posttraumatisch als Folge der hohen Katecholamin- und Glukagonspiegel zugunsten der in dieser Phase stark erhöhten Synthese der Akutphaseproteine unterbunden [168, 263]. Der von Shenkin et al. weiterhin vermutete Einfluß eines zu geringen Angebotes einiger Aminosäuren an die Leber erscheint in diesem Zusammenhang unwahrscheinlich, da auch ein erhöhtes Angebot von Aminosäuren (Gruppe III und IV) zu keinen Veränderungen der Plasmakonzentrationen der kurzlebigen Proteine führte, obwohl, wie von Hartig nachgewiesen, auch in dieser Phase eine erhebliche Eiweißsynthese stattfindet [144, 145].

Präalbumin, Cholinesterase und Transferrin scheinen daher zur Effizienzbeurteilung einer Ernährungstherapie bei Polytraumatisierten, insbesondere in der frühen posttraumatischen Phase, ungeeignet.

4.4.4 Gesamtstickstoffausscheidung, Harnstoff-Stickstoffausscheidung, tägliche Stickstoffbilanz und kumulative Stickstoffbilanz

Neben der Hyperglykämie stellt eine stark gesteigerte Stickstoffausscheidung im Urin ein weiteres charakteristisches klinisches Symptom des Postaggressionsstoffwechsels dar. Die Höhe der Stickstoffverluste korreliert dabei positiv mit der Schwere des Streßzustandes [137, 175, 291, 299] und folgt, bedingt durch den Ablauf der hormonellen Umstellungen, einem typischen zeitlichen Muster, wobei die maximalen Stickstoffausscheidungsraten in der Regel zwischen dem 3. und 5. posttraumatischen Tag auftreten. Bevor dieser „Gipfel" der Katabolie nicht überschritten ist, ist es offenbar nicht möglich, durch Zufuhr von Nährstoffsubstraten eine ausgeglichene Stickstoffbilanz zu erreichen [156, 299].

Ein Rückgang der Stickstoffausscheidungsrate und eine deutliche Zunahme in der Verbesserung der Stickstoffbilanz im Rahmen einer Ernährungstherapie sind als Zeichen eines sich normalisierenden Stoffwechsels anzusehen („turning point“) und zeigen die Beendigung der kritischen ersten posttraumatischen Phase an [211, 212]. Besonders hohe Stickstoffverluste sind bei Polytraumatisierten zu erwarten; so werden z. T. Stickstoffverluste von über 40 g/Tag beschrieben [137, 248, 249]. Damit liegen diese Stickstoffverlustraten deutlich über den vor Jahren von Cuthbertson u. Moore mitgeteilten, maximalen Stickstoffverlusten von 20–30 g/Tag [65, 67, 68, 211]. So paradox dies zunächst auf den ersten Blick aussehen mag, so unterstreicht diese Tatsache die Erkenntnis, daß in den letzten Jahren erhebliche Verbesserungen in der Erstversorgung schwerstverletzter Patienten stattgefunden haben.

Parallel zu den verstärkten Stickstoffausscheidungsraten kommt es zu erhöhten Verlusten von Mineralien, wie Schwefel, Phosphor, Kalium, Magnesium und Zink, sowie von Kreatinin als Zeichen eines gesteigerten Abbaues zellulärer Strukturen [67, 291].

Abgesehen von Verbrennungen mit großen Wundflächen, bei denen die Stickstoffverluste über die offenen Verletzungen bis zu 25% der Gesamtstickstoffverluste ausmachen können [268], spielen bei anderen Traumen Proteinverluste über Wunden nur eine untergeordnete Rolle [299]. Bereits Cuthbertson stellte fest, daß die posttraumatisch gesteigerten Proteinverluste überwiegend durch systemische Veränderungen des Proteinstoffwechsels hervorgerufen werden und nicht aus dem eigentlichen Verletzungsgebiet stammen [67]. Entsprechend diesen bereits seit langem bekannten typischen Veränderungen zeigte auch das untersuchte Kollektiv polytraumatisierter Intensivpatienten eine deutlich gesteigerte Stickstoffausscheidung, die, ungeachtet der jeweiligen Infusions- und Ernährungstherapie, im Mittel bei 20,4 g/Tag lag. Der Harnstoff-Stickstoff-Anteil betrug im Mittel 17,7 g/Tag und lag dabei mit 86,6% gleichfalls in der in der Literatur angegebenen Größenordnung, wobei nach Wilmore die erhöhte Gesamtstickstoffausscheidung hauptsächlich durch einen vermehrten Anteil von Harnstoff hervorgerufen wird, der in der Regel bei Polytraumatisierten zwischen 80 und 90% der Gesamtstickstoffausscheidung im Urin ausmacht [299].

Die posttraumatische Hormonkonstellation fördert die Glukoseneubildung aus Aminosäuren, u. a. durch die Steigerung der Enzymaktivitäten der Pyruvatkarboxylase und Phosphenolpyruvatkarboxylase, die ihrerseits zu einer vermehrten Einschleusung von C-3-Bruchstücken in die Glukoneogenese führen [299].

Da das Ausmaß der Glukoneogenese also streng mit der Harnstoffbildungsrate korreliert, spiegeln Veränderungen der Harnstoffproduktion eine Veränderung des Anteils der Aminosäuren an der Glukoneogenese wider [299].

Die, trotz der erheblichen Verletzungen, niedrigen Stickstoffverluste im Vergleich zu früher mitgeteilten Beobachtungen sowie die relativ geringen Steigerungen der metabolischen Aktivität sind höchstwahrscheinlich durch die bereits am Unfallort einsetzende, moderne Intensivtherapie begründet, die offensichtlich zu einer erheblichen Reduzierung der traumatisch ausgelösten Streßsituation beiträgt – ein Trend, der sich auch eindeutig in der neueren Literatur erkennen läßt [261].

4.4.5 Stickstoffbilanz

Obwohl vielfach kritisiert, da sie keine Aussagen bezüglich der tatsächlich anabolen Verwertung der zugeführten Proteinbausteine zuläßt, stellt die Stickstoffbilanz, d. h. die Differenz zwischen Zu- und Ausfuhr von Stickstoffträgern, nach wie vor einen der wichtigsten klinischen Parameter zur Beschreibung des Proteinstatus dar [3, 73] und fehlt daher praktisch in keiner Studie, die sich mit den Auswirkungen von Diäten nach Streß und Trauma auf den Proteinstoffwechsel befaßt [6].

Während die zugeführte Stickstoffmenge meist einfach zu bestimmen ist, ist der absolute Stickstoffverlust in der Regel nur abschätzend zu beurteilen, da Stickstoffverluste über Wundflächen, Fisteln, Sonden oder Drainagen nur schwer vollständig zu erfassen sind. Stickstoffverluste über die Haut und durch den Stuhl können gemäß Literaturangaben, sofern keine ausgeprägte Diarrhö besteht, überschlagsmäßig mit ca. 2 g/Tag angesetzt werden [299]. Für die genaue Ermittlung der Stickstoffbilanz sollten zusätzliche Veränderungen im Gesamtharnstoffgehalt des Organismus während der Untersuchungszeit Berücksichtigung finden.

Unter Einbeziehung der Veränderungen im endogenen Harnstoffpool des Organismus sowie unter Berücksichtigung eines obligatorischen Stickstoffverlustes von 2 g über Haut und Magen-Darm-Trakt ergaben sich erwartungsgemäß deutlich negative Stickstoffbilanzen in den Gruppen I und II, wobei infolge des stickstoffsparenden Effektes der Kohlenhydrate die durchschnittlichen täglichen Stickstoffverluste in Gruppe II um ca. 2,5 g niedriger lagen.

Unter einer am O_2-Verbrauch orientierten Kohlenhydratzufuhr bei gleichzeitiger Applikation von 1 g Aminosäuren/kg KG und Tag kam es zu einer deutlichen Verbesserung der Stickstoffbilanz. Die Substitution von 2 g Aminosäuren/kg KG und Tag konnte sogar eine nahezu ausgeglichene kumulative Stickstoffbilanz erreichen, ohne daß es gleichzeitig zu einem Anstieg der Plasmaharnstoffkonzentrationen über den physiologischen Referenzbereich hinaus kam. Allerdings lagen die Plasmaharnstoffkonzentrationen am 3. und 4. posttraumatischen Tag in Gruppe IV bereits signifikant über den Plasmaharnstoffkonzentrationen in den Gruppen II und III. Zusammen mit einer ebenfalls deutlich gesteigerten Harnstoffproduktionsrate kann dies als Hinweis auf eine zunehmende Harnstoffbelastung des Organismus gewertet werden, die, wie eigene Untersuchungen gezeigt haben, bei einer Zufuhr von 3 g Aminosäuren/kg KG und Tag die Kompensationsbreite des Polytraumatisierten häufig bereits überschreitet [248].

4.4.6 Harnstoffproduktionsrate

Neben der Stickstoffbilanz wird in der Literatur zunehmend die sog. Harnstoffproduktionsrate zur Beschreibung des Proteinstoffwechsels mit herangezogen [239, 310].

Während in Gruppe I ca. 21% des berechneten Energieumsatzes aus der Verbrennung körpereigenen Proteins stammten, betrug der Anteil endogenen Eiweißes an der Energiegewinnung unter umsatzorientierter Kohlenhydratzufuhr in Gruppe II nur noch 12%. Diese Befunde stimmen mit den von Duke et al. mitgeteilten Ergebnissen überein, die eine posttraumatische Proteinbeteiligung an der Energiebildung zwischen 15 und 20% nachweisen konnten [88].

Dieser Effekt wird offenbar durch eine reduzierte Harnstoffbildungsrate in der Leber bei gleichzeitig verminderten Aktivitäten aminosäurenabbauender Enzyme in der Leber hervorgerufen [219].

Aus der Tatsache, daß sich die Gesamtkonzentration der freien Aminosäuren im Plasma unter Kohlenhydratzufuhr dabei nicht änderte, schließen die gleichen Autoren darauf, daß das Angebot an Aminosäuren nur eine untergeordnete Rolle für die Harnstoffbildung in der Leber spielt. Dem muß jedoch entgegengehalten werden, daß Plasmakonzentrationen alleine jedoch keine Aussagen über Umsätze zulassen, da sie lediglich einen Ausdruck der Bilanz zwischen ins Blut abgegebenen und vom Gewebe aufgenommenen Substratmengen darstellen.

Wie aus der Harnstoffproduktionsrate ersichtlich, führt eine zusätzliche Substitution von Aminosäuren auch bei einer energiedeckenden Kohlenhydratapplikation zu einer dosisabhängigen Zunahme der Harnstoffproduktionsrate, welches auf eine zunehmende Beteiligung der infundierten Aminosäuren an der Glukoneogenese hindeutet. Diese Annahme wird durch Literaturangaben gestützt, die in einer steigenden Proteinzufuhr eine zusätzliche Harnstoffbelastung des Organismus sehen [186, 248], die um so ausgeprägter ist, je weniger der Energieumsatz durch eine adäquate Zufuhr von Kohlenhydraten oder Fetten abgesichert ist.

Unter Zugrundelegung der Harnstoffproduktionsraten ergibt sich für die Höhe der Proteinbeteiligung an der Gesamtenergiegewinnung folgendes Bild:

Verglichen mit einer alleinigen Substitution von Wasser und Elektrolyten führt eine dem berechneten Umsatz entsprechende Kohlenhydratzufuhr zu einer durchschnittlichen täglichen Ersparnis von ca. 38 g körpereigenem Protein. Der verbleibende Anteil von Protein an der Energiegewinnung muß infolge der posttraumatisch veränderten Hormonsituation offenbar als obligat angesehen werden und ist nicht durch eine weitere Zufuhr von Kohlenhydraten zu verringern [248].

Eine zusätzliche Substitution von 1 g Aminosäuren/kg KG und Tag erhöht den Anteil der Aminosäuren an der Energiegewinnung von täglich ca. 77 g in Gruppe II auf durchschnittlich etwa 105 g/Tag, das sind, trotz rechnerisch ausgeglichener Energiezufuhr, nur ca. 10 g weniger als in Gruppe I. Dies wiederum bedeutet mit anderen Worten, daß täglich 28 g zusätzlich zu der als obligat anzusehenden Menge bzw. ca. 40% der zugeführten Aminosäuren anstelle von Kohlenhydraten in die Glukoneogenese eingeschleust werden und damit in die Harnstoffproduktionsrate fließen.

Bei Steigerung der Aminosäurenzufuhr auf 2 g Aminosäuren/kg KG und Tag erhöht sich der Anteil der Aminosäuren an der Harnstoffbildung im Mittel auf ca. 135 g/Tag. Verglichen mit Gruppe II stieg damit das Ausmaß der zur Harnstoffproduktion herangezogenen Aminosäuren um 58 g/Tag. Bei einer durchschnittlichen, täglichen Gesamtzufuhr von 150 g Aminosäuren wurden also, wie in Gruppe III, etwa 40% der zugeführten Aminosäuren für energetische Zwecke zusätzlich vom Organismus verwandt. Daraus resultiert unter anderem, daß die zur eigentlichen Proteinsynthese zur Verfügung stehenden Aminosäuren theoretisch nur maximal 60% der zugeführten Menge betragen können und daß mit steigendem Aminosäurenangebot eine proportionale Steigerung der Harnstoffproduktionsrate zu erwarten ist.

Führt man die gleichen Betrachtungen mit der zur Bestimmung der „anabolen Verwertungsrate" herangezogenen „kumulativen Stickstoffbilanz" durch [83], so ergibt sich gemessen an Gruppe I eine durchschnittliche Verwertungsrate der Aminosäuren von 79,9% in Gruppe III und 84,2% in Gruppe IV. Verglichen mit der Gruppe II sinkt die Stickstoffretentionsrate in Gruppe III auf 56,9% bzw. 73,5% in Gruppe IV (s. Tabelle 41, S. 68).

Je nach Berechnungsgrundlage ergaben sich also sehr unterschiedliche Aussagen bezüglich der möglichen anabolen Verwertung der zugeführten Aminosäuren.

Die Höhe der Retention des zugeführten Stickstoffes bzw. der Stickstoffverluste ist sowohl von dem Ernährungsstatus des Patienten als auch von der Schwere seiner Verletzungen abhängig [167, 299]. Übereinstimmend mit den von den Arbeitsgruppen um Dölp, Hartig und Löhlein mitgeteilten Utilisationsraten für im posttraumatischen Stoffwechsel zugeführte Aminosäuren, die zwischen 60 und 88% lagen [83, 144, 197], ergaben sich für das Kollektiv der Polytraumatisierten Stickstoffretentionsraten in etwa der gleichen Größenordnung. Dieses Ergebnis ist um so günstiger anzusehen, wenn man in Betracht zieht, daß diese Stickstoffretentionsraten an einem Kollektiv von Patienten mit schwersten Verletzungen und unter intensivmedizinischen Bedingungen erhoben wurden, während die zum Vergleich herangezogenen Patientengruppen aus der Literatur eine im Verhältnis dazu nur geringfügige Traumatisierung (Zustand nach kleinen bis mittleren chirurgischen Eingriffen) aufwiesen.

4.4.7 Kreatinin- und 3-Methylhistidinausscheidung im Urin

Trauma und Infektion sind in charakteristischer Weise mit deutlich gesteigerten Stickstoffverlusten verbunden. Die Frage, ob dieses Phänomen durch einen vermehrten Proteinabbau oder eine verminderte Eiweißsynthese hervorgerufen wird, wird in der Literatur uneinheitlich beantwortet [144, 212, 224, 299].

Stickstoffbilanzbetrachtungen, die seit Jahren zur Beschreibung des Proteinstatus herangezogen werden, können nur Auskunft über die Nettodifferenz zwischen Stickstoffzufuhr und Stickstoffverlusten geben, ohne daß sie definitive Rückschlüsse auf Abbau- oder Syntheseraten ermöglichen [265].

Auch die Harnstoffproduktionsrate erlaubt nur indirekte Aussagen über die Beteiligung von Proteinen an der Energiebereitstellung im Organismus und gibt weder Aufschluß über das Verhältnis von Proteinabbau zu Proteinsynthese noch über die Beteiligung der verschiedenen Organe am Energieumsatz.

Neuere Methoden, die in vermehrtem Umfange radioaktiv markierte Substanzen verwenden, wie z. B. ^{15}N-markierte Aminosäuren [114, 145, 208] oder $^{40}K^+$ [130] sowie die Anwendung der Neutronenaktivierungsanalyse [154], lassen zwar genauere Aussagen hinsichtlich der Zusammensetzung der Körpermasse sowie ihrer Beeinflussung durch Trauma und Ernährungstherapie möglich erscheinen, sind jedoch für die meisten klinischen Untersuchungen zu aufwendig und nur an wenigen Zentren durchführbar.

Eine Möglichkeit, insbesondere nähere Aussagen über den Proteinstoffwechsel in der Muskulatur zu erlangen, bieten die Bestimmungen der Kreatinin- und 3-Methylhistidinausscheidungen im Urin.

Bei normaler Nierenfunktion ist die tägliche Kreatininausscheidung proportional der Muskelmasse [108].

Rund 98% des Kreatinins sind im Organismus als Kreatininphosphat in der Muskulatur gebunden. Im Stoffwechselgleichgewicht, d. h. bei identischer Aufbau- und Abbaurate, werden infolge des natürlichen Umbaues der Muskulatur ca. 1–2% des Kreatinins freigesetzt und vollständig im Urin ausgeschieden. Unter Steady-state-Bedingungen und intakter Nierenfunktion ist die ausgeschiedene Kreatininmenge direkt proportional der Muskelmasse. Nach Graystone entsprechen dabei 1 g tägliche Kreatininausscheidung (8,84 mmol) 20 kg Muskulatur [192]. Zur Beurteilung schneller Veränderungen im Proteinstoffwechsel, wie sie z. B. im posttraumatischen Zustand erfolgen, scheint die Kenngröße Kreatininausscheidung im Urin allerdings weniger geeignet, da sie zu sehr den Bestand an Muskelmasse widerspiegelt [244].

Auf der Suche nach einer geeigneten Kenngröße zur Beschreibung des Proteinabbaues in der Muskulatur wurde 3-Methylhistidin (3-MEHIS) als Bestandteil des Aktomyosins, das ca. 60% der Skelettmuskulatur ausmacht, nachgewiesen [148, 216, 315].

Nachdem 3-Methylhistidin proportional zum Muskelabbau freigesetzt wird und keine Wiederverwendung im Organismus stattfindet [199, 215] sowie eine ca. 98%ige unveränderte Ausscheidung dieser Aminosäure mit dem Urin stattfindet [215], wurde 3-Methylhistidin insbesondere von der Arbeitsgruppe um Munro u. Young als Leitsubstanz zur quantitativen Abschätzung des myofibrillären Abbaues benutzt [216, 315].

Auch wenn inzwischen der Nachweis geführt wurde, daß diese Aminosäure – entgegen früherer Ansicht – nicht ausschließlich in der Muskulatur vorkommt [209], sondern Darm und Haut ebenfalls erhebliche Mengen an 3-Methylhistidin enthalten, scheint diese Substanz – insbesondere nach Trauma und Operation – zur Quantifizierung des muskulären Abbaues geeignet zu sein, da die anderen Quellen möglicher Freisetzung von 3-MEHIS aufgrund ihrer verhältnismäßig geringen Umsatzrate in diesen Situationen nur eine untergeordnete Rolle spielen dürften [209].

Parallel zu den gesteigerten Stickstoffverlusten und der stark negativen Stickstoffbilanz war die 3-MEHIS-Ausscheidung im Urin in der Gruppe I deutlich über den Bereich physiologischer Ausscheidungsraten gesteigert, ein Befund, der auch in der Literatur vielfach beschrieben ist [199, 215, 298]. Im Gegensatz dazu gibt es nur wenige Mitteilungen, die sich mit der Auswirkung verschiedener Ernährungsregime in posttraumatischen Situationen auf die 3-Methylhistidinexkretion befassen [79, 114], die zudem keine eindeutigen Aussagen erkennen lassen. Nachdem jedoch die täglichen 3-Methylhistidinverluste in den 3 Gruppen mit parenteraler Ernährung (Gruppe II–IV) im Referenzbereich verblieben und sich ein signifikanter Unterschied in der kumulativen 3-Methylhistidinausscheidung zwischen den nährstoffsubstituierten und der „nichternährten" Gruppe zeigt, kann dies als Zeichen für einen verminderten Abbau von Muskulatur gewertet werden.

Wie bereits ausgeführt, kommt es unter exogener Nährstoffzufuhr zu einer Reduktion der an der Glukoneogenese beteiligten endogenen Substrate. Dieser proteinsparende Effekt ist offensichtlich zumindest zum Teil auf einen verminderten Eiweißabbau in der Muskulatur zurückzuführen. Wie Gamble schon 1947 nachweisen konnte [118], können bereits geringfügige Mengen exogen zugeführter Kohlenhydrate eine deutliche Reduktion in der Stickstoffausscheidung verursachen.

Bis zu einem gewissen Grad ist die Muskelkatabolie durch eine Substratzufuhr von außen zu beeinflussen. Allerdings ist dieser stickstoffsparende Effekt limitiert [248]. Diese Befunde ergänzen sich mit den Ergebnissen der Harnstoffproduktionsrate, die ebenfalls auf einen obligatorischen Proteinverlust hinweisen. Da die zusätzliche Applikation von 1 bzw. 2 g Aminosäuren/kg KG und Tag gegenüber der Gruppe II (mit reiner Kohlenhydratzufuhr) keine weitere eindeutige Reduktion der 3-Methylhistidinausscheidung ergab, deutet dies darauf hin, daß die Bereitstellung von zusätzlichen Aminosäuren keinen, über den Kohlenhydrateffekt hinausgehenden Einfluß auf die Muskelkatabolie ausübt.

Nach Bilmazes et al. entspricht die Ausscheidung von 4,2 μmol 3-Methylhistidin 1 g Muskelprotein [35]. Der proteinsparende Effekt durch die Kohlenhydratzufuhr in Gruppe II betrug durchschnittlich 113 g Protein in 3 Tagen. Der Unterschied in der kumulativen 3-Methylhistidinausscheidung zwischen der „nichternährten" und den „nährstoffsubstituierten" Gruppen belief sich auf jeweils ca. 80 mg in 3 Tagen.

Unter Zugrundelegung der von Fürst angegebenen Formel zur Berechnung des Abbaues von Muskelprotein [114] ergibt sich eine Reduktion der Muskelmasse um 112 g:

$$\text{MPB („muscle protein breakdown") g} = \frac{\text{3-MEHIS-Ausscheidung } (\mu\text{mol})}{4{,}2}\,.$$

Da dies praktisch identisch mit dem „proteinsparenden Effekt" der Kohlenhydrate, berechnet nach der Harnstoffproduktionsrate, ist, ergibt sich die Schlußfolgerung, daß die Kohlenhydratzufuhr den täglichen Abbau an Muskeleiweiß um ca. 38 g verringern konnte.

4.5 Aminosäuren

Aminosäuren gehören als Bausteine der Proteine zu den wesentlichen Bestandteilen organischen Lebens. Kenntnisse über Veränderungen im Aminosäurenstoffwechsel durch Krankheiten und Verletzungen sowie deren Beeinflussung durch therapeutische Maßnahmen sind daher unerläßlich, zumal die bisher besprochenen Kenngrößen für eine genaue Beschreibung des Proteinstatus als unzureichend angesehen werden müssen.

Noch 1955 zeigen sich Schreier u. Karch [253] in ihrer Arbeit *Über den Einfluß von chirurgischen Eingriffen auf den Aminosäurenstoffwechsel* erstaunt über die Tatsache, daß „weder im deutschen noch in dem zugänglichen Weltschrifttum das Verhalten der wichtigsten Fraktion des Nichteiweißstickstoffes, nämlich der Aminosäuren, in einer eingehenden Studie quantitativ untersucht wurde".

Inzwischen hat sich diese Situation, nicht zuletzt durch deutlich verbesserte Bestimmungsmethoden, grundlegend geändert, und es existiert inzwischen eine große Anzahl von Publikationen, die sich speziell den Problemen des Aminosäurenstoffwechsels widmet. So ist insbesondere in den letzten Jahren der optimalen Zusammensetzung von Aminosäurengemischen, dem günstigsten Verhältnis von Kalorienträgern zu Aminosäuren sowie der Auswirkung von Aminosäurenlösungen auf den Proteinstatus erhebliche Aufmerksamkeit zuteil geworden [72, 170, 228].

Allerdings beschäftigen sich jedoch nur sehr wenige Arbeiten mit der direkten Auswirkung schwerer Verletzungen auf den Aminosäurenstoffwechsel, ohne daß eine Beeinflussung durch eine exogene Nährstoffzufuhr erfolgt. Dies ist um so erstaunlicher, da bekannt ist, daß bereits geringe Mengen zugeführter, energieliefernder Substrate zu deutlichen Veränderungen der Hormonkonstellation und damit zur Beeinflussung des Aminosäurenstoffwechsels führen können [303]. Zudem gibt es so gut wie keine Aussagen über das Verhalten der Aminosäuren im Plasma und Urin unter einer reinen Kohlenhydratsubstitution, die sich exakt an der gemessenen O_2-Aufnahme orientiert und somit, zumindest theoretisch, eine Beteiligung von Aminosäuren als energieliefernde Substrate unnötig erscheinen läßt. Auch Aussagen hinsichtlich der Maximaldosierung von Aminosäuren in posttraumatischen Zuständen sowie über die Toleranzgrenzen des polytraumatisierten Organismus gegenüber parenteral zugeführten Proteinbausteinen sind sehr selten [248, 275].

Darüber hinaus gestaltet sich die Bewertung der Literatur in diesem Bereich als besonders schwierig, da den von den verschiedenen Untersuchungsgruppen mitgeteilten Ergebnissen praktisch keine vergleichbaren Untersuchungsbedingungen zugrunde liegen. Unterschiedlich zusammengesetzte Aminosäurengemische, nicht exakt definierte Randbedingungen, Differenzen in Auswahl und Dosierung der nicht stickstoffhaltigen Energieträger sowie differente Angaben über den genauen Untersuchungszeitpunkt, gemessen am zeitlichen Abstand zum Traumaereignis, charakterisieren die Gesamtsituation in der Literatur.

Die Aminosäuren sind in ihrer Gesamtheit ein komplexes System sich in ihrem Stoffwechsel gegenseitig beeinflussender Substanzen. Wie u. a. orale Fütterungsversuche von Harper am Rattenmodell gezeigt haben, ist der Organismus durch Änderungen in der Nahrungsaufnahme bestrebt, Imbalanzen im Aminosäurenstoffwechsel möglichst zu vermeiden [143]. Wie Publikationen der letzten Jahre belegen, ist offenbar auch der menschliche Organismus in der Lage, unter physiologischen Bedingungen die Substrate Aminosäuren im Blut innerhalb enger Grenzen konstant zu halten [14, 79, 80, 95]. Ob die geregelte Größe dabei die Absolutkonzentrationen der einzelnen Aminosäuren oder die Relationen der Aminosäuren untereinander ist, ist allerdings noch eine ungeklärte Frage.

Voraussetzung zur Bearbeitung dieser Problematik ist die Darstellung physiologischer Verhältnisse an einem Kollektiv gesunder Probanden. Basierend auf diesen Überlegungen konnte an 200 gesunden Blutspendern nachgewiesen werden, daß die primär geregelte Größe im Aminosäurenstoffwechsel offenbar die relative Zusammensetzung der freien Aminosäuren ist und erst sekundär die Absolutkonzentrationen der einzelnen Aminosäuren im Blut vom Organismus kontrolliert werden [95]. Das bedeutet, daß je nach Angebot und Umsatz der Pegel des Fließgleichgewichtes für das Substrat Aminosäuren im Blut variiert, wobei jedoch die Zusammensetzung unter physiologischen Bedingungen weitgehend konstant gehalten wird.

So zeigten auch diejenigen Probanden mit der höchsten bzw. niedrigsten Gesamtaminosäurenkonzentration im Plasma, trotz extremer Unterschiede in den Absolutkonzentrationen der jeweiligen Aminosäuren, ein fast identisches Plasmaaminosäurenmuster [95, 245].

Zur Beurteilung des Verhaltens der freien Aminosäuren erscheint es daher erforderlich, neben den Absolutkonzentrationen auch die Relationen der einzelnen Aminosäuren untereinander zu beachten, da als erstes Zeichen für eine Überstrapazierung endogener Regulationsmechanismen Veränderungen in der prozentualen Zusammensetzung der freien Aminosäuren im Plasma auftreten müßten, bevor erst sekundär auftretende, drastische Verschiebungen der Konzentrationen einzelner Aminosäuren im Plasma auf eine Störung der Aminosäurenhomöostase hinweisen [245].

4.5.1 Gesamtaminosäurenkonzentrationen im Plasma

Wie in der Literatur vielfach beschrieben, kommt es im direkten Anschluß an ein traumatisches Ereignis – ähnlich wie bei den kurzlebigen Plasmaproteinen – zu einem deutlichen Abfall der Gesamtkonzentrationen freier Aminosäuren im Plasma [83, 157, 250, 284]. Die bereits unmittelbar posttraumatisch einsetzenden Veränderungen in der Hormonkonstellation, die mehrstündige Nahrungskarenz sowie die im Rahmen der Erstversorgung einsetzende, infusionstherapiebedingte Verdünnung des Blutes dürften für die allgemeinen Konzentrationsverminderungen der Aminosäuren im Plasma verantwortlich sein.

Im Gegensatz zum Plasmaalbumin und zu den kurzlebigen Plasmaproteinen kehren die Gesamtkonzentrationen freier Aminosäuren im Plasma in den Gruppen I und II, auch ohne Aminosäurenapplikation, als Zeichen vermehrter peripherer Freisetzung bereits am 2. bzw. 3. posttraumatischen Tag wieder in den Referenzbereich zurück.

Die kontinuierliche Infusion von Aminosäuren führte am 2. und 3. posttraumatischen Tag zu einem dosisproportionalen Anstieg der Gesamtaminosäurenkonzentrationen im Plasma, die deutlich über den als physiologisch angesehenen Referenzbereich hinausgingen.

Die Ausscheidung freier Aminosäuren im Urin spielt als Regulationsmechanismus offensichtlich nur eine untergeordnete Rolle [83, 190]. Mit einer Gesamtaminosäurenausscheidung im Urin, die weniger als 1 g/Tag betrug, lagen die Patienten der Gruppe I in den von Liappis an gesunden Erwachsenen erhobenen Größenordnungen [190].

Unter Zufuhr von Kohlenhydraten stieg die Gesamtaminosäurenausscheidung im Urin zwar um etwa das Doppelte an, sie betrug jedoch, in bezug auf den Gesamtstickstoffverlust von durchschnittlich 19 g/Tag, nur 1,6%.

Mit Medianwerten von maximal 3 bzw. 3,3 g lagen die ausgeschiedenen Aminosäurenmengen im Harn in den Gruppen III und IV nur geringfügig höher als in Gruppe II (ohne Aminosäurensubstitution). Verglichen mit der Zufuhr lag die Retentionsrate für die Aminosäuren über 97% und entsprach damit bereits früher erhobenen Befunden an Polytraumatisierten und Operierten [247]. Die Ursache für die gegenüber den nicht mit Aminosäuren substituierten Gruppen zwar klinisch vernachlässigbare, jedoch prozentuale deutliche Steigerung der Aminosäurenausscheidung ist zum einen möglicherweise in den insgesamt höheren Plasmaaminosäurenkonzentrationen zu sehen und zum anderen auf etwaige Folgen der veränderten Hormonkonstellation zurückzuführen, da hormonelle Einflüsse auf die täglich ausgeschiedenen Mengen freier Aminosäuren im Urin bekannt sind [190].

Lediglich Histidin und Tyrosin wurden im Verhältnis zur Zufuhr in relevanten Mengen ausgeschieden, wobei die relativ hohe Histidinausscheidung und ihre Abhängigkeit von der applizierten Dosis eine bekannte Tatsache darstellt [187]. Auch für Tyrosin konnte bei Polytraumatisierten – bereits in früheren Untersuchungen – eine im Vergleich zur Zufuhr verhältnismäßig hohe Ausscheidungsrate beobachtet werden [246].

4.5.2 Aminosäurenmuster

Der „Normalisierung", die sich durch die Rückkehr der Gesamtaminosäurenkonzentrationen im Plasma in den Referenzbereich in Gruppe I anzudeuten scheint, stehen, wie Abb. 33a–d (S. 71, 72) demonstriert, charakteristische Abweichungen des Plasmaaminosäurenmusters gegenüber, die sich im Verlaufe der Untersuchung deutlich verstärken.

Obwohl sich bei den Gesamtaminosäurenkonzentrationen im Plasma zwischen Gruppe I und II keine signifikanten Unterschiede ergaben und in beiden Gruppen keine Aminosäuren zugeführt wurden, bot das Plasmaaminosäurenmuster ein deutlich unterschiedliches Bild.

Bei Plasmaaminosäurenkonzentrationen, die sich erheblich von den Gruppen ohne Aminosäurenzufuhr unterschieden, kam es sowohl in Gruppe III mit 1 g Aminosäuren/kg KG und Tag als auch in Gruppe IV unter der Substitution von 2 g Aminosäuren/kg KG und Tag bis zum 4. posttraumatischen Tag zu einer fast vollständigen „Normalisierung" der prozentualen Zusammensetzung der Aminosäuren im Plasma.

Die stärksten Schwankungen im Plasmaaminosäurenmuster traten dabei in Gruppe IV am 3. posttraumatischen Tag auf, zum gleichen Zeitpunkt also, als die höchsten Steigerungen der Gesamtkonzentrationen freier Aminosäuren im Plasma gegenüber dem Referenzbereich gemessen wurden.

4.5.3 Einzelaminosäuren im Plasma

Valin, Leuzin und Isoleuzin. Keiner anderen Gruppe von Aminosäuren ist in den letzten Jahren so viel Aufmerksamkeit im internationalen Schrifttum gewidmet worden wie den verzweigtkettigen Aminosäuren, und keine anderen Aminosäuren haben eine solche kontroverse Diskussion ausgelöst.

Der Grund für dieses besondere Interesse ist in dem erheblichen physiologischen Stellenwert der verzweigtkettigen Aminosäuren Valin, Leuzin und Isoleuzin begründet [1, 140]. Insbesondere vom Muskelprotein ist bekannt, daß die verzweigtkettigen Aminosäuren einen positiven Effekt auf die Syntheserate aufweisen [29, 53]. Dabei scheinen die einzelnen verzweigtkettigen Aminosäuren von unterschiedlicher Wirksamkeit zu sein, wobei insbesondere Leuzin eine besondere Rolle zukommt [53, 202]. Nachgewiesenermaßen führen die verzweigtkettigen Aminosäuren zu einer Verbesserung der Stickstoffbilanzen im Hungerzustand [38] und bei mannigfachen Krankheitszuständen [1, 115, 116, 140]. Doch nicht nur für den Muskelproteinstoffwechsel sind die verzweigtkettigen Aminosäuren von Bedeutung, sie stellen auch als Regulatoren oder Präkursoren ein essentielles Substrat für eine Vielzahl von Stoffwechselreaktionen dar [1].

Unter diesen Aspekten hat insbesondere die gesteigerte Zufuhr verzweigtkettiger Aminosäuren bei Patienten mit erheblich eingeschränkter Leberfunktion und hepatischer Enzephalopathie für die Klinik therapeutische Bedeutung erlangt, wobei komatöse Patienten bereits wenige Stunden nach Infusion von Aminosäurengemischen mit einem hohen Gehalt an verzweigtkettigen Aminosäuren (um 50%) wieder aufklarten und ansprechbar wurden [97, 98].

Bei septischen Zuständen, die mit normalen bis leicht erniedrigten Plasmakonzentrationen der verzweigtkettigen Aminosäuren verbunden sind, wird von einigen Arbeitsgruppen inzwischen ebenfalls die Zufuhr von Aminosäuren mit einem erhöhten Anteil verzweigtkettiger Aminosäuren empfohlen [57, 63].

Ausgesprochen kontrovers hingegen sind die mitgeteilten Befunde und Schlußfolgerungen hinsichtlich des Verhaltens und der daraus resultierenden Zufuhr von verzweigtkettigen Aminosäuren nach Trauma und Operation [81, 110, 111, 247].

Die vorliegenden Befunde bestätigen die Ergebnisse eigener, früherer Untersuchungen [83, 247, 250]. Ohne Zufuhr von Aminosäuren und Kohlenhydraten kommt es posttraumatisch zu einem deutlichen Anstieg der verzweigtkettigen Aminosäuren. Als Folge einer in dieser Situation herabgesetzten Insulinwirksamkeit kommt es zu einer verminderten Aufnahme der verzweigtkettigen Aminosäuren in die Muskulatur [316]. Da gleichzeitig eine Konzentrationserhöhung dieser Aminosäuren im Muskelgewebe nachweisbar ist [15, 115], muß bei parallel abfallenden Glutaminkonzentrationen ein verminderter Umsatz dieser Aminosäuren in der Peripherie diskutiert werden. Die Veränderungen führen insgesamt zu dem beschriebenen Anstieg der posttraumatischen Plasmakonzentration der verzweigtkettigen Aminosäuren.

Für eine primär insulingesteuerte Metabolisierung der verzweigtkettigen Aminosäuren spricht auch die „Normalisierung" der verzweigtkettigen Aminosäuren innerhalb des Plasmaaminosäurenmusters nach einer, gemessen am Energieumsatz äquikalorischen Zufuhr von Kohlenhydraten, die, wie nachgewiesen, zu einem deutlichen Anstieg der Insulinausschüttung und der Plasmainsulinkonzentrationen führte.

Eine zusätzliche Applikation von 1 bzw. 2 g Aminosäuren/kg KG und Tag in einem Gemisch mit 10%igem Gehalt an verzweigtkettigen Aminosäuren hatte – im Gegensatz zu den in der Literatur, insbesondere von Freund, Fischer und Blackburn mitgeteilten Befunden – unter Substitution von Aminosäurenlösungen mit einem höheren Gehalt an verzweigtkettigen Aminosäuren [38, 98, 110, 111] weder einen Anstieg dieser Aminosäuren bei den Absolutkonzentrationen noch in ihrem Verhältnis gegenüber den Gesamtaminosäurenkonzentrationen im Plasma zur Folge. Dies kann als Hinweis darauf gewertet werden, daß unter den gegebenen Bedingungen die Toleranzbreite des Organismus gegenüber diesen Aminosäuren nicht überschritten wurde.

Methionin, Zystein. Übereinstimmend werden in der Literatur posttraumatisch erhöhte Methioninkonzentrationen im Plasma bei gleichzeitig deutlich erniedrigten Zysteinkonzentrationen beschrieben [70, 82, 260].

Eine Ursache hierfür ist in der posttraumatisch deutlich reduzierten Eliminationsrate von Methionin aus dem Blut [49] bei vermuteter herabgesetzter Umsatzkapazität in der Leber [70] zu suchen. Dies führt bei bereits an gesunden Versuchspersonen nachgewiesener begrenzter Syntheserate von Zystein [272] zu einer erheblichen Verminderung der Zysteinkonzentrationen im Plasma.

Unter der Zufuhr von Aminosäuren kam es parallel zu einem weiteren Methioninanstieg, der insbesondere in der Gruppe mit 2 g Aminosäuren/kg KG und Tag besonders ausgeprägt war und den Referenzbereich um mehr als 100% überschritt, ohne daß eine Steigerung der Zysteinkonzentrationen im Plasma zu beobachten war.

Obwohl ein vermehrtes Angebot von Zystein bei gleichbleibender Gesamtdosierung schwefelhaltiger Aminosäuren wünschenswert wäre [49], wobei eine parenteral erhöhte Zufuhr von Zystein evtl. in der Lage wäre, einen zusätzlichen, synthesesteigernden Effekt von Zystein aus Methionin auszuüben, scheitert dieses bislang aus galenischen Gründen.

Phenylalanin, Tyrosin. Eine ähnliche Verknüpfung ihres Stoffwechsels wie Methionin und Zystein weisen Phenylalanin und Tyrosin auf. In Übereinstimmung mit den vorliegenden Ergebnissen, die ebenfalls einen einheitlichen Anstieg des prozentualen Anteils an Phenylalanin nachweisen, werden in der Literatur posttraumatisch deutlich gesteigerte Phenylalaninkonzentrationen im Plasma beschrieben [23, 70, 308].

Als Ursache dieses Konzentrationsanstieges vermutete Dale – ähnlich wie für Methionin – eine verminderte Umsetzung von Phenylalanin in der Leber, hervorgerufen durch eine verminderte Aktivität der Phenylalaninhydroxylase [70]. Nach tierexperimentellen Untersuchungen von Wannemacher et al. aus dem Jahre 1976 sind vergleichbare Steigerungen der Phenylalaninkonzentrationen mit konsekutiver Erhöhung des Phenylalanin-Tyrosin-Quotienten im Rahmen von Infektionen bzw. entzündlichen Erkrankungen ebenfalls zu beobachten [294]. Da die Verminderung der Phenylalaninhydroxylaseaktivität in der Leber im Vergleich zu gesunden Kontrollgruppen nur sehr geringfügig war, konnte der Anstieg in den Phenylalaninkonzentrationen dadurch allein nicht erklärt werden.

Nachdem auch in den vorliegenden Untersuchungen in den Relationen der Aminosäuren untereinander kein Abfall des Tyrosins auftrat, bei verhältnismäßig starken Verlusten über den Urin, ist anzunehmen, daß der relative Anstieg der Phenylalaninkonzentrationen durch eine vermehrte traumatische Freisetzung aus der Muskulatur bedingt ist [151, 294].

Tryptophan. Tryptophan ist posttraumatisch, sofern keine schweren Störungen der Leberfunktion vorliegen, praktisch keinen Veränderungen unterworfen [246].

Offenbar besteht ein Zusammenhang zwischen der Tryptophanaufnahme des Gehirns und den Plasmakonzentrationen der verzweigtkettigen Aminosäuren sowie zu Tyrosin und Phenylalanin [1, 97], indem diese Aminosäuren an der Blut-Hirn-Schranke um den Transportmechanismus konkurrieren. Kommt es infolge von Konzentrationsänderungen zu Verschiebungen in den Relationen dieser Aminosäuren untereinander, so kann dies zur vermehrten Bildung sog. falscher Neurotransmitter führen, die ursächlich für die Entstehung einer hepatischen Enzephalopathie verantwortlich gemacht werden [1, 97].

Lysin. Lysin entfaltet im Organismus hauptsächlich als Eiweißbaustein seine Wirkung. Der bereits in früheren Studien posttraumatisch nachweisbare Konzentrationsanstieg [246] ist durch den in dieser Phase verstärkt ablaufenden Proteinabbau erklärt.

Threonin. Threonin stellt die wichtigste essentielle Aminosäure für die Glukoneogenese dar. Posttraumatisch steht einem vermehrten Verbrauch im Rahmen der Glukoseneubildung ein vermehrtes Angebot aus dem Eiweißabbau zur Verfügung, so daß die Konzentrationen im Blut ebenso wie das Verhältnis gegenüber der Summe der übrigen Aminosäuren unverändert bleibt. Eine Substitution von Substraten, die z. T. ebenfalls in die Glukoneogenese einfließen, kann daher bei den hauptsächlich vom Organismus für die Glukoseneubildung herangezogenen Aminosäuren zu einem Konzentrationsanstieg führen.

Alanin. Alanin stellt die bedeutendste glukoplastische Aminosäure dar und kann von der Muskulatur in größeren Mengen freigesetzt werden, als sie im Muskelprotein selbst enthalten ist, was darauf schließen läßt, daß eine Synthese dieser Aminosäure in der Muskulatur stattfinden muß [1, 4, 12]. Biochemischen Untersuchungen zufolge entsteht Alanin aus Pyruvat durch die Aufnahme einer NH_2-Gruppe, die bei der Umwandlung der verzweigtkettigen Aminosäuren in verzweigtkettige Ketosäuren zur Verfügung gestellt wird [299]. Infolge der posttraumatisch verminderten Umsatzrate der verzweigtkettigen Aminosäuren und der durch den Glukagonanstieg stark gesteigerten Glukoneogenese [13] kam es in der „nichtnährstoffsubstituierten" Gruppe zu einem kontinuierlichen Abfall von Alanin [62].

Unter Zufuhr von Substraten kam es infolge gesteigerter Insulinfreisetzung offenbar zu einer peripheren Verwertung der verzweigtkettigen Aminosäuren bei gleichzeitigem Angebot exogener Substrate für die Glukoneogenese, welches eine Konzentrationssteigerung des Alanins im Plasma sowie eine Wiederherstellung des physiologischen Anteils von Alanin am Plasmaaminosäurenmuster zur Folge hatte.

Glutamin, Glutaminsäure, Asparagin, Asparaginsäure. Unter den von der Muskulatur freigesetzten Aminosäuren stehen Alanin und Glutamin bei weitem an erster Stelle [1]. Ähnlich dem „Alaninzyklus" besteht ein „Glutaminzyklus" [299], wobei Glutamin insbesondere für den Stickstofftransport von besonderer Wichtigkeit ist. Ebenso wie eine Reihe anderer Aminosäuren wird auch Glutamin stark von den jeweiligen Glukagonkonzentrationen beeinflußt [13].

Glutaminsäure geht als wichtiges Intermediärprodukt eine Reihe verschiedener Stoffwechselwege ein, so daß sich in den Gruppen I–III kaum Veränderungen ergaben. Obwohl Bürger im Rahmen pharmakokinetischer Untersuchungen von Aminosäurengemischen an Gesunden eine maximale Umsatzrate für Glutaminsäure von 18,5 g/l bei einer Dosierung von 1 g Gesamtaminosäuren/kg KG und 8 h fand [48], deutet der relativ starke Anstieg dieser Aminosäure in Gruppe IV jedoch darauf hin, daß die maximale Umsatzkapazität von Glutaminsäure posttraumatisch unter der gewählten Dosierung von durchschnittlich 22 g/Tag – entsprechend einer Gesamtzufuhr von Aminosäuren in Höhe von 2 g/kg KG und Tag – erreicht war.

Man kann sich jedoch nicht der Empfehlung, nur glutaminsäurefreie Aminosäurengemische zu infundieren [231], anschließen, da, obwohl Glutaminsäure als entbehrliche Aminosäure gilt, unter parenteraler Ernährung Störungen im Stoffwechsel von Prolin, Alanin und Glyzin [163, 170] zu erwarten sind.

Asparagin und Asparaginsäure zeigten entsprechend früheren Untersuchungen keine wesentlichen Abweichungen vom physiologischen Verhalten [83, 246].

Glyzin, Serin. Nach Literaturangaben kommt es ohne Substratzufuhr posttraumatisch zu einem deutlichen Abfall der Glyzin- und Serinkonzentrationen im Plasma [82]. Im Gegensatz zu früher geäußerten Vermutungen [82] scheint jedoch eine ausreichende Synthese von Serin aus Glyzin auch posttraumatisch erhalten zu bleiben, da einerseits in Gruppe I, trotz weiter abfallender Glyzinkonzentrationen und sinkender prozentualer Anteile von Glyzin an der Gesamtaminosäurenkonzentration, ein Anstieg der Serinkonzentrationen im Plasma zu beobachten war. Andererseits kam es in den Gruppen mit Aminosäurensubstitution zu einem parallelen Anstieg der Serin- und Glyzinkonzentrationen im Plasma.

Der signifikante Abfall von Glyzin unter den Referenzbereich, sowohl in den Absolutkonzentrationen als auch in den Relationen gegenüber den Gesamtaminosäurenkonzentrationen im Plasma, dürfte durch den gesteigerten Verbrauch dieser stoffwechselmäßig sehr aktiven Substanz begründet sein. Da dieses Absinken unter der Zufuhr von Kohlenhydraten reversibel ist, ist ein Teil des gesteigerten Umsatzes der glukoplastischen Aminosäuren wohl auf den posttraumatisch und im Hungerzustand gesteigerten Anteil von Glyzin an der Energiebildung zurückzuführen. Die im übrigen in der Literatur mitgeteilte Beobachtung eines starken Anstieges der Glyzinkonzentration unter der Zufuhr glyzinhaltiger Infusionslösungen konnte nicht bestätigt werden [82], wobei allerdings zu beachten ist, daß dieser beschriebene Glyzinanstieg parallel zum Anstieg der Gesamtaminosäurenkonzentrationen im Plasma verlief und daher als ein Zeichen für eine im Verhältnis unphysiologisch erhöhte Glyzinzufuhr gelten muß.

Histidin, Prolin. Unabhängig von der Infusions- und Ernährungstherapie kam es posttraumatisch zu einem Abfall der Histidinkonzentrationen im Verhältnis zur Gesamtaminosäurenkonzentration im Plasma des untersuchten Patientenkollektivs. Ursache dafür dürften die im Verhältnis zu den übrigen Aminosäuren relativ großen Verluste dieser Aminosäure im Urin sein.

Da die Histidinausscheidung im Urin weitgehend mit der Höhe der Plasmakonzentration dieser Aminosäure korrelierte, ist das Verhalten des Histidins im Plasma überwiegend durch diesen Mechanismus bestimmt, was schon früher vermutet wurde [83].

Bereits am 1. posttraumatischen Tag kam es zum Abfall der Prolinkonzentrationen im Plasma, wobei lediglich die beiden Gruppen mit Aminosäurenzufuhr in der Folge einen signifikanten Anstieg der Prolinkonzentrationen aufwiesen.

Ähnlich wie bei den Aminosäuren Glyzin, Alanin, Arginin und Zitrullin, für die im Fasten bzw. postoperativ unter minimaler Kohlenhydratzufuhr ein Konzentrationsabfall im Plasma beschrieben wurde [276], könnte auch das Absinken der Prolinkonzentrationen im Blut überwiegend durch den einsetzenden Hungerstoffwechsel bedingt sein, zumal Bloxam [39] in einer bereits 1977 publizierten Arbeit einen deutlichen Abfall der nichtessentiellen, glukoplastischen Aminosäuren im Hungerzustand beschrieb, wobei die Plasmakonzentrationen der 8 klassischen essentiellen Aminosäuren weitgehend unverändert blieben.

Im Gegensatz zu Glyzin, Alanin und Arginin hatte jedoch die Zufuhr von Kohlenhydraten praktisch keinen Einfluß auf die Prolinkonzentrationen im Plasma, so daß für den Konzentrationsabfall dieser Aminosäure im Plasma eine gesteigerte Beteiligung an der Glukoneogenese hauptursächlich wohl nicht in Betracht gezogen werden kann. Da Prolin überwiegend in sog. Gerüstproteinen mit geringer Umsatzrate (Kollagen) vorkommt, spielt hier möglicherweise die unzureichende Freisetzung aus der Peripherie eine wesentliche Rolle.

Arginin, Zitrullin, Ornithin. Der im Hungerzustand [39, 276] und nach körperlicher Anstrengung zu beobachtende Konzentrationsabfall von Arginin, Ornithin und Zitrullin im Plasma ist höchstwahrscheinlich in diesen Situationen mit einer verminderten Harnstoffbildung in der Leber verbunden [42].

Bei zusätzlicher Applikation von Aminosäuren in hoher Dosierung kommt es zu einem vermehrten Angebot von Ammoniak, was zu einem weiteren Anstieg der Harnstoffproduktion führen muß.

Da Ornithin weder zugeführt wird noch im Protein vorkommt, kann diese Aminosäure als Maß für das Angebot an NH_4^+ und die Kapazität des Harnstoffzyklus angesehen werden. Ein überproportionaler Anstieg des Ornithins in der Relation der Aminosäuren untereinander bei gleichzeitig deutlich gesteigerten Plasmakonzentrationen dieser Aminosäure muß daher als

Hinweis für eine hohe Belastung des „Krebs-Zyklus" angesehen werden. Aus den vorliegenden Befunden muß daher bei Polytraumatisierten in der frühen posttraumatischen Phase – wo kontinuierlich steigende Eiweißabbauraten bis zum 5.–7. posttraumatischen Tag zu erwarten sind – die Obergrenze der Aminosäurenzufuhr, die eine zusätzliche Belastung des Harnstoffzyklus darstellt, bei ca. 2 g Aminosäuren/kg KG und Tag angesetzt werden, vorausgesetzt, daß eine adäquate Zufuhr nichtstickstoffhaltiger Energieträger eine zusätzliche verstärkte Eiweißbeteiligung an der Energiebildung verhindert.

Der Abfall von Zitrullin ist möglicherweise die Folge einer begrenzten Aktivität der mitochondrialen Karbamylphosphatsynthetase, welches auch den zunehmenden Anstieg von Ornithin miterklären würde.

4.6 Gaswechsel

Durch die Einführung geeigneter Methoden der indirekten Kalorimetrie für die Intensivmedizin ergibt sich die Möglichkeit, den Zustand des Polytraumatisierten in der frühen posttraumatischen Phase auch in energetischer Hinsicht genau zu erfassen sowie Hinweise für die am Energieumsatz beteiligten Substrate zu bekommen [2].

4.6.1 O_2-Verbrauch

Der durchschnittliche O_2-Verbrauch des ruhenden Erwachsenen wird in der Literatur mit ca. 210–250 ml/min angegeben [300].

Entsprechend den gesteigerten metabolischen Aktivitäten lag der O_2-Verbrauch im Gesamtkollektiv der Polytraumatisierten im Mittel mit 382 ± 47 ml/min deutlich über den als physiologisch angesehenen Werten. Der im Verlauf der ersten 4 posttraumatischen Tage zu beobachtende Anstieg der O_2-Aufnahme spiegelt das typische posttraumatische Stoffwechselverhalten in seinem zeitlichen Ablauf wider, wobei es nach anfänglicher Depression aller Stoffwechselvorgänge bereits wenige Stunden nach dem Trauma zu einer verstärkt einsetzenden metabolischen Aktivität kommt, die in der Regel zwischen dem 4. und 6. posttraumatischen Tag ihren Höhepunkt erreicht.

Gesteigerter O_2-Verbrauch und vermehrte Stickstoffausscheidung im Urin verlaufen dabei als deutlichste Zeichen des erhöhten posttraumatischen Gesamtumsatzes parallel [299]. Ebenso, wie bereits in einer früheren Arbeit dargestellt [232, 248], führt bei beatmeten Polytraumatisierten ein vermehrtes Substratangebot nicht zu einem zusätzlichen O_2-Verbrauch, da auch in dieser Studie keine Unterschiede in der O_2-Aufnahme zwischen den untersuchten Gruppen festzustellen waren.

Dieses Ergebnis ist insofern erstaunlich, da im Prinzip allein durch die von Rubner beschriebene „spezifisch-dynamische Wirkung" [240] der zugeführten Substrate eine Steigerung des O_2-Verbrauches in den Gruppen II–IV gegenüber der „nichternährten" Gruppe zu erwarten wäre. Desweiteren besteht ein scheinbarer Widerspruch zu den insbesondere von der Arbeitsgruppe um Askanazi et al. wiederholt publizierten und häufig zitierten Ergebnissen, nach denen diese Autoren gerade bei „hypermetabolen" Patienten nach Einsetzen einer „hyperkalorischen" parenteralen Ernährung eine deutliche Steigerung des O_2-Verbrauches fanden, die im übrigen nicht allein durch die spezifisch-dynamische Wirkung der eingesetzten Substrate erklärbar war [16, 19].

Die spezifisch-dynamische Wirkung der Nährstoffe ist unter Grundumsatzbedingungen an Gesunden erhoben worden [240]. Der polytraumatisierte Organismus jedoch ist, bedingt durch die neuroendokrine Umstellung, offenbar auf einen bestimmten maximalen Energieumsatz fixiert, den er durch die Verbrennung exogen zugeführter Substrate oder, in gleicher Höhe, durch den Einsatz körpereigener Substanz deckt. Nachdem die Zufuhr parenteraler Nährstoffe in elementarer Form – ebenso wie die durch das Blut angelieferten, endogenen Substrate – erfolgt, sind keine zusätzlichen energetischen Leistungen seitens des Organismus zur weiteren Umwandlung der parenteral applizierten Nährstoffe erforderlich.

Bei dem von Askanazi untersuchten Kollektiv handelt es sich offensichtlich um spontanatmende Patienten, die zudem im Vergleich mit den hier vorgestellten Polytraumatisierten einen bereits initial, deutlich erniedrigten O_2-Verbrauch aufwiesen (220 ± 49 ml/min vor parenteraler Ernährung und im Durchschnitt 286 ± 68 ml/min nach parenteraler Ernährung). Da das Ausmaß des Stresses mit dem O_2-Verbrauch korreliert [299], muß man davon ausgehen, daß die von Askanazi untersuchten Patienten deutlich weniger traumatisiert waren. Durch die zusätzliche Belastung einer in keinem Verhältnis zum Energieumsatz stehenden hyperkalorischen Ernährung (gemessen: 1875 kcal/Tag, zugeführt: 3181 kcal/Tag) war der Energieumsatz noch erheblich zu steigern. Als Ursache für diesen zusätzlichen O_2-Verbrauch werden von dieser Arbeitsgruppe eine gesteigerte Noradrenalinausschüttung nach hochdosierter Glukosezufuhr diskutiert sowie eine um mehr als 70% gesteigerte Atemarbeit infolge der durch übermäßige Glukosezufuhr und dadurch hervorgerufener Lipogenese stark gesteigerten CO_2-Produktion [16, 236].

Damit erklären sich auch die Unterschiede zwischen den hier vorgestellten und den an der Columbia Universität in New York erhobenen Befunden an sog. hypermetabolen Patienten. Das Kollektiv polytraumatisierter, beatmeter Intensivpatienten befand sich während der Untersuchungsphase unter den gegebenen Umständen bereits unter maximalen Streßbedingungen. Durch die Zufuhr einer umsatzorientierten Ernährungstherapie ließ sich daher keine weitere Steigerung des O_2-Verbrauches auslösen. Die durch die Nährstoffsubstitution gesteigerte CO_2-Produktion führte zudem zu keiner Vermehrung der Atemarbeit, da die Patienten kontrolliert beatmet wurden.

4.6.2 CO_2-Produktion

Im Gegensatz zu dem durch die posttraumatische Hormonkonstellation bedingten, einheitlichen Verlauf der O_2-Aufnahme kam es zu erheblichen Veränderungen in der CO_2-Bildung. Während in Gruppe I als Zeichen zunehmender Oxidation von freien Fettsäuren die CO_2-Produktion bei steigendem O_2-Verbrauch noch geringfügig weiter absank, kam es demgegenüber in den „nährstoffsubstituierten" Gruppen zu einem deutlichen Ansteigen der CO_2-Elimination, die einen annähernd parallelen Verlauf zum O_2-Verbrauch aufwies.

Die ebenfalls gegenüber physiologischen Bedingungen erhöhten CO_2-Produktionsraten entsprachen dabei zum einen dem posttraumatisch gesteigerten Substratumsatz, zum anderen wies die weitere Zunahme der CO_2-Bildung in Abhängigkeit der Substratzufuhr in den Gruppen II–IV auf eine Abnahme der Fettverbrennung bei spiegelbildlichem Anstieg der Kohlenhydratoxidation hin. Unterstützt wird diese These durch Untersuchungen mit markierten Substraten, die nachweisen konnten, daß eine hohe Kohlenhydratzufuhr zu einer Abnahme der

Fettverbrennung führt, wohingegen bei reduziertem Kohlenhydratangebot die β-Oxidation von Fett proportional zunimmt [94].

Die letztgenannte Arbeitsgruppe war es auch, die erstmals auf die durch eine exzessive Kohlenhydratzufuhr verursachten Probleme durch den zu erwartenden steilen Anstieg der CO_2-Belastung bei Patienten mit grenzwertiger Lungenfunktion hinwies [17].

Diese Gefahr scheint dabei besonders groß, wenn die Zufuhr von Kohlenhydraten den Energieumsatz der Patienten deutlich überschreitet und Kohlenhydrate zur Lipogenese herangezogen werden, wobei große Mengen an CO_2 freigesetzt werden [2].

Eckart u. Adolph wiesen in diesem Zusammenhang darauf hin, daß bei mangelernährten Patienten diese Zunahme der CO_2-Produktion erst nach einigen Tagen sichtbar wird, wenn die fehlenden Glykogendepots wieder aufgebaut sind und überschüssige Kohlenhydrate fast ausschließlich der Lipogenese zufließen [91]. Dieses Risiko spielt bei Beatmungspatienten während der maschinellen Ventilation meist nur eine untergeordnete Rolle; es kann jedoch, wie Askanazi et al. zeigen konnten, in der Entwöhnungsphase vom Respirator erhebliche Bedeutung gewinnen [19, 20].

4.6.3 Respiratorischer Quotient (RQ)

Der RQ ermöglicht durch weiterführende Berechnungen theoretische Aussagen über Qualität und Quantität der im Organismus zur Energiebildung herangezogenen Substrate [122, 183, 203, 204, 234].

In Gruppe I kam es ohne Zufuhr von Nährstoffen zu einem Abfall des RQ von einem Medianwert von 0,8 am 1. posttraumatischen Tag auf einen RQ von unter 0,7 am 3. und 4. posttraumatischen Tag. Während der initiale RQ noch eine überwiegende „Mischverbrennung", d. h. die Oxidation von Fetten, Proteinen und Kohlenhydraten anzeigt, deuten Werte von 0,7 und darunter auf eine überwiegende Fettsäurenoxidation hin. Abweichungen von dem als physiologisch angesehenen RQ zwischen 0,7 und 1,0 sind möglich [234].

Werte, die 1,0 überschreiten, sind dabei Hinweise für eine Umwandlung von Kohlenhydraten in Fett, wobei offenbar durchaus eine parallele Fettverbrennung stattfinden kann, die „Nettoneubildung" von Fett jedoch überwiegt [214].

Ein RQ von weniger als 0,7 kann posttraumatisch und unter zusätzlicher Nahrungskarenz ein Zeichen der überschießenden Lipolyse darstellen sowie eine unvollständige Einschleusung der vermehrt anfallenden freien Fettsäuren in den Zitratzyklus und eine damit verbundene, gesteigerte Ketonkörperproduktion anzeigen [182].

Erwartungsgemäß führt die Substratzufuhr in den Gruppen II–IV zu RQ-Werten um 1,0. Da auch der sog. eiweißfreie RQ nicht über 1,0 im Median ansteigt, ist dies ein Zeichen dafür, daß in den „ernährten" Gruppen keine relevante Fettneubildung aus den zugeführten Kohlenhydraten erfolgt; im Gegenteil, die Befunde unterstützen die von Askanazi et al. mitgeteilten Beobachtungen, daß trotz ausreichender Zufuhr von Nährsubstraten bei „hypermetabolen" Patienten weiterhin eine gewisse Fettsäurenoxidation nicht zu unterdrücken ist [16].

Ein weiterer Grund dafür, daß der RQ in den kohlenhydratsubstituierten Gruppen den Wert von 1,0 nicht erreicht, ist auch darin begründet, daß – im Gegensatz zur Verbrennung von Glukose – bei der Oxidation des Polyols Xylit ein RQ von weniger als 1,0 zu erwarten ist.

Da die Stickstoffausscheidung bzw. die Harnstoffproduktionsrate als indirektes Maß für die Beteiligung von Proteinen an der Energiegewinnung herangezogen werden können, ist es durch Einbeziehung der Stickstoffelimination theoretisch möglich, aus dem Gaswechsel Rückschlüsse auf die Anteile von Fett, Kohlenhydraten und Eiweiß am Energieumsatz zu ziehen [295]. Durch Subtraktion von 5,94 l O_2 und 4,76 l CO_2/g Stickstoffverlust im Urin von den gemessenen O_2-Verbrauchswerten bzw. CO_2-Produktionsraten ergibt sich der sog. eiweißfreie („non-protein") RQ [122]. Da die so ermittelten, korrigierten Gasumsätze allein die Oxidation von Fett und Kohlenhydraten widerspiegeln, kann bei der bekannten chemischen Zusammensetzung aufgrund stöchiometrischer Berechnungen aus dem „eiweißfreien" RQ und dem O_2-Verbrauch auf den prozentualen Anteil dieser beiden Substrate an der Energiebildung sowie auf ihren Gesamtumsatz geschlossen werden. Die Höhe des umgesetzten Proteins läßt sich durch die Stickstoffausscheidung errechnen, da Stickstoff im Durchschnitt zu etwa 16% in Proteinen enthalten ist. Die auf dieser Basis ermittelten Umsätze für die einzelnen Substrate sind in Tabelle 48 (S. 107) dargestellt. Wie bereits ausgeführt, nimmt die Beteiligung endogener Nährstoffe ab, ohne daß es jedoch zu einer vollständigen Suppression der Fettsäurenoxidation kommt. Dies scheint charakteristisch für die posttraumatische Situation zu sein, in der es im Gegensatz zum Gesunden oder bei mangelernährten Patienten, trotz ausgeglichener Energiebilanz durch Zufuhr exogener Nährstoffe, weiterhin zur Oxidation von Fettsäuren kommt [16, 248]. Ebenso charakteristisch für die posttraumatische Situation ist der relativ hohe Anteil der Proteine an der Energiebereitstellung [88]. Wie der Vergleich von Gruppe I und II deutlich demonstriert, kann, trotz Zufuhr von Kohlenhydraten in Höhe des aus dem O_2-Verbrauch errechneten Energieumsatzes, der Eiweißabbau nur geringfügig gesenkt werden. Unter Zugrundelegung eines obligatorischen Stickstoffverlustes, der bei proteinfreier Diät in Höhe von 0,1 g Stickstoff/kg KG und Tag angenommen wird [37], ergibt sich in Gruppe II ein zusätzlicher traumatisch bedingter Eiweißanteil an der Energiegewinnung in einer durchschnittlichen Größenordnung von ca. 38 g/Tag.

Wie Hartig et al. mit markiertem ^{15}N-Glyzin nachweisen konnten, ist auch im Streß eine Eiweißsynthese aus Aminosäuren möglich, die jedoch gegenüber Gesunden deutlich reduziert ist. So verbleiben beim Gesunden von infundiertem ^{15}N 72–77% im Organismus und beim operierten Patienten zwischen 56 und 58% [144]. Dies entspricht größenordnungsmäßig auch den in der Literatur mitgeteilten Stickstoffretentionsraten unter parenteraler Ernährung in postoperativen und posttraumatischen Situationen [82].

Verglichen mit diesen Angaben führte bei den Polytraumatisierten die Gabe von 1 g Aminosäuren/kg KG bzw. von 2 g Aminosäuren/kg KG und Tag bei ausgeglichener Energiebilanz durch Kohlenhydratinfusionen zu ähnlichen Ergebnissen der Stickstoffretention. Obwohl also anzunehmen ist, daß ein Großteil der angebotenen Aminosäuren, wie gewünscht, auch bei Polytraumatisierten in die Eiweißsynthese einfließt, kommt es parallel dazu, wie bereits ausführlich diskutiert, zu einem vermehrten Stickstoffverlust. Trotz ausgeglichener Energiebilanz durch Zufuhr entsprechender Kohlenhydratmengen haben parenteral applizierte Aminosäuren einen unerwünschten „kohlenhydrat- und fettsparenden" Effekt, indem sie mit steigender Dosierung zunehmend alternativ zur Energiegewinnung herangezogen werden, welches gleichzeitig eine zusätzliche Belastung des Organismus mit harnpflichtigen Substanzen bedeutet.

Einerseits kann also, prozentual gesehen, auch bei Schwerstverletzten die Stickstoffretentionsrate und ggf. auch die Eiweißsyntheserate durch vermehrte Zufuhr von Aminosäuren gesteigert werden, andererseits belegen die Ergebnisse eindeutig, daß trotz ausgeglichener Energiezufuhr mit nichtstickstoffhaltigen Energieträgern posttraumatisch offensichtlich ein durch die neuroendokrine Situation fixierter, obligatorisch gesteigerter Proteinabbau erfolgt. Der prozentualen Verbesserung der Stickstoffretention durch vermehrte Aminosäurenzufuhr steht also absolut gesehen eine dosisabhängig gesteigerte Beteiligung von Proteinen an der

Energiegewinnung gegenüber, welche zu einer zusätzlichen Belastung des Organismus mit Eiweißabbauprodukten bei ohnehin vermehrtem Proteinabbau führen muß.

Die Dosierung von Eiweißbausteinen in dieser Situation hat also so zu erfolgen, daß sie diesen beiden Aspekten Rechnung trägt.

Wie Tabelle 49 (s. S. 116) zeigt, führt die parenterale Infusion von Kohlenhydraten unter diesen Bedingungen dazu, daß der Organismus zu ca. 75% seine Energiebildung aus Kohlenhydraten deckt. Ein Teil des Energieumsatzes wird von Fett und Protein bestritten, ohne daß die dadurch „eingesparten" Kohlenhydratmengen quantitativ ausgeschieden werden. Dies führt bei Gegenüberstellung von zugeführten Kohlenhydratmengen einerseits – und berechneter Kohlenhydratoxidationsrate sowie ausgeschiedener Kohlenhydratmengen andererseits – zu einer Kohlenhydratretention im Organismus, über deren metabolisches Schicksal nur Vermutungen angestellt werden können. Dieses Phänomen wird durch Angaben in der Literatur bestätigt, die auf ähnlichen Beobachtungen basieren [91, 121, 299]. Zum Teil fließen die parenteral zugeführten Kohlenhydrate sicherlich in die Glykogenspeicher, die zum Zeitpunkt des Beginnes der parenteralen Ernährungsbehandlung nach durchschnittlich 12,5 h weitgehend entleert waren. Dennoch reicht selbst eine vollständige Auffüllung der Glykogenspeicher nicht aus, um eine durchschnittliche Kohlenhydratretention von 168 g/Tag in den „kohlenhydratsubstituierten" Gruppen zu erklären. Bei einem durchschnittlichen eiweißfreien RQ, der 1,0 nicht überschreitet, ist auch eine wesentliche Umwandlung von Kohlenhydraten in Fett nicht zu erwarten. Auch ein Einfließen von Kohlenhydraten in das Interstitium wird diskutiert [75]. Gelfand et al. schließen aus den in der Literatur mitgeteilten Ergebnissen, daß es unter Streßbedingungen zu einem erheblichen Einfließen der Glukose in „nichtoxidative" Stoffwechselwege kommt, so daß trotz vermehrter Glukoseutilisation in dieser Stoffwechselsituation die Diskrepanzen in den Gaswechselmessungen erklärbar wären [121].

Insgesamt gesehen bleibt das metabolische Schicksal der retinierten, aber offenbar nichtoxidierten Kohlenhydrate mit den in dieser Arbeit verwendeten Methoden jedoch eine ungeklärte Frage.

Bei allen Betrachtungen über berechnete Substratumsätze ist, insbesondere was die Oxidation von Fett und Kohlenhydraten anbetrifft, zu beachten, daß sie auf der Grundlage von Gaswechselmessungen und den daraus bestimmten respiratorischen Quotienten beruhen. Die vorausgegangene Diskussion mag den Eindruck erwecken, daß der RQ eine Möglichkeit zur exakten Erfassung der Art und Menge der oxidierten Substrate liefert.

Nach Wilmore stellt der RQ einen allgemeinen Indikator für Stoffwechselvorgänge im Organismus dar und beinhaltet häufig methodische Fehler durch Ungenauigkeiten beim Auffangen und Messen der Gase [299]. In welchem Ausmaß bereits „geringe" Fehler die Interpretation von Gaswechselmessungen zu beeinflussen imstande sind, konnte Norton in seiner Publikation über „accuracy in pulmonary measurements" demonstrieren [223]. In dem von ihm angeführten Beispiel führt ein Meßfehler von nur 1% bei der exspiratorisch gemessenen O_2-Fraktion zu einer Abweichung von ca. 25% vom tatsächlichen O_2-Verbrauch sowie zu einem RQ, der um mehr als 0,23 vom tatsächlichen RQ abweicht.

So hat schon Krogh im Jahre 1916, wie Kleiber in seinem Lehrbuch der Tierenergetik zitiert, „zur Vorsicht bei der Anwendung des RQ gemahnt, weil die Voraussetzungen, auf welche Schlußfolgerungen aus diesem Verhältnis gegründet sind, nicht immer hinreichend erfüllt sind" [183].

Neben diesen rein methodischen Problemen sind es jedoch meist nicht beachtete Voraussetzungen, die zu einer „Mißinterpretation" bzw. Überstrapazierung der Aussagekraft des RQ – unter den jeweils gegebenen Bedingungen – führen [122, 234]

Eine der wesentlichen Voraussetzungen für exakte Schlußfolgerungen bezüglich der Substratoxidation aus dem gemessenen RQ ist, daß sich der untersuchte Organismus in einem stabilen Gleichgewicht befindet [234]. Insbesondere bei Patienten ist diese Forderung naturgemäß selten erfüllbar, d. h., der „gemessene" RQ muß nicht unbedingt der „aktuellen" Stoffwechsellage entsprechen [232].

Die Berechnungen der Substratumsätze mit Hilfe des RQ beruhen auf der Voraussetzung, daß eine vollständige Oxidation der Nährstoffe stattfindet. Das Problem dabei ist, daß jedoch nicht nur eine parallele Oxidation verschiedener Substanzen im Organismus stattfindet, sondern daß auch eine gegenseitige Umwandlung von Substraten im Organismus erfolgen kann. So ist selbst bei ausschließlicher Zufuhr einer einzigen Nährstoffkomponente nicht der theoretische RQ erreichbar, wie nachgewiesen werden konnte [122]. Diese Tatsache unterstreicht die Erkenntnis, daß, unabhängig vom Angebot, die alleinige Oxidation eines Substrates niemals vorkommt.

Im allgemeinen führen Hyperventilation sowie Bildung und Retention von Säuren und die Umwandlung von Kohlenhydraten zu Fett zu einem Ansteigen des RQ, während Hypoventilation, Säureverlust sowie therapeutisch induzierte Alkalisierung zu einer Erniedrigung des RQ führen. Dabei sind Abweichungen von dem als „normal" betrachteten RQ zwischen 0,7 und 1,0 durchaus möglich [234].

Ein bedeutender Störfaktor bei der Interpretation des RQ ergibt sich daraus, daß die CO_2-Elimination während des Untersuchungszeitraumes nicht der in dieser Periode gebildeten CO_2-Menge entsprechen muß, da der Organismus im Verhältnis zum O_2 (ca. 1,5 l) eine große Speicherkapazität für CO_2 besitzt, die ca. 6,5 l beim Gesunden ausmacht [232].

Dies ist der Grund dafür, daß O_2-Verbrauchsmessungen in der Exaktheit ihrer Erfassung wesentlich robuster gegenüber zeitlich kurzfristigen Veränderungen sind, als dies bei der Bestimmung der produzierten CO_2-Menge der Fall ist. Daher stimmen auch Kurzzeitmessungen des O_2-Verbrauches, die mit Hilfe des Pulmonalarterienkatheters gewonnen wurden, relativ gut mit den zur gleichen Zeit durchgeführten, kontinuierlichen O_2-Verbrauchsmessungen mittels Gaswechselmessungen überein [287].

Insbesondere Schwankungen des Atemminutenvolumens, bedingt durch äußere Einflüsse auf den Patienten, können ebenfalls zu deutlichen Verzerrungen des aktuellen RQ führen, da sie schnelle Veränderungen in der CO_2-Abgabe hervorrufen können. Bei Patienten mit kontrollierter Beatmung und der dazu in der Regel erforderlichen Sedierung spielen diese Veränderungen praktisch keine Rolle, so daß man unter den vorgegebenen Untersuchungsbedingungen in etwa davon ausgehen kann, daß die CO_2-Produktion auch der CO_2-Elimination während des Meßzeitraumes entsprach.

Faßt man diese Kritik am RQ zusammen, so stellt sich, insbesondere unter dem Aspekt des hier vorgestellten Patientenkollektivs und den sich daraus ergebenden Untersuchungsbedingungen, die Frage nach Aussagekraft und Nützlichkeit dieses Parameters.

Fest steht, daß der RQ keine befriedigenden Auskünfte bezüglich des Intermediärstoffwechsels sowie über Beziehungen zwischen Ausgangsmaterialien und deren Stoffwechselprodukten geben kann [183]. Unter diesen Gesichtspunkten kann der RQ nicht zur exakten Erfassung spezieller Stoffwechselvorgänge herangezogen werden, er kann jedoch als gute Orientierungshilfe benutzt werden, um allgemeine Veränderungen in der Verstoffwechselung von Nährsubstraten schnell zu registrieren.

So deutet z. B. einerseits ein konstanter RQ um 0,7 unter den gegebenen Umständen durchaus auf eine überwiegende Oxidation von Fett hin, andererseits weist ein RQ um 1,0 auf eine nahezu vollständige Energiegewinnung aus Kohlenhydraten hin.

4.6.4 Energieumsatz

Ein gesteigerter Energieumsatz zählt zu den wichtigsten metabolischen posttraumatischen Veränderungen [179, 212, 299]. Durch methodische Entwicklungen und Verbesserungen ist es mit Hilfe der indirekten Kalorimetrie heute möglich, auch bei Schwerkranken exakte Aussagen hinsichtlich des aktuellen Energieumsatzes zu erhalten [2, 91]. Nach Kinney ist die Bedeutung der Gaswechselmessung bei der Behandlung und Überwachung von Intensivpatienten insbesondere in 4 Bereichen von besonderer Wichtigkeit [179]:

1. Bestimmung des Ruheumsatzes nach Krankheit und Verletzung,
2. Überprüfung, ob Herzminutenvolumen und Ventilation dem aktuellen metabolischen Bedürfnis entsprechen,
3. Steuerung der Infusions- und Ernährungstherapie entsprechend dem tatsächlichen Energieumsatz,
4. Überwachung des „eiweißfreien" RQ, um eine Überladung mit Kohlenhydraten zu verhindern, die durch ein Ansteigen des RQ über 1,0 angezeigt wird und Hinweise auf eine „Nettolipogenese" liefert.

Bedingt durch Aussagen in der älteren Literatur wird auch heute das Ausmaß des posttraumatisch gesteigerten Energieumsatzes noch häufig überschätzt.

Energieumsätze von 5000 kcal/Tag und mehr, wie sie insbesondere für Verletzte mit Schädel-Hirn-Traumen und Verbrennungen beschrieben wurden, gehören, von Ausnahmen abgesehen, sicherlich der Vergangenheit an [279]. Folgt man den in neuerer Zeit publizierten Angaben zu den Energieumsätzen Schwerverletzter, so sind Werte, die das Doppelte des Ruheumsatzes überschreiten, eine absolute Seltenheit [299]. Dementsprechend lagen auch die Energieumsätze der Polytraumatisierten in dieser Studie im Median in den einzelnen Gruppen zwischen 2082 und 3100 kcal/Tag und entsprachen damit größenordnungsmäßig den in der neueren Literatur mitgeteilten Ergebnissen.

Verglichen mit dem durchschnittlichen Grundumsatz nach den von Fleisch angegebenen tabellarischen Werten [101], ergab sich für das Gesamtkollektiv der Polytraumatisierten eine Steigerung des mittleren Energieumsatzes gegenüber dem Grundumsatz um etwa 50%. Damit liegen die Steigerungsraten gegenüber den von Wilmore angegebenen Werten, die für Polytraumatisierte zwischen 50 und 75% ausmachen, an der unteren Grenze [299].

Die gegenüber früheren Angaben im Verhältnis deutlich niedrigeren Energieumsätze sind als Ausdruck der gesamttherapeutischen Veränderungen im Laufe der letzten Jahre anzusehen [185]. Wie bereits bei der Diskussion der täglich ausgeschiedenen Stickstoffmengen ausführlich dargelegt, kommt es, bedingt durch ein modernes Rettungswesen, häufig noch am Unfallort durch den Notarzt zu einer effizienten Schmerzausschaltung sowie adäquaten Volumensubstitution und zu einer weitgehenden Sedierung etc., so daß ein zusätzlicher Streß bereits frühzeitig vermieden werden kann.

Eine weitere Möglichkeit der Senkung des Energieumsatzes durch therapeutische Maßnahmen über das gezeigte Maß hinaus erscheint allerdings fraglich, da das Trauma selbst und die entstandene Wunde zur Stoffwechselsteigerung führen, wie Untersuchungen bei Verbrannten mit denervierten Wundgebieten zeigten [299]. Die durch das Trauma ausgelöste, systemische Antwort des Organismus kann allerdings durch Angst und Schmerz zu einer weiteren Steigerung des Energieumsatzes führen. In welchem Ausmaß eine Sedierung und Analgesie beim Intensivpatienten zu einer Reduzierung der metabolischen Aktivität beitragen können, belegen die Tabellen 50–53, in denen die Auswirkungen der in regelmäßigen Abständen rou-

Tabelle 50. Änderungen des O_2-Verbrauchs [ml · min^{-1}] durch Applikation von 7,5 mg Dipidolor i.v.

Patient	Dipidolor 7,5 mg	10'	20'	30'	40'	50'	60'
W. K.	329	− 77	−100	− 84	−102	− 69	− 97
S. J.	234	− 7	− 8	− 6	− 15	− 8	− 4
H. A.	332	− 0	− 35	− 40	− 22	− 8	+ 46
S. K.	250	0	− 85	− 60	− 54	− 48	+ 7
V. R.	286	− 16	− 7	− 2	+ 5	+ 9	0
B. J.	326	0	− 6	+ 4	+ 2	− 4	+ 1
M. M.	229	0	− 14	− 15	+ 7	+ 5	− 9
B. B.	326	−126	−107	−133	−125	−127	−131
C. E.	200	− 18	− 7	+ 16	+ 21	+ 6	− 16
L. E.	313	− 26	− 31	− 26	− 12	− 6	+ 15
Median	300	− 11,5	− 22,5	− 20,5	− 13,5	− 7,0	− 2,0

Tabelle 51. Änderungen der CO_2-Produktion [ml · min^{-1}] durch Applikation von 7,5 mg Dipidolor i.v.

Patient	Dipidolor 7,5 mg	10'	20'	30'	40'	50'	60'
W. K.	261	−42	−29	−51	−55	−47	−51
S. J.	324	− 7	− 8	− 6	−15	− 8	− 4
H. A.	309	0	−42	−26	−45	−34	+ 6
S. K.	256	0	−20	−23	−23	−23	+21
V. R.	273	− 6	− 9	+ 7	0	− 2	−18
B. J.	293	−18	−12	− 8	− 9	+14	− 8
M. M.	193	−12	−12	−25	−18	−23	−26
B. B.	307	−87	−78	−72	−68	−79	−45
C. E.	180	− 2	− 2	− 8	−16	− 7	−20
L. E.	306	−33	−39	−49	−37	−29	−25
Median	267	− 9,5	−16	−24	−20,5	−23	−19

tinemäßig verabreichten Präparate Diazepam (Valium) und Piritramid (Dipidolor) auf den Gaswechsel von je 10 beatmeten Polytraumatisierten dargestellt sind.

Auch die Übernahme der Atemarbeit durch den Respirator trägt zur Reduktion des Energieumsatzes bei [91], ebenso eine medikamentös fiebersenkende Therapie [299] und eine adäquate Umgebungstemperatur [299].

Die Höhe des Energieumsatzes ist bei Polytraumatisierten offensichtlich durch die Schwere der Verletzungen und die dadurch hervorgerufenen neuroendokrinen Umstellungsreaktionen fixiert und wird unabhängig von der Substratzufuhr aufrechterhalten. Im Gegensatz zum Hungerstoffwechsel, in dem der Organismus seinen Energieumsatz möglichst reduziert, um körpereigenes Substrat einzusparen, erfolgt diese Energiebereitstellung im posttraumatischen Stoffwechsel auch im Fall exogener Nährstoffapplikation z. T. auf Kosten körpereigener Substanz.

Tabelle 52. Änderungen des O_2-Verbrauchs [ml · min^{-1}] durch Applikation von 10 mg Valium i.v.

Patient	Valium 10 mg	10′	20′	30′	40′	50′	60′
W. K.	200	− 1	−19	− 6	+ 3	+ 6	+26
S. J.	219	−12	−18	−10	− 9	−20	−18
H. A.	338	−54	−74	−49	−105	−57	−87
P. O.	217	−22	− 3	−21	− 19	−15	−13
V. R.	256	0	+ 7	− 5	− 6	+23	+73
S. E.	176	0	−16	+ 9	+ 10	+ 7	+14
B. H.	293	−16	−16	− 9	− 10	+16	− 5
B. B.	146	− 9	−18	−18	− 16	−16	−11
B. M.	161	−27	−37	−37	− 30	−36	0
L. H.	284	0	+ 4	−27	− 4	+62	+58
Median	218	−10,5	−17,0	−14,0	− 9,5	− 4,5	− 2,5

Tabelle 53. Änderungen der CO_2-Produktion [ml · min^{-1}] durch Applikation von 10 mg Valium i.v.

Patient	Valium 10 mg	10′	20′	30′	40′	50′	60′
W. K.	195	−11	− 7	− 5	−12	− 7	−15
S. J.	201	−12	− 3	−13	−10	− 8	−21
H. A.	324	−17	− 4	− 5	− 6	− 2	−20
P. O.	207	−18	0	−10	− 2	− 1	− 5
V. R.	252	− 7	−11	− 8	+ 9	+13	+14
S. E.	174	−14	−15	−18	− 9	−15	−19
B. H.	211	0	+ 1	+ 5	+ 4	+11	+ 6
B. B.	140	0	+ 5	+10	+ 5	+10	+ 6
B. M.	161	− 2	− 2	− 4	−10	0	− 7
L. H.	273	+ 3	0	−24	−21	− 5	+ 2
Median	204	− 9,0	− 2,5	− 6,5	− 7,5	− 1,5	− 6,0

Wie bereits schon in einer früheren Arbeit demonstriert [248], führt bei diesen Patienten die Zufuhr energieliefernder Substrate nicht zu einer weiteren Steigerung des Energieumsatzes, wie sie bei anderen Patientenkollektiven beschrieben wurde [16, 94].

Dementsprechend kommt es auch unter Applikation von energieliefernden Substraten bei dem Kollektiv der Polytraumatisierten zu keiner zusätzlichen Temperaturerhöhung, da der Organismus bereits auf einen maximal ablaufenden Energieumsatz eingestellt ist. Die von Kinney zitierten, ernährungsbedingten Temperatursteigerungen – zusätzlich zu infekt- oder verletzungsbedingten Temperaturerhöhungen [179] – können bei Polytraumatisierten mit primär schon wesentlich verstärkten Stoffwechselaktivitäten nicht bestätigt werden.

Wie bereits diskutiert, führt eine Mangelversorgung mit Substraten insbesondere im Postaggressionsstoffwechsel einerseits zu einem rapiden Verlust wichtiger körpereigener Substanz,

Tabelle 54. Gegenüberstellung tabellarisch ermittelter sowie aus dem gemessenen O_2-Verbrauch berechneter Energieumsätze (kcal/Tag) von Polytraumatisierten (n = 50)

Patient	Grundumsatz nach Wilmore	Geschätzter Energieumsatz nach Tabelle	Empfohlene max. Energiezufuhr (Wilmore)	Geschätzter Energieumsatz aus O_2-Verbr.	Berechneter Energieumsatz a. d. Gaswechsel	[%][a]
G. M.	1760	3000	3750	1773	1789	70
H. B.	1520	2600	3250	2975	2897	75
P. K.	1700	2800	3500	3178	3132	65
H. P.	1850	3000	3750	2814	2608	60
S. K.	1400	2400	3000	2052	2171	70
F. G.	1800	3000	3750	2382	2422	70
S. K.	1450	2200	2750	2529	2542	50
R. M.	1520	2600	3250	2723	2935	70
S. G.	1600	2400	3000	2948	3024	50
G. G.	1700	3600	4400	2490	2489	70
K. M.	1300	2150	2550	1797	1931	60
R. A.	1800	2800	3500	1619	1584	60
H. C.	1890	3300	4000	3013	2989	75
S. M.	1360	2050	2550	2872	2865	55
E. H.	1920	3300	4000	2489	2447	75
F. P.	1700	2800	3500	2841	2826	75
W. K.	1620	2700	3250	2079	2081	65
R. K.	1650	2800	3500	2786	2725	70
J. F.	1740	2600	3250	1053	1086	50
M. A.	1800	2800	3500	3240	3201	60
C. T.	1750	3000	3750	1997	2003	70
K. D.	1350	2000	2500	1446	1438	50
G. F.	1600	2600	3250	2125	2170	65
R. F.	2000	3300	4125	2838	2962	65
P. J.	1800	3000	3750	2837	2913	70
R. A.	1700	2800	3500	2274	2335	70
M. H.	1750	2800	3500	2761	2776	60
S. J.	1650	2500	3125	3143	3050	50
S. K.	1650	2700	3375	1658	1702	60
S. E.	1500	2500	3125	2596	2572	70
L. B.	1500	2500	3125	1979	1939	65
R. R.	1900	2900	3625	2274	2354	55
G. J.	1700	2900	3675	3075	3011	75
B. K.	1350	2300	2875	1778	1738	70
S. H.	1750	2800	3500	2272	2256	60
W. M.	1550	2500	3125	2518	2438	65
D. G.	1350	2300	2875	2634	2575	70
B. E.	1250	1900	2375	1558	1588	50
Z. E.	1600	2500	3125	2139	2232	55
S. M.	1850	3000	3750	4010	3677	65

Tabelle 54. (Fortsetzung)

Patient	Grund-umsatz-nach Wilmore	Geschätzter Energie-umsatz nach Tabelle	Empfohlene max. Ener-giezufuhr (Wilmore)	Geschätzter Energie-umsatz aus O_2-Verbr.	Berechneter Energie-umsatz a. d. Gaswechsel	[%][a]
E. A.	1575	2600	3250	2171	2102	65
S. S.	1350	2000	2500	2979	2861	50
S. M.	1300	2000	2500	1895	1899	55
K. S.	1650	2500	3125	1671	1776	55
F. R.	1850	2900	3625	1959	2054	60
C. F.	1950	3200	4000	2888	2958	65
F. A.	2150	3500	4375	3733	3611	65
B. K.	1550	2500	3125	1973	2026	60
K. H.	1600	2500	3125	1932	2063	55
K. F.	1400	2100	2625	2360	2281	50
$\bar{x}$	1640	2670	3338	2423	2412	
s	± 205	± 399	± 501	± 600	± 563	

[a] geschätzte Änderung der metabolischen Aktivität nach Wilmore [299]

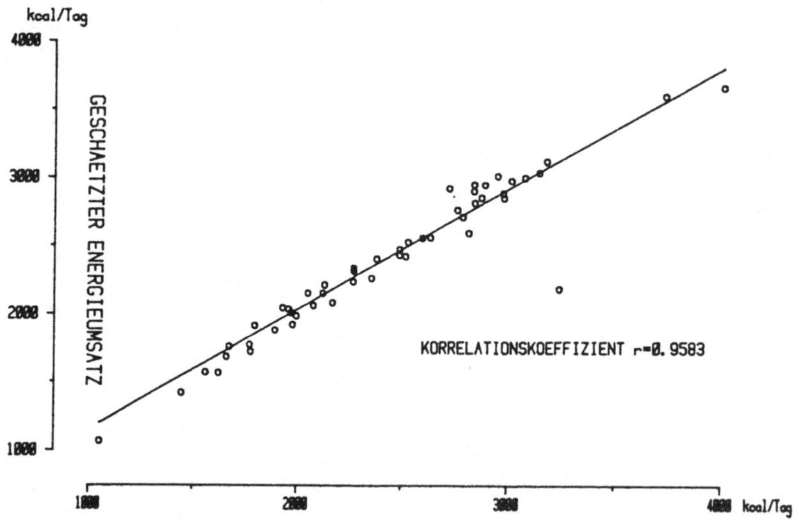

Abb. 54. Gegenüberstellung der aus dem gemessenen O_2-Verbrauch berechneten Energieumsätze mit und ohne Einbeziehung von Korrekturfaktoren (n = 50)

andererseits jedoch bedingt eine Überladung des Organismus, besonders im Zustand eingeschränkter Kompensationsfähigkeit, eine Reihe zusätzlicher Risiken.

Unter diesen Aspekten scheint eine genaue Definition des Energieumsatzes schwerstkranker Patienten von besonderer Wichtigkeit. Eine Tatsache, auf die in den letzten Jahren insbesondere die Arbeitsgruppe um Kinney wiederholt hingewiesen hat.

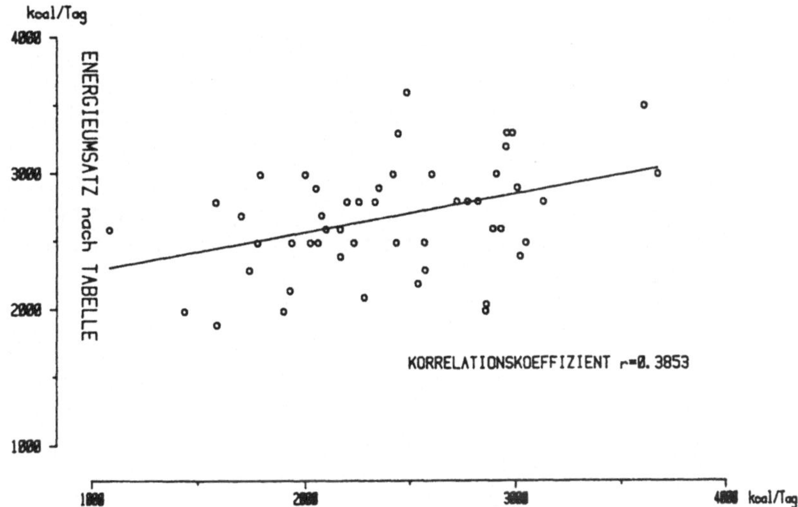

Abb. 55. Gegenüberstellung des aus dem gemessenen O_2-Verbrauch berechneten Energieumsatzes und des tabellarisch bestimmten Energieumsatzes von Polytraumatisierten (n = 50)

Es erhebt sich hier die Frage nach der Notwendigkeit und der Bedeutung von Energiemessungen mittels indirekter Kalorimetrie, die mit einem nicht unerheblichen Aufwand an Material, Personal und Zeit verbunden ist.

Auf der Basis extensiver Untersuchungen sind in der Vergangenheit eine Reihe von Berechnungsgrundlagen erstellt worden, die eine abschätzende Bestimmung des Energieumsatzes von Patienten erlauben [299]. So ergibt auch ein Vergleich zwischen den mittels indirekter Kalorimetrie an 50 beatmeten Polytraumatisierten ermittelten Energieumsätzen und den nach einem von Wilmore vorgeschlagenen, tabellarischen Schema ermittelten Energieproduktionsraten [299] bei statistischer Auswertung keine signifikanten Unterschiede zwischen beiden Verfahren (s. Tabelle 54).

So betrug der nach den Tabellen von Wilmore geschätzte mittlere Energieumsatz 2670 kcal/Tag gegenüber den durch Gaswechselmessungen ermittelten 2410 kcal/Tag, d. h., die mittlere Abweichung lag unter 10%.

Für den Einzelpatienten ergaben sich jedoch zwischen den tabellarischen geschätzten Werten und den mittels Gaswechsel bestimmten Energieumsätzen Differenzen von bis zu 240%. Das bedeutet, daß man zwar mit Hilfe solcher Tabellen den durchschnittlichen Energieumsatz für bestimmte Patientengruppen mit relativ großer Genauigkeit ermitteln kann, jedoch grobe Fehler bei der Abschätzung des Energieumsatzes für den Einzelpatienten mit in Kauf nehmen muß. Dies beinhaltet u. a. auch, daß die üblicherweise nach kg KG durchgeführte Dosierung energetischer Substrate bei manchen Patienten zu erheblichen Problemen führen muß (Abb. 55).

Eine weitere Frage war, welchen Einfluß auf die Ermittlung des Energieumsatzes die Bestimmung des kalorischen O_2-Äquivalentes mittels RQ sowie die Einbeziehung aller Korrekturfaktoren hat. Zu diesem Zweck wurde ein auf diese Weise errechneter Energieumsatz einer überschlagsmäßigen Kalkulation gegenübergestellt, die allein aus der Differenz zwischen in- und exspiratorischer O_2-Konzentration, dem Atemminutenvolumen und einem angenommenen, mittleren kalorischen O_2-Äquivalent von 4,83 kcal/l O_2 auf den Energieumsatz schloß.

Der sich dabei ergebende Fehler betrug für den Einzelpatienten maximal 8,3% und lag für das untersuchte Gesamtkollektiv bei 0,44%. Dies bedeutet, daß für eine hinreichend genaue Messung des Energieumsatzes in der klinischen Routine sowohl die Bestimmung der CO_2-Produktion als auch eine aufwendige Korrekturberechnung (Barometerdruck, Patiententemperatur, Raumtemperatur, Volumenkorrekturen etc.) entfallen können (s. Abb. 54).

Damit ist man dem angestrebten Ziel, bei vereinfachten technischen Untersuchungsbedingungen eine ausreichend genaue individuelle Energieumsatzberechnung für Intensivpatienten als Basis für eine echte bedarfsadaptierte Ernährungstherapie zu erhalten, wiederum einen Schritt näher gekommen.

5 Zusammenfassung

In den letzten Jahren haben erhebliche Verbesserungen in der Erstversorgung schwerstverletzter Patienten stattgefunden. Eine moderne Unfallrettung sowie eine neuzeitliche Intensivtherapie haben dazu geführt, daß auch Polytraumatisierte mit deutlich herabgesetzten Vitalfunktionen die unmittelbar sich an das Traumaereignis anschließende Phase überleben. Dadurch ist den Intensivstationen ein neues „Krankengut" erwachsen, das aufgrund seiner extremen Einschränkung der körperlichen Kompensationsmöglichkeiten höchste Ansprüche an sämtliche therapeutische Maßnahmen stellt.

In diesem Zusammenhang zählt eine statusbezogene Infusions- und Ernährungstherapie zu den wesentlichen Bausteinen im Behandlungskonzept Polytraumatisierter.

Aufbauend auf dem Grundsatz jeglichen ärztlichen Handelns, dem „primum nihil nocere", sind die Basis für eine solchermaßen adäquate Substratzufuhr, besonders in der kritischen frühen posttraumatischen Phase, eine exakte Statusdefinition sowie genaue Kenntnisse über den Substrat- und Energiestoffwechsel des Polytraumatisierten.

Diese Tatsache sowie stark voneinander abweichende Angaben über Art und Ausmaß der posttraumatisch einsetzenden Veränderungen im Substrat- und Energiestoffwechsel verbunden mit zunehmend kritischen Berichten über eine zu früh und zu forciert einsetzende Nährstoffapplikation waren Anlaß zur Durchführung der vorliegenden Studie.

Obwohl seit langem bekannt ist, daß bereits geringe Mengen exogen zugeführter Nährstoffe zu erheblichen Veränderungen im Substrat- und Hormonprofil traumatisierter Patienten führen können, gibt es in der Literatur praktisch keine Aussagen über verletzungsbedingte Einflüsse auf den Stoffwechsel polytraumatisierter Beatmungspatienten in der frühen posttraumatischen Phase unter einer kohlenhydrat- und eiweißfreien Infusionsbehandlung. Um diese Lücke zu schließen und um ein „echtes" Referenzkollektiv zur Verfügung zu haben, erhielten 10 Patienten (Gruppe I) eine ausschließliche Zufuhr von Wasser und Elektrolyten. Dieses Patientenkollektiv wurde zur Statusbeschreibung und Stoffwechseldefinition polytraumatisierter, beatmeter Intensivpatienten herangezogen.

Im Gegensatz zu bislang in der Literatur vorgelegten Befunden, die meist die Auswirkungen einer im Verhältnis zum Energieumsatz inadäquat hohen oder niedrigen Energiezufuhr beschreiben, erfüllt diese Arbeit erstmals die u. a. von Kinney aufgestellte Forderung einer am *gemessenen* Energieumsatz orientierten Zufuhr energetischer Substrate (Gruppe II). Durch die Applikation von Kohlenhydraten in Höhe des aus dem O_2-Verbrauch bestimmten Energieumsatzes, ist es möglich, das posttraumatische Substrat- und Hormonprofil zu beschreiben, ohne daß eine zusätzliche theoretische Belastung des Organismus durch ein Energiedefizit bzw. eine überschießende exogene Energiebereitstellung besteht.

Aus den erwähnten Gründen gibt es daher auch keine Aussagen über die Akzeptanz parenteral zugeführter Aminosäuren bei Polytraumatisierten unter einer durch Zufuhr energieliefernder Substrate ausgeglichenen Energiebilanz.

Diese Studie erlaubt es, Rückschlüsse auf das mögliche Ausmaß der für Syntheseleistungen zur Verfügung stehenden Aminosäuren zu bekommen (Gruppe III und IV), ohne daß von außen zugeführte Aminosäuren zwangsläufig wegen eines bestehenden Energiedefizits vom Organismus zur Energiebildung herangezogen werden müßten.

Weiterhin kann der Einfluß der in unterschiedlicher Dosierung angebotenen Aminosäuren auf die Konzentration und das Muster der freien Aminosäuren im Plasma dargestellt werden.

Ferner geben die vorliegenden Untersuchungen darüber Auskunft, ob im posttraumatischen Stoffwechsel, unter einer dem gemessenen Energieumsatz entsprechenden Zufuhr von Kohlenhydraten eine Beteiligung der zusätzlich exogen zugeführten Aminosäuren an der Energieproduktion verhindert werden kann.

Schließlich kann die Zufuhr von Aminosäuren in unterschiedlicher Dosierung Hinweise darüber geben, ob unter den beschriebenen Bedingungen die Zufuhr von Aminosäuren eine zusätzliche Belastung des Organismus darstellt bzw. ob sich unter einer Aminosäurenapplikation von 2g/kg KG und Tag, die erfahrungsgemäß zu einer nahezu ausgeglichenen Stickstoffbilanz führt, evtl. Dosierungsgrenzen abzeichnen.

Die Gegenüberstellung von Patienten mit alleiniger Zufuhr einer kohlenhydratfreien Elektrolytlösung (Gruppe I) und ernährten Patienten (Gruppe II–IV) erlaubt außerdem, zwischen trauma- und hungerbedingten Stoffwechselveränderungen eine Differenzierung zu treffen.

40 beatmete Patienten, die aufgrund des Ausmaßes, der Vielfalt sowie der Schwere ihrer Verletzungen als „polytraumatisiert“ zu betrachten waren, wobei die individuelle Traumatisierung nach der Einteilung von Sefrin dem Schweregrad III entsprach, wurden nach Randomisierung 4 Gruppen mit unterschiedlichen Infusions- und Ernährungsregimen zugeordnet.

Dabei handelt es sich um eine klinikrelevante, prospektive Untersuchung, die unter den Bedingungen einer intensivmedizinischen Maximalversorgung durchgeführt wurde, d. h., es wurden keine Abstriche oder Veränderungen in der Therapie zugunsten einer Vereinheitlichung oder Erleichterung bei der Durchführung der Versuche gemacht.

Die Patienten der Gruppe I erhielten eine ausschließliche Zufuhr von Wasser und Elektrolyten in Form einer kohlenhydratfreien 2/3-Elektrolytlösung.

Den Patienten der Gruppe II wurde eine entsprechend dem aus dem O_2-Verbrauch berechneten Energieumsatz äquikalorische Menge an Kohlenhydraten in Form einer Kohlenhydratkombination (Glukose, Fruktose, Xylit) appliziert.

In Gruppe III bzw. IV erhielten die Patienten zusätzlich zu dieser am gemessenen Energieumsatz orientierten Kohlenhydratzufuhr eine Substitution von Aminosäuren in einer Dosierung von 1 g bzw. 2 g/kg KG und Tag.

Um die zugrundeliegenden Problem- und Fragestellungen beantworten zu können, wurde während der ersten 4 posttraumatischen Tage neben den routinemäßigen Überwachungsmaßnahmen in 24stündigen Abständen zwischen 11.00 und 12.00 Uhr vormittags Blut entnommen und analysiert sowie der O_2-Verbrauch und die CO_2-Bildung gemessen. Desweiteren wurde der 24-h-Urin gesammelt und untersucht. Dabei wurden die folgenden Kenngrößen bestimmt und dokumentiert:

1. Physikalische Kenngrößen
   Temperatur, Herzfrequenz, arterieller Blutdruck und zentralvenöser Druck.

2. Biochemische Kenngrößen aus dem Blut
   Hämatokrit, Osmolalität, Blutgase (arterieller pCO_2 und pO_2), pH-Wert und Basenüberschuß, Natrium und Kalium, SGOT, SGPT, alkalische Phosphatase und Gesamtbilirubin, Harnstoff und Kreatinin, Laktat, Nichtesterfettsäuren (NEFS) und Linolsäure, β-Hydroxybutyrat, Insulin, C-Peptid, Glukagon, Kortisol, Thyroxin (T_4), Trijodthyronin (T_3), und

reverse Trijodthyronin (rT_3), Glukose, Fruktose und Xylit, Gesamteiweiß und Albumin, Cholinesterase, Präalbumin und Transferrin, freie Aminosäuren.

3. Biochemische Kenngrößen aus dem 24-h-Urin
   Osmolalität, Gesamtstickstoff und Harnstoffstickstoff, Kreatinin, freie Aminosäuren, Glukose, Fruktose, Xylit.
4. Kenngrößen aus der Ventilation
   Atemminutenvolumen, O_2-Verbrauch, CO_2-Produktion.
5. Berechnete Kenngrößen
   aus dem Blut und Urin: Substratbilanzen, Stickstoffbilanz, Harnstoffproduktionsrate, Kreatininclearance, Insulin-Glukagon-Quotient, ausgeschiedene Mengen osmotisch wirksamer Substanzen, prozentuale Anteile freier Aminosäuren im Plasma;
   aus den Atemgasmessungen und den Stickstoffverlusten: RQ, „eiweißfreier RQ, Energieumsatz, Anteile der Substrate am Energieumsatz.

Da insbesondere die Bestimmung des *Energieumsatzes* von Intensivpatienten mit erheblichen Schwierigkeiten und methodischen Problemen behaftet ist, wurden zusätzlich im Rahmen dieser Studie eine Reihe ergänzender Untersuchungen an insgesamt weiteren 51 beatmeten Polytraumatisierten durchgeführt.

Diese Untersuchungen sollten Aufschluß darüber geben, welche Einflüsse eine begleitende Intensivtherapie auf den Gaswechsel beatmeter Patienten hat und welche methodischen Voraussetzungen gegeben sein müssen, um klinikrelevante Aussagen bezüglich des O_2-Verbrauches und der CO_2-Produktion zu erhalten.

5.1 Allgemeine Schlußfolgerungen

Unter diesen Aspekten lassen sich die einleitend dargestellten Problem- und Fragestellungen wie folgt zusammenfassend beantworten:

- Als Zeichen der Aufrechterhaltung bzw. schnellen Wiederherstellung körpereigener Regulationsmechanismen und Konstanthaltung des Systems blieben die Kenngrößen der Homöostase im Organismus bei den polytraumatisierten Beatmungspatienten unter der alleinigen bilanzierten Zufuhr von Flüssigkeit und Elektrolyten unverändert bzw. kehrten innerhalb der 4tägigen Untersuchungsperiode in den Referenzbereich zurück.
- Die relativ geringen Schwankungen sowie das Verbleiben der arteriellen pCO_2 und pO_2 im physiologischen Referenzbereich innerhalb des untersuchten Patientenkollektivs erklärten sich durch die individuellen Respiratoreinstellungen.
- Die bei SGOT, SGPT, alkalischer Phosphatase und Gesamtbilirubin im Serum auftretenden Veränderungen sind zumindest in der frühen posttraumatischen Phase unabhängig von der Infusions- und Ernährungstherapie allein durch das Trauma selbst bedingt.
- Posttraumatisch kam es zu einem Anstieg in der Ausscheidung osmotisch wirksamer Substanzen, die in der Abhängigkeit von den Infusions- und Ernährungsregimen im Median zwischen 1500 und 2000 mosmol/Tag lag.
- Der nur geringfügige Unterschied im Anfall harnpflichtiger Substanzen ist durch den in allen Gruppen annähernd gleichbleibenden Energieumsatz erklärt, so daß die Patienten

ohne exogene Nährstoffzufuhr auf körpereigene Substrate zurückgreifen müssen, die in gleicher Weise verstoffwechselt werden.

- Zwar ergaben sich aus den Nierenfunktionsparametern keine Hinweise für eine sich entwickelnde oder bereits drohende Niereninsuffizienz, dennoch scheint die Konzentrationsfähigkeit der Niere beim Polytraumatisierten eingeschränkt zu sein, da die Konzentration des Urins im gesamten untersuchten Patientenkollektiv im Median nur zwischen 600 und 800 mosmol/kg lag.
- Aufgrund der vorliegenden Befunde erscheint jede wesentliche Einschränkung der Flüssigkeitssubstitution (z. B. im Rahmen einer Behandlung eines Hirnödems oder einer respiratorischen Insuffizienz) mit der Gefahr einer Retention harnpflichtiger Substanzen verbunden.
- Die bereits zum 1. Meßzeitpunkt erhöhten Laktatkonzentrationen im Plasma persistierten unter parenteraler Ernährung in unveränderter Höhe. Mit Werten, die jedoch deutlich unter 5 mmol/l lagen, waren sie ohne pathologische Bedeutung.
- Bereits wenige Stunden nach einem schweren Trauma, deckt der Organismus seinen Energiebedarf fast ausschließlich aus der β-Oxidation der freien Fettsäuren. Der gleichbleibende Blutspiegel an Nichtesterfettsäuren muß daher als Ausdruck eines neu eingestellten Fließgleichgewichtes gelten, wobei die Versorgung aus den Fettdepots offensichtlich dem gesteigerten Umsatz angepaßt ist.
- Unter Zufuhr von Substraten (Gruppe II–IV) kam es zu einer deutlichen Steigerung der Insulinkonzentration im Plasma, welches ein sofortiges Absinken der Nichtesterfettsäuren verursachte.
- Das akute Aggressionsereignis führte zu einer Steigerung der NEFS im Plasma, hatte jedoch keinen Einfluß auf die Qualität der lipolytischen Freisetzung.
- Die parenterale Kohlenhydratzufuhr in den Gruppen II–IV führte zu einer deutlichen Reduzierung der prozentualen Anteile der Linolsäure an den NEFS-Konzentrationen im Plasma. Dies könnte durch eine geringere Mobilisation der Linolsäure aus dem Fettgewebe oder durch eine gesteigerte Verstoffwechselung essentieller Fettsäuren und damit einer überproportional erhöhten Extraktion aus dem „Versorgungssystem Blut" bedingt sein.
- Unter einer ausreichenden Versorgung mit Kohlenhydraten, die eine Glukosehomöostase sicherten, lagen die Konzentrationen des β-Hydroxybutyrats konstant an der unteren Nachweisgrenze.
- Der ohne exogene Substratzufuhr erst 3 Tage nach dem Trauma nachzuweisende Anstieg der β-Hydroxybutyratkonzentrationen im Plasma ist durch die sofort parallel zur Entleerung der Glykogenspeicher einsetzende, maximale Glukoneogenese zu begründen.
- Entsprechend den Angaben in der Literatur kam es auch ohne Zufuhr exogener Substrate zu einer charakteristischen posttraumatischen Hyperglykämie, wobei allerdings die Glukosekonzentrationen den Bereich von 10–15 mmol/l nicht überschritten.
- Unter parenteral zugeführten Substraten blieb einerseits der in der nichternährten Gruppe zu beobachtende, kontinuierliche Abfall der Glukosekonzentrationen im Plasma aus. Andererseits konnte durch die Verwendung einer Kohlenhydratmischlösung sowie durch eine dem Energieumsatz angepaßte Zufuhr der Kohlenhydrate ein Anstieg der Glukosekonzentrationen im Plasma über 250 mg% (13,9 mmol/l) bei allen Patienten verhindert werden, so daß in keinem Fall eine Insulingabe erforderlich war.
- Die dem gemessenen Energieumsatz entsprechende Zufuhr von Kohlenhydraten in Form einer Kohlenhydratmischlösung ergab Dosierungen für die Zuckeraustauschstoffe Fruktose und Xylit, die deutlich unter den in der Literatur mitgeteilten maximalen Umsatzraten la-

gen. Daher bildete sich sowohl für Fruktose als auch für Xylit eine Steady-state-Konzentration im Blut aus.

- Neben einer fast vollständigen Aufnahme von Glukose und Fruktose zeigte nur Xylit mit ca. 8% seiner Zufuhr eine relevante Verlustquote im Urin. Insgesamt lag die Kohlenhydrataufnahme bei über 97%.
- Hinweise dafür, daß, wie auch in der Literatur mitgeteilt, nur eine unvollständige oxidative Verstoffwechselung der Kohlenhydrate stattfindet, ergaben sich aus den mit Hilfe der Gaswechselmessungen berechneten Kohlenhydratumsätzen. So fand sich in der Bilanz eine durchschnittliche tägliche Kohlenhydratmenge von ca. 160 g in den Gruppen II–IV, über deren metabolisches Schicksal im Organismus mit den zur Anwendung kommenden Methoden keine Aussage möglich war.
- Im Gegensatz zu den in der Literatur mitgeteilten Befunden kam es bei den meisten beatmeten Polytraumatisierten unter Berücksichtigung des Tageszeitpunktes der Blutentnahme nur zu einem geringfügigen Anstieg der Plasmakortisolkonzentrationen.
- Eine hochdosierte Betamethason-Therapie führte zu einer fast vollständigen Blockade der endogenen Kortisolfreisetzung aus der Nebennierenrinde.
- In der frühen posttraumatischen Phase waren sowohl die Insulin- als auch die C-Peptidkonzentrationen im Plasma im Verhältnis zu den bestehenden Glukosekonzentrationen erniedrigt.
- Unter Substratzufuhr kann jedoch auch in dieser Phase eine Steigerung der Insulinsekretion nachgewiesen werden, die allerdings, bezogen auf die Höhe der Blutglukosekonzentration, inadäquat bleibt.
- Entsprechend den in der Literatur vorgestellten Ergebnissen wurden auch in dieser Studie einheitlich posttraumatisch persistierend erhöhte Glukagonkonzentrationen im Blut gefunden, die nicht durch eine exogene Nährstoffzufuhr beeinflußbar waren.
- Die Höhe des Insulin-Glukagon-Quotienten unterstreicht die Schlußfolgerung, daß trotz Kohlenhydratstimulation eine inadäquate Insulinsekretion vorlag.
- Posttraumatisch fanden sich normale bis leicht erniedrigte Konzentrationen des Thyroxins im Plasma. Gleichzeitig bestanden deutlich erniedrigte T_3-Plasmakonzentrationen sowie reziprok auf ca. das Doppelte angestiegene rT_3-Plasmakonzentrationen. Es konnte eindeutig nachgewiesen werden, daß im Gegensatz zum gesunden, nicht traumatisierten Organismus diese Befunde jedoch nicht durch eine Substratzufuhr zu beeinflussen waren. Auch führte eine hochdosierte Kortikosteroidtherapie zu keinem meßbaren Unterschied in den Plasmakonzentrationen der Schilddrüsenhormone.
- Entsprechend den vorgelegten Befunden kann die posttraumatisch gesteigerte metabolische Aktivität und der erhöhte Energieumsatz nicht auf eine verstärkte Freisetzung von Schilddrüsenhormonen zurückgeführt werden.
- Trotz deutlicher Verbesserungen in der Stickstoffbilanz durch die Zufuhr von Aminosäuren kann, zumindest in der frühen posttraumatischen Phase, ein deutlicher Abfall der Plasmaalbuminkonzentration nicht verhindert werden.
- Da sich bei den untersuchten Polytraumatisierten keine Hinweise für ein bereits vor dem Trauma bestehendes Ernährungsdefizit ergaben, kann der Abfall der kurzlebigen Plasmaproteine als direkte Traumafolge angesehen werden.
- Präalbumin, Cholinesterase und Transferrin sind zur Effizienzbeurteilung einer Ernährungstherapie bei Polytraumatisierten, insbesondere in der frühen posttraumatischen Phase, ungeeignet.

- Entsprechend den Literaturangaben zeigte das untersuchte Patientenkollektiv eine deutlich gesteigerte Stickstoffausscheidung, die, ungeachtet der jeweiligen Infusions- und Ernährungstherapie, im Mittel bei 20,4 g/Tag lag. Der Harnstoff-Stickstoff-Anteil betrug dabei 87% und entsprach somit den in der Literatur beschriebenen Ergebnissen.
- Unabhängig von der gewählten Dosierung wurden die zugeführten Aminosäuren zu etwa 40% in die Harnstoffproduktion eingeschleust. Die zur eigentlichen Proteinsynthese zur Verfügung stehenden Aminosäuren können theoretisch nur maximal 60% der zugeführten Menge betragen, wobei zu beachten ist, daß mit steigendem Aminosäurenangebot eine proportionale Steigerung der Harnstoffproduktionsrate zu erwarten ist.
- Während in Gruppe I ca. 21% des berechneten Energieumsatzes aus der Verbrennung körpereigenen Proteins stammte, betrug der Anteil endogenen Eiweißes an der Energiegewinnung – unter einer umsatzorientierten Kohlenhydratzufuhr – in Gruppe II nur noch 12%.
- Erwartungsgemäß ergaben sich deutlich negative Stickstoffbilanzen in den Gruppen I und II, wobei sich ein stickstoffsparender Effekt der Kohlenhydrate in Gruppe II von ca. 2,5 g Stickstoff/Tag nachweisen ließ.
- Als Zeichen für einen verminderten Abbau von Muskulatur unter der Zufuhr von Kohlenhydraten und Aminosäuren zeigte sich ein signifikanter Abfall in der kumulativen 3-Methylhistidinausscheidung in den „nährstoffsubstituierten Gruppen" gegenüber den „nichternährten" Patienten. Ebenso wie durch die Harnstoffproduktionsrate ließ sich auch durch das Verhalten des 3-Methylhistidins nachweisen, daß die Eiweißkatabolie durch eine Substratzufuhr von außen zu beeinflussen ist, wobei dieser stickstoffsparende Effekt allerdings limitiert ist.
- Die zusätzliche Bereitstellung von Aminosäuren ergab keine weitere Senkung der 3-Methylhistidinausscheidung, welches als Hinweis darauf zu werten ist, daß die Bereitstellung von zusätzlichen Aminosäuren keinen über den Kohlenhydrateffekt hinausgehenden Einfluß auf den Abbau von Muskeleiweiß ausübt.
- Bei der Berechnung des „proteinsparenden Effektes" der Kohlenhydrate aus der Harnstoffproduktionsrate und aus der 3-Methylhistidinausscheidung, ergab sich praktisch kein Unterschied.

  Dies läßt darauf schließen, daß der „stickstoffsparende Effekt" der Kohlenhydrate überwiegend durch die Verringerung des Abbaus von Muskeleiweiß zustande kommt.
- Im direkten Anschluß an das traumatische Ereignis kam es zu einem deutlichen Abfall der Gesamtkonzentrationen freier Aminosäuren im Plasma. Im Gegensatz zu den Konzentrationen von Albumin und den kurzlebigen Proteinen kehrten die Gesamtkonzentrationen der freien Aminosäuren im Plasma auch ohne Aminosäurenapplikation bereits am 2. und 3. posttraumatischen Tag wieder in den Referenzbereich zurück.
- Die kontinuierliche Infusion von Aminosäuren führte zu einem dosisproportionalen Anstieg der Gesamtaminosäurenkonzentrationen im Plasma, die z. T. deutlich über den als physiologisch angesehenen Referenzbereich hinausgingen.
- Die Ausscheidung freier Aminosäuren im Urin spielt als Regulationsmechanismus nur eine untergeordnete Rolle. Verglichen mit der Zufuhr, lag die Retentionsrate für die exogen zugeführten Aminosäuren über 97%.
- Lediglich Histidin und Tyrosin wurden im Verhältnis zur Zufuhr in relevanten Mengen ausgeschieden.
- In Gruppe I standen der Rückkehr der Gesamtaminosäurenkonzentrationen im Plasma in den Referenzbereich charakteristische Abweichungen des Plasmaminosäurenmusters gegenüber, die sich im Verlauf der Untersuchungen verstärkten. Dabei kam es insbesondere

zu einem Abfall von Alanin, Glyzin und Zitrullin. Gleichzeitig stiegen die verzweigtkettigen Aminosäuren sowie Phenylalanin deutlich an.

- Unter der Substitution von Aminosäuren mit einer an den posttraumatischen Stoffwechsel angepaßten Aminosäurenlösung kam es sowohl unter einer Dosierung von 1 g bzw. 2 g Aminosäuren/kg KG und Tag zu einer weitgehenden „Normalisierung" des Plasmaaminosäurenmusters, trotz erhöhter Gesamtkonzentrationen der freien Aminosäuren im Plasma. Dabei kann die Wiederherstellung eines physiologischen Plasmaaminosäurenmusters im Blut als Ausdruck für die Güte der verwendeten Aminosäurenlösung gewertet werden.
- Entsprechend den gesteigerten metabolischen Aktivitäten lag der O_2-Verbrauch im Gesamtkollektiv der Polytraumatisierten im Mittelwert mit 382 ml/min deutlich über den als physiologisch angesehenen Werten von ca. 250 ml/min.
- Der im Verlauf der ersten 4 posttraumatischen Tage zu beobachtende Anstieg der O_2-Aufnahme spiegelt das typische posttraumatische Stoffwechselverhalten in seinem zeitlichen Ablauf wider.
- Es ließ sich eindeutig belegen, daß im Gegensatz zu Literaturberichten ein vermehrtes Substratangebot bei polytraumatisierten, „hypermetabolen" Patienten nicht zu einem zusätzlichen O_2-Verbrauch führt. Der polytraumatisierte Organismus ist, bedingt durch die neuroendokrine Umstellung, offenbar auf einen bestimmten maximalen Energieumsatz fixiert, den er durch die Verbrennung exogen zugeführter Substrate oder in gleicher Höhe durch den Einsatz körpereigener Substanz deckt.
- Die gegenüber physiologischen Bedingungen erhöhten CO_2-Produktionsraten entsprachen dabei sowohl den posttraumatisch gesteigerten metabolischen Aktivitäten als auch den zu erwartenden Steigerungen durch eine entsprechende Nährstoffzufuhr.
- Tabellarisch ermittelte Energieumsätze zeigten im statistischen Mittel bei größeren Kollektiven eine gute Übereinstimmung mit dem aus dem O_2-Verbrauch errechneten Energieumsatz. Für den Einzelpatienten jedoch ergaben sich erhebliche Differenzen zwischen diesen beiden Methoden, die über 200% betrugen. Voraussagen über den Energieverbrauch aufgrund von Erfahrungen oder tabellarisch bestimmter Werte sind als Basis für eine genaue individuelle, umsatzorientierte Substratzufuhr bei Intensivpatienten nicht geeignet.
- Polytraumatisierte beatmete Intensivpatienten weisen im Gegensatz zu Gesunden praktisch keine Tagesrhythmik in der CO_2-Produktion und im O_2-Verbrauch auf.
- Nachdem eine einstündige Meßperiode zwischen 11.00 und 12.00 Uhr am Vormittag eine Abweichung beim O_2-Verbrauch und in der CO_2-Produktion von jeweils weniger al 10% gegenüber dem Tagesmittel ergab, erscheint es zur Bestimmung des individuellen Energieumsatzes für klinische Belange nicht unbedingt erforderlich, engmaschige Gaswechselmessungen über 24 h durchzuführen.
- Veränderungen von Atemminutenvolumen, endexspiratorischem Druck sowie inspiratorischem O_2-Angebot in klinisch üblicher Variationsbreite führten zu keiner Beeinflussung des O_2-Verbrauches.
- Mit knapp 3000 kcal/Tag lag der durchschnittliche Energieverbrauch polytraumatisierter Patienten erheblich niedriger, als in der älteren Literatur für ein vergleichbares Krankengut angegeben.

5.2 Schlußfolgerungen für die klinische Praxis

- Eine frühzeitige Stabilisierung der vitalen Funktionen vermindert das Ausmaß und die Dauer des Aggressionsstoffwechsels. Im Vergleich zu früheren Untersuchungen ist die akute posttraumatische Phase deutlich verkürzt.
- Die Stabilisierung der vitalen Funktionen ist Voraussetzung für eine Ernährungstherapie. Es ergeben sich deutliche Anhaltspunkte für einen stufenweisen Aufbau einer parenteralen Ernährungsbehandlung.
- Die Kombination von Glukose und Nichtglukosekohlenhydraten im Rahmen der Ernährungstherapie zeigt in bezug auf Verlustquoten und den Blutzuckerspiegel verglichen mit Literaturangaben, die unter alleiniger Glukosezufuhr erhoben wurden, deutliche Vorteile. Nebenwirkungen sind bei Einhaltung der verwandten Dosierungsgrenzen nicht zu erwarten.
- Sofern die Stabilisierung der vitalen Funktionen kurzfristig erfolgen kann, kommt es zu keiner wesentlichen Störung der Nierenfunktion, wobei jedoch zu beachten ist, daß die Konzentrationsfähigkeit der Niere in der frühen posttraumatischen Phase auf 600–800 mosmol/kg erniedrigt ist. Daher ist jede Flüssigkeitsrestriktion, die eine Zufuhr von 40 ml/kg KG/Tag deutlich unterschreitet, mit dem Risiko der Überlastung der Kompensationsfähigkeit der Nieren behaftet. Therapeutische Maßnahmen dieser Art sind daher mit engmaschigen Laborkontrollen zu überwachen, um eine Verschlechterung der Nierenfunktion frühzeitig erkennen zu können.
- Unter Zufuhr von 2 g Aminosäuren/kg KG und Tag läßt sich auch bei Polytraumatisierten eine nahezu ausgeglichene Stickstoffbilanz erreichen. Dabei ist allerdings zu beachten, daß einer prozentualen Verbesserung der Stickstoffretention durch eine vermehrte Aminosäurenzufuhr eine dosisabhängige, gesteigerte Beteiligung von Proteinen an der Energiegewinnung gegenüber steht, welches zu einer zusätzlichen Belastung des Organismus mit Eiweißabbauprodukten bei ohnehin vermehrter Proteinkatabolie führt. Die Ergebnisse zeigen, daß die Zufuhr von 2 g Aminosäuren/kg KG und Tag unter ausreichender Zufuhr energieliefernder Substrate beim Polytraumatisierten als obere Dosierungsgrenze anzusehen ist.
- Die Dosierung von Eiweißbausteinen muß um so vorsichtiger erfolgen, je schwerer die Traumatisierung eines Patienten ist.
- Der Energieumsatz polytraumatisierter Patienten liegt mit durchschnittlich weniger als 3000 kcal/Tag deutlich niedriger als durch frühere Messungen ermittelt.
- Eine diesen Umsatz nicht beachtende hyperkalorische Ernährungstherapie ist als unnötige Belastung anzusehen.
- Durch eine am Umsatz orientierte Kohlenhydratzufuhr kann die Gefahr einer überschießenden CO_2-Produktion vermieden werden.
- Ebenso können die in der Literatur häufig beschriebenen Gefahren wie Hyperglykämie, Hyperosmolalität, osmotische Diurese etc., ausgelöst durch eine den Energieumsatz übersteigende Zufuhr von Kohlenhydraten, verhindert werden.
- Da starke individuelle Schwankungen im Energieumsatz bestehen, empfiehlt es sich gerade bei den besonders gefährdeten Polytraumatisierten mit eingeschränkter Stoffwechselregulation eine möglichst genaue Definition des Energieumsatzes mittels indirekter Kalorimetrie vorzunehmen.
- Unter den genannten klinischen Bedingungen kann der RQ nicht zur Erfassung spezieller Stoffwechselvorgänge herangezogen werden; er kann jedoch als gute Orientierungshilfe benutzt werden, um allgemeine Veränderungen in der Verstoffwechselung von Nährsubstraten schnell zu registrieren.

– Zur adäquaten Überwachung von Polytraumatisierten sollten Kenngrößen wie Osmolalität im Serum und Urin, Harnstoffproduktionsrate, Laktatkonzentrationen im Plasma sowie O_2-Verbrauch neben den üblichen routinemäßig bestimmten Parametern zusätzlich mit herangezogen werden.

Die Ergebnisse belegen, daß in Zukunft dem Problem, welche Energie- und Substratmengen ein Patient in der frühen posttraumatischen Phase ohne zusätzliche Belastung des Metabolismus sicher verwerten kann, vermehrt Aufmerksamkeit geschenkt werden muß und bestätigen die Aussage:

Nur weil wir heute fähig sind, Aminosäuren und energiereiche Substrate von exogen zu ersetzen, dürfen wir das posttraumatisch sinnvolle Verhalten des Organismus unterbrechen [75],

wobei ergänzend hinzuzufügen ist, daß nur die Einhaltung der aufgestellten Dosierungsrichtlinien und eine sorgfältige Überwachung der Infusions- und Ernährungstherapie einen optimalen Erfolg garantieren können.

6 Literaturverzeichnis

1. Adibi SA (1980) Die Rolle der verzweigtkettigen Aminosäuren bei der Stoffwechselregulation. Z Ernährungswiss 19:251
2. Adolph M, Eckart J (1982) Messung des Energiebedarfs durch die indirekte Kalorimetrie. In: Ahnefeld FW, Hartig W, Holm E, Kleinberger G (Hrsg) Der Energiebedarf und seine Deckung. Zuckschwerdt, München, S1
3. Ahnefeld FW (1977) Rundtischgespräch: Parenterale Ernährung. Langenbecks Arch Chir 347:251
4. Ahnefeld FW (1983) Max Bürger-Gedächtnisvorlesung: Der Postaggressionsstoffwechsel. Infusionstherapie 10:232
5. Ahnefeld FW, Halmagyi M, Milewski P (1975) Glukose und Glukoseaustauschstoffe in der Infusionstherapie des operativen Bereiches. Int J Vitam Nutr Res 1:242
6. Ahnefeld FW, Bergmann H, Burri C, Dick W, Halmagyi M, Rügheimer E (1977) Zusammenfassung der Diskussion zum Thema: „Die Überwachung des Patienten unter künstlicher Ernährung". Klin Anästhesiol Intensivther 13:240
7. Ahnefeld FW, Bergmann H, Burri C, Dick W, Halmagyi M, Rügheimer E (1977) Zusammenfassung der Diskussion zum Thema: „Entstehung und Korrektur von Störungen im Wasser-Elektrolyt- und Säuren-Basen-Haushalt". Klin Anästhesiol Intensivther 15:173
8. Allison SP (1974) Metabolic aspects of intensive care. Br J Hosp Med 11:860
9. Allison SP (1977) Metabolic aspects of intensive care. Br J Anaesth 49:689
10. Allison SP, Prowse K, Chamberlain MJ (1967) Failure of insulin response to glucose load during operation and after myocardial infarction. Lancet I:478
11. Altemeyer K-H, Schöch F, Breucking E, Seeling W, Schmitz J-E, Dick W (1979) Vergleichende Untersuchungen zur perioperativen Infusionstherapie. Infusionsther Klin Ernaehr 6:63
12. Altemeyer K-H, Seeling W, Schmitz J-E, Koßmann B (im Druck) Aktuelle Aspekte des posttraumatischen Stoffwechsels. Anaesthesist
13. Aoki TT, Müller WA, Brennan MF, Cahill GF (1974) Effect of glucagon on amino acid and nitrogen metabolism in fasting man. Metabolism 23:805
14. Armstrong UD, Stave U (1973) A study of plasma free amino acid levels. Metabolism 22:549
15. Askanazi J, Fürst P, Michelsen MD et al (1980) Muscle and plasma amino acids after injury. Ann Surg 191:465
16. Askanazi J, Carpentier YA, Elwyn DH et al (1980) Influence of total parenteral nutrition on fuel utilization in injury and sepsis. Ann Surg 191:40
17. Askanazi J, Elwyn DH, Silverberg PA, Rosenbaum SH, Kinney JM (1980) Respiratory distress secondary to a high carbohydrate load: A case report. Surgery 87:596
18. Askanazi J, Rosenbaum SH, Hymann AI, Silverberg PA, Milic-Emilli J, Kinney JM (1980) Respiratory changes induced by the large glucose loads of total parenteral nutrition. JAMA 243:1444
19. Askanazi J, Nordenstrom J, Rosenbaum SH et al (1981) Nutrition for the patient with respiratory failure: Glucose versus fat. Anaesthesiology 54:373
20. Askanazi J, Weissmann C, Rosenbaum SH, Hyman AI, Milic-Emilli J, Kinney JM (1982) Nutrition and the respiratory system. Crit Care Med 10:163
21. Atwater WO, Benedict FG (1903) Experiments on the metabolism of matter and energy in the human body. USDA Office of Experimental Stations Bulletin, Publication Nr. 136
22. Aulick H (1978) Metabolic and thermoregulatory responses to thermal injury. Experientia [Suppl] 32:333
23. Aulick H, Wilmore DW (1979) Increased peripheral amino acid release following burn injury. Surgery 85:560

24. Bässler KH (1976) Quantitative aspects of the metabolism of glucose, fructose, sorbitol and xylitol. In: Ritzel G, Brubacher G (eds) Monosaccharides and polyalcohols in nutrition, therapy and dietetics. Huber, Bern Stuttgart Wien, p 22
25. Beger HG, Bittner R, Kraas E (1980) Insulinsektretion nach chirurgischem Trauma: Messungen nach abdominellen Operationen. Infusionsther Klin Ernaehr 1:1
26. Beger HG, Kraas E, Bittner R, Lohmann FW (1982) Glukoseverwertung, Insulin und Plasmakatecholamine nach Operationstrauma. In: Ahnefeld FW, Hartig W, Holm E, Kleinberger G (Hrsg) Klinische Ernährung, Bd 6. Zuckschwerdt, München, S 18
27. Beischer W, Keller L, Maas M, Schiefer E, Pfeiffer EF (1976) Human C-peptid, part I: Radioimmuno-assay. Klin Wochenschr 54:709
28. Benedict FG, Higgins HL (1912) The influence on the respiratory exchange of variing amounts of carbohydrate in the diet. Am J Physiol 30:217
29. Benotti PN, Blackburn GL, Miller JDM, Bistrian BR, Flatt J-P, Trerice M (1976) Role of branched chain amino acids (BCAA) intake in preventing muscle proteolysis. Surg Forum 27:7
30. Benson JV, Gordon MJ, Patterson JA (1967) Accelerated chromatographic analysis of amino acids in physiological fluids containing glutamine and asparagine. Anal Biochem 18:228
31. Berg G, Matzkies F, Bickel H (1974) Dosierungsgrenzen bei der Infusion von Glukose, Sorbit, Fruktose, Xylit und deren Mischungen. Dtsch Med Wochenschr 98:633
32. Bermudez F, Surks MJ, Oppenheimer JH (1975) High incidence of decreased serum triiodothyronine concentration in patients with nonthyroidal disease. J Clin Endocrinol Metab 41:27
33. Bertalanffy L (1953) Biophysik des Fließgleichgewichtes, 1. Aufl. Vieweg, Braunschweig
34. Beyer J, Meßmer K (1982) Organdurchblutung und Sauerstoffversorgung bei PEEP. In: Bergmann H, Brückner JB, Frey R, Gemperle M, Henschel WF, Mayrhofer O, Peter K, (Hrsg) Anästhesiologie und Intensivmedizin, Bd 145. Springer, Berlin Heidelberg New York
35. Bilmazes C, Uauy R, Haverberg LN, Mundro HN, Young VR (1978) Muscle protein breakdown rates in humans based on N^7-methylhistidine (3-methylhistidine) content of mixed proteins in sceletal muscle and urinary output of N^7-methylhistidine. Metabolism 27:525
36. Blackburn GL, Maini BS, Pierce EC (1977) Nutrition in the critically ill patient. Anaesthesiology 47:181
37. Blackburn GL, Benotti PN, Bistrian BR, Bothe A, Maini BS, Schlamm HT, Smith MF (1979) Nutritional assessment and treatment of hospital malnutrition. Infusionsther Klin Ernaehr 6:238
38. Blackburn GL, Moldawer LL, Usui S, Bothe A, O'Keefe SJD, Bistrian BR (1979) Branched chain amino acid administration and metabolism during starvation, injury and infection. Surgery 86:307
39. Bloxam DL (1972) Nutritional aspects of amino acid metabolism. Br J Nutr 27:233
40. Bode JC, Helder O, Rumpelt HJ, Wittkamp U (1973) Depletion of liver adenosine phosphates and metabolic effects of intravenous infusions of fructose or sorbitol in man and in the rat. Eur J Clin Invest 3:436
41. Brandt MR, Kehlet H, Skovsted L, Hansen JM (1976) Rapid decrease in plasma-triiodothyronine during surgery and epidural anaesthesia independent of afferent neurogenic stimuli and of cortisol. Lancet II:1333
42. Brodan V, Kuhn E, Pechar J, Tomakova D (1976) Changes of free amino acids in plasma of healthy subjects induced by physical exercise. Eur J Appl Physiol 35:69
43. Brown AC (1973) Energy metabolism. In: Ruch TC, Patton HD (eds) Physiology and biophysics III. Saunders, Philadelphia, p 92
44. Brozek J, Grande F (1955) Body composition and basal metabolism in man: Correlation analysis versus physiological approach. Hum Biol 27:22
45. Bürger M, Grauhan M (1922) Über postoperativen Eiweißzerfall I. Z Ges Exp Med 27:7
46. Bürger M, Grauhan M (1923) Über postoperativen Eiweißzerfall II – Die postoperative Azoturie. Z Ges Exp Med 35:16
47. Bürger M, Grauhan M (1924) Über postoperativen Eiweißzerfall III – Die postoperative Azotämie. Z Ges Exp Med 42:345
48. Bürger U (1977) Untersuchungen über die Verwertung parenteral zugeführter Aminosäuren bei gesunden Erwachsenen. Infusionsther Klin Ernaehr 4:273
49. Bürger U (1981) Untersuchungen über die Verwertung parenteral zugeführter Aminosäuren in der postoperativen Phase. Infusionsther Klin Ernaehr 3:108

50. Büttner H, Hansert E, Stamm D (1970) Qualitätskontrolle. In: Bergmeyer (Hrsg) Methoden der enzymatischen Analyse, 2. Aufl. Verlag Chemie, Weinheim
51. Burger A, Suter P, Nicod P, Vallotton MB, Vagenakis A, Braverman L (1976) Reduced active thyroid hormone levels in acute illness. Lancet I:653
52. Burr WA, Griffiths RS, Black EG, Hoffenberg R, Meinhold M, Wenzel UW (1975) Serum triiodothyronine and reverse triiodothyronine concentrations after surgical operation. Lancet II:1277
53. Buse MG, Reid SS (1975) Leucine. A possible regulator of protein turn over in muscle. J Clin Invest 56:1250
54. Cahill GF, Owen OE, Morgan AP (1968) The consumption of fuels during prolonged starvation. Adv Enzyme Regul 6:143
55. Calloway DH, Spector H (1955) Nitrogen balance as related to caloric and protein intake in active young men. Am J Clin Nutr 2:405
56. Cannon WB (1939) The wisdom of the body. Norten, New York
57. Cerra FB, Siegel JH, Border JR, Wiles J, McMenamy RR (1979) The hepatic failure of sepsis: Cellular versus substrate. Surgery 86:409
58. Chang S, Silvis SE (1974) Fatty liver produced by hyperalimentation of rats. Am J Gastroenterol 62:410
59. Chopra IJ (1971) Radioimmunoassay for measurement of thyroxine in unextracted serum. J Clin Endocrinol Metab 33:865
60. Chopra IJ, Chopra U, Smith SR, Reza M, Solomon D (1975) Reciprocal changes in serum concentrations of 3, 3', 5'-triiodothyronine (reverse T_3) and 3, 3', 5-triiodothyronine (T_3) in systemic illnesses. J Clin Endocrinol Metab 41:1043
61. Chopra IJ, Williams DE, Orgiazzi J, Solomon DH (1975) Opposite effects of dexamethasone on serum concentrations of 3, 3', 5'-triiodothyronine (reverse T_3) and 3, 3', 5-triiodothyronine (T_3). J Clin Endocrinol Metab 41:911
62. Clifford AJ, Getzen LC, Hodges RE, Hoover-Plow J (1976) Postoperative plasma levels of free amino acids. Acta Chir Scand 466:74
63. Clowes GH, Heidemann M, Lindberg B, Randall HT, Hirsch EF, Cha C, Martin H (1980) Effects of parenteral alimentation on amino acid metabolism in septic patients. Surgery 88:531
64. Cuthbertson DP (1930) The disturbance of metabolism produced by bony and non-bony injury, with notes on certain abnormal conditions of bone. Biochem J 24:1244
65. Cuthbertson DP (1932) Observations on the disturbance of metabolism produced by injury to the limb. Q J Med 1:233
66. Cuthbertson DP (1948) The significance of proteins in nutrition. Their particular importance during convalescence. Br Med J II:731
67. Cuthbertson DP (1976) Surgical metabolism: Historical and evolutionary aspects. In: Wilkinson AW, Cuthbertson D (eds) Metabolism and the response to injury. Pitman, Turnbridge Wells, p 121
68. Cuthbertson D, Tilstone WJ (1969) Metabolism during the postinjury period. Adv Clin Chem 12:1
69. Dahn MS, Lange P (1982) Hormonal changes and their influence on metabolism and nutrition in the critically ill. Intensive Care Med 8:209
70. Dale G, Young G, Latner AL, Goode A, Tweedle D, Johnston IDA (1977) The effect of surgical operation on venous plasma free amino acids. Surgery 81:295
71. Danforth E, Horton ES (1979) Dietary-induced alterations in thyroid hormone metabolism during overnutrition. J Clin Invest 64:1336
72. Deckner K, Brand K, Kofrányi E (1970) Untersuchungen über die Verträglichkeit und biologische Wertigkeit von parenteral verabreichten Aminosäuren-Mustern. Klin Wochenschr 13:795
73. Dick W (1977) Individuelle Adaptation der „künstlichen" Ernährung. Klin Anästhesiol Intensivther 13:225
74. Dick W, Seeling W (1977) Prä-, intra- und postoperative Basis- und Korrekturtherapie im Wasser-Elektrolyt- und Säuren-Basen-Haushalt. Klin Anästhesiol Intensivther 15:54
75. Dietze G (1983) Inter-organ – substrate-flow. In: Kleinberger G, Deutsch E (eds) New aspects of clinical nutrition. Karger, Basel, p 146
76. Dietze G, Wicklmayr M, Grunst J, Stiegler S, Mehnert H (1976) Die Verwertung von Glukose und Fruktose in Leber und Muskel beim Menschen. In: Ritzel G, Brubacher G (eds) Monosaccharides and polyalcohols in nutrition, therapy und dietetics. Huber, Bern Stuttgart Wien, p 31

77. Documenta Geigy (Hrsg) (1962) Wissenschaftliche Tabellen, 6. Aufl. Geigy, Basel
78. Documenta Geigy (1977) Wissenschaftliche Tabellen, 7. Aufl. Geigy, Wher, S 527
79. Dölp R (1974) Untersuchungen über das Aminosäurenmuster im Blut und Harn bei polytraumatisierten Patienten unter fortlaufender Infusion von Aminosäuren. Habilitationsschrift, Med. Fakultät Ulm
80. Dölp R, Ahnefeld FW, Grünert A (1980) Untersuchungen zum Konzentrationsverhalten der Plasma-Aminosäuren unter kontinuierlicher Infusion von Traumafusin bei Probanden. Infusionsther Klin Ernaehr 5:224
81. Dölp R, Fekl W, Ahnefeld FW (1975) Free amino acids in plasma in the post-traumatic period. Infusionsther Klin Ernaehr 2:231
82. Dölp R, Ahnefeld FW, Schmitz E (1978) Klinische Untersuchungen über die Konzentration freier Aminosäuren im Plasma und Urin im Postaggressionsstoffwechsel. I. Mitteilung. Infusionsther Klin Ernaehr 5:241
83. Dölp R, Gollwitzer M, Ahnefeld FW, Grünert A, Schmitz E (1978) Klinische Untersuchungen über die Konzentration freier Aminosäuren im Plasma und Urin im Postaggressionsstoffwechsel. II. Mitteilung. Infusionsther Klin Ernaehr 5:309
84. Dölp R, Fürst P, Grünert A, Jürgens P (1980) Durchführung und Relevanz von Aminosäurenbestimmungen. In: Heberer G, Schultis K, Günther B (Hrsg) Postaggressionsstoffwechsel II. Schattauer, Stuttgart New York, S 62
85. Dole VP (1956) A relation between non-esterified fatty acid in plasma and the metabolism of glucose. Clin Invest 35:150
86. Donahoe JF, Powers RJ (1970) Biochemical abnormalities with xylitol. N Engl J Med 282:690
87. Douglas C. G. (1911) A method for determining the total respiratory exchange in man. J Physiol 42:17
88. Duke JH, Jorgensen SB, Broell JR, Long CL, Kinney JM (1970) Contribution of protein to caloric expenditure following injury. Surgery 68:168
89. Dunn OJ (1966) Basic statistics: A primer for the biomedical sciences, 2nd edn. Wiley, New York London Sydney
90. Dunnett CW (1964) New tables for multiple comparisons with a control. Biometrics 20:482
91. Eckart J, Adolph M (1982) Besonderheiten des Energiebedarfs und seiner Deckung. Die parenterale Ernährung beim Beatmungspatienten mit respiratorischer Insuffizienz. In: Ahnefeld FW, Hartig W, Holm E, Kleinberger G (Hrsg) Klinische Ernährung, Bd 7. Zuckschwerdt, München, S 140
92. Eigler N, Sacca L, Sherwin R (1972) Synergistic interactions of physiologic increments of glucagon, epinephrine and cortisol in the dog. J Clin Invest 63:114
93. Elliott M, Alberti KGMM (1983) The hormonal and metabolic response to surgery and trauma. In: Kleinberger G, Deutsch E (eds) New aspects of clinical nutrition. Karger, Basel, p 247
94. Elwyn D, Gump F, Munro H, Iles M, Kinney J (1979) Changes in nitrogen balance of depleted patients with increasing infusions of glucose. Am J Clin Nutr 32:1597
95. Engels J (1983) Untersuchungen zu den physiologischen Referenzbereichen freier Aminosäuren im Plasma bei Blutspendern. Dissertationsschrift, Universität Ulm
96. Evans GW, Phillip G, Mukherjee TM, Snow MR, Lawrence JR (1973) Identification of crystals deposited in brain and kidney after xylitol administration by biochemical, histochemical and electron diffraction methods. J Clin Pathol 26:32
97. Ferenci P, Wewalka F (1980) Parenterale Ernährung von Patienten mit Leberzirrhose mit hepatischer Enzephalopathie. Infusionsther Klin Ernaehr 7:72
98. Fischer JE, Rosen HM, Ebeid AM, James JH, Keane JM, Soeters PB (1976) The effect of normalization of plasma amino acids on hepatic encephalopathy in man. Surgery 80:77
99. Fitzpatrick GF, Meguid MM, Gitlitz P, O'Connor NE, Brennan MF (1975) Effects of glucagon on 3-methylhistidine excretion: Muscle proteolysis or ureagenesis? Surg Form 26:46
100. Fleck A (1976) Injury and plasma proteins. In: Wilkinson AW, Cuthbertson DP (eds) Metabolism and the response to injury. Pitman, Kent, p 229
101. Fleisch A (1951) Le metabolisme basal standard et sa determination au moyen du „Metabocalculator“. Helv Med Acta 18:23
102. Förster H (1976) Metabolism of glucose substitutes compared to that of glucose. In: Ritzel G, Brubacher G (eds) Monosaccharides and polyalcohols in nutrition, therapy and dietetics. Huber, Bern Stuttgart Wien, p 68

103. Förster H (1976) Possible side effects of glucose, fructose, sorbitol and xylitol in man. In: Ritzel G, Brubacher G (eds) Monosaccharides and polyalcohols in nutrition, therapy and dietetics. Huber, Bern Stuttgart Wien, p 116
104. Förster H (1976) Carbohydrates in parenteral nutrition. In: Jarnum S, Larsen V (eds) Nutrition and metabolism, vol 20. Karger, Basel München Paris London New York Sydney, p 57
105. Förster H, Mehnert H, Alhough I (1967) Anstieg der Serumharnsäure nach Fruktose. Klin Wochenschr 45:436
106. Förster H, Meyer E, Ziege M (1970) Erhöhung von Serumharnsäure und Serumbilirubin nach hochdosierten Infusionen von Sorbit, Xylit und Fruktose. Klin Wochenschr 48:878
107. Förster H, Steuer A, Albrecht H, Quabeck R, Dudziak R (1978) Insulinkonzentration bei polytraumatisierten Patienten während Infusionen von Glukose, Fruktose und Sorbit. Infusionsther Klin Ernaehr 5:185
108. Forbes GB, Bruining GJ (1976) Urinary creatinine excretion and lean body mass. Am J Clin Nutr 29:1359
109. Fowler KT, Hyman A (1957) A mass spectrometer for rapid and continuous gas analysis in respiratory investigations. J Physiol (Lond) 137:33
110. Freund H, Yoshimura N, Lunetta L, Fischer JE (1978) The role of the branched-chain amino acids in decreasing muscle catabolism in vivo. Surgery 83:611
111. Freund HR, James JH, Fischer JE (1981) Nitrogen-sparing mechanisms of singly administered branched-chain amino acids in the injured rat. Surgery 90:237
112. Froesch ER (1976) Comparison between the metabolism of xylitol, sorbitol, fructose and glucose. In: Ritzel G, Brubacher G (eds) Monosaccharides and polyalcohols in nutrition, therapy and dietetics. Huber, Bern Stuttgart Wien, p 239
113. DeFronzo RA, Sherwin RS, Felig P (1980) Synergistic interactions of counter-regulatory hormones: A mechanism for stress hyperglycaemia. Acta Chir Scand [Suppl] 498:33
114. Fürst P (1982) Clinical application of 3-methylhistidine. In: Wesdorp RIC, Soeters PB (eds) Clinical nutrition. Livingstone, Edinburgh London Melbourne New York, p 213
115. Fürst P, Bergström J, Vinnans E, Schild B, Holmström B (1978) Intracellular amino acids and energy metabolism in catabolic patients with regard to muscle tissue. In: Johnston IDA (ed) Advances in parenteral nutrition. University Press, Baltimore, p 85
116. Fulks RM, Li JB, Goldberg A (1975) Insulin, glucose and amino acids on protein turn over in rat diaphragmen. J Biol Chem 250:290
117. Gabka J (1982) Injektions- und Infusionstechnik (Praxis/Komplikationen). de Gruyter, Berlin New York
118. Gamble JL (1947) Physiological information gained from studies on the life raft ration. Harvey Lect 42:247
119. Gamble JL (1954) Chemical anatomy, physiology, and pathology of extracellular fluids, 6th edn. Harvard University Press, Cambridge
120. Gehrke CW, Takeda H (1973) Gas-liquid chromatographic studies on the twenty protein amino acids: A single-column separation. J Chromatogr 76:63
121. Gelfand RA, DeFronzo RA, Gusberg R (1983) Metabolic alterations associated with major injury or infection. In: Kleinberger G, Deutsch E (eds) New Aspects of clinical nutrition. Karger, Basel, p 211
122. Gemill CL, Brobeck JR (1968) Energy exchange. In: Mountcastle VB (ed) Medical physiology. Mosby, Saint Louis, p 473
123. Genuth S (1973) Insulin response to intravenous alimentation. N Engl J Med 289:107
124. Georgieff M, Lutz H (1982) Die Bedeutung des Fettstoffwechsels bei der Überwindung eines Traumas. Infusionsther Klin Ernaehr 9:28
125. Georgieff M, Georgieff E-M, Osswald P, Schaub P, Lutz H (1978) Das Verhalten einiger wichtiger Stoffwechselparameter und des Insulinspiegels bei 7-tägiger totaler parenteraler Ernährung unter prä- und postoperativen Bedingungen. Z Ernährungswiss 17:93
126. Georgieff M, Kattermann R, Geiger K et al (1981) Vergleich von Xylit und Glukose als Energieträger im Rahmen der hypokalorischen postoperativen parenteralen Ernährungstherapie. Infusionsther Klin Ernaehr 2:69
127. Gill GV, Prudhoe K, Cook DB, Latner AL (1975) Effect of surgical trauma on plasma concentrations of cyclic AMP and cortisol. Br J Surg 62:441

128. Göschke H, Leutenegger A (1976) Advantages and disadvantages of parenteral hyperalimentation. In: Ahnefeld FW, Burri C, Dick W, Halmagyi M (eds) Parenteral nutrition. Springer, Berlin Heidelberg New York, p 130
129. Gofferje H, Maintz E (1978) Das Verhalten von Präalbumin, Retinol-bindendem Protein, Transferrin und Haptoglobin in der postoperativen und posttraumatischen Phase. Infusionsther Klin Ernaehr 5:268
130. Goode AW, Hawkins T (1978) The use of ^{40}K counting and its relationship to other estimates of lean body mass. In: Johnston IDA (ed) Advances in parenteral nutrition. MTP Press, Lancaster, p 557
131. Goode AW, Herring AN, Orr JS, Ratcliffe WA, Dudley HAF (1981) The effect of surgery with carbohydrate infusion on circulating triiodothyronine and reverse triiodothyronine. Ann R Coll Surg 63:168
132. Graystone JE (1968) Creatinine excretion during growth. In: Growth H (ed) Cheek DB. Lea & Febiger, Philadelphia, p 192
133. Grünert A (1975) Die mikroanalytische, selektive Bestimmung der unveresterten langkettigen Fettsäuren im Serum. Z Klin Chem Biochem 13:407
134. Grünert A, Ahnefeld FW, Dölp R (1982) Untersuchungen zum Kohlenhydratstoffwechsel im Postaggressionssyndrom. In: Frey R, Stosseck K (Hrsg) Der Schock und seine Behandlung. Gustav Fischer, Stuttgart New York, S 45
135. Grünert A (1981) Pathobiochemical functions and their relation to carbohydrate metabolism after trauma. Acta Chir Scand [Suppl] 498:123
136. Grünert A (1982) Voraussetzungen zur effizienten Energiebereitstellung und Verwertung. In: Ahnefeld FW, Hartig W, Holm E, Kleinberger G (Hrsg) Klinische Ernährung, Bd 7. Zuckschwerdt, München, S 47
137. Grünert A (1982) Infusionstherapie heute. Grundlagen, Voraussetzungen und Systematisierung. Klinikarzt 11:486
138. Grünert A, Olbermann M, Grünert-Fuchs M (1976) Serumkonzentrationen der endogen freigesetzten einzelnen Nichtesterfettsäuren bei Intensivpflegepatienten. Infusionsther Klin Ernaehr 3:337
139. Grünert A, Ahnefeld FW, Dick W (1977) Anforderungen an Infusionslösungen zur parenteralen Ernährung. Aktuel Ernährungsmed Klin Prax 2:193
140. Hambraeus L, Bilmazes C, Dippel C, Scrimshaw N, Young VR (1976) Regulatory role of dietary leucine on plasma branched-chain. Amino acid levels in young man. J Nutr 106:230
141. Hamilton PB (1969) Ion exchange chromatography of amino acids. Anal Chem 35:2055
142. Hannett B, Thomas DW, Chalmers AH, Rofe AM, Edwards JB, Edwards RG (1977) Formation of oxalate in pyridoxine or thiamin deficient rats during intravenous xylitol infusion. J Nutr 103:458
143. Harper AE (1977) Amino acid toxicities and imbalances. In: Munro HN, Allison JB (eds) Mammalian protein metabolism, Bd II. Academic Press, New York London, p 87
144. Hartig W, Czarnetzki H-D, Faust H, Fickweiler E (1976) Zur Verwertung von Aminosäuren-Infusionslösungen beim Gesunden und bei Patienten im Streß, untersucht an ^{15}N-Glyzin. Infusionsther Klin Ernaehr 3:268
145. Hartig W, Matkowitz R, Junghans P, Jung K, Faust H (1982) Protein synthesis after experimental injury in pigs. A comparison of infusion solutions with different amino acid patterns. Clin Nutr 1:159
146. Haselhoff OW, Hoffmann HJ (1968) Kleines Lehrbuch der Statistik. de Gruyter, Berlin
147. Havel R (1972) Caloric homeostasis and disorders of fuel transport. N Engl J Med 287:1186
148. Haverberg LN, Deckelbaum L, Bilmazes C (1975) Myofibrillar protein turnover and urinary N-methylhistidine output. Biochem J 152:503
149. Heinrich H, Altemeyer K-H, Fösel T, Ahnefeld FW (1983) Experimentelle Untersuchungen zur Messung des Exspirationsvolumens in der Kinderanästhesie. Klin Anästhesiol Intensivther 26:43
150. Helmkamp GM, Wilmore DW, Johnson AA, Pruitt BA (1973) Essential fatty acid deficiency in red cells after thermal injury: Correction with intravenous fat therapy. Am J Clin Nutr 26:1331
151. Herdon DN, Wilmore DW, Mason AD, Pruitt BA (1978) Abnormalities of phenylalanine and tyrosine kinetics. Arch Surg 113:133
152. Herold G, Stephan B, Menzel T (1979) Die Spiegel der Plasmaproteine Transferrin, Retinolbindendes Protein und Präalbumin in der postoperativen parenteralen Ernährung bei unterschiedlich dosierter Aminosäurenzufuhr. Infusionsther Klin Ernaehr 6:12

153. Heukenkamp P-U (1975) Beitrag zur parenteralen Ernährung des Menschen – Verwertung und Stoffwechseleffekte parenteral zugeführter Hexosen. Fortschr Med 93:1607
154. Hill GL (1979) Controlled clinical trials in the assessment of nutritional support. The 2nd annual seminar in surgery on "The nutritional support of the surgical patient". Medical school at Houston
155. Högenauer J (1981) Klinische Untersuchungen zu den Veränderungen im Fettstoffwechsel in der frühen posttraumatischen Phase. Dissertation, Universität Ulm
156. Holden WD, Krieger H, Levey S, Abbott WE (1957) The effect of nutrition on nitrogen metabolism in the surgical patient. Ann Surg 146:563
157. Hoover-Plow JL, Clifford AJ, Hodges RE (1980) The effects of surgical trauma on plasma amino acid levels in humans. Surg Gynecol Obstet 150:161
158. Horecker BL (1976) The biochemistry of sugars. In: Ritzel G, Brubacher G (eds) Monosaccharides and polyalcohols in nutrition, therapy and dietetics. Huber, Bern Stuttgart Wien, p 1
159. Howard JM (1955) Studies of the absorption and metabolism of glucose following injury. Ann Surg 141:321
160. Hunker FD, Bruton CW, Hunker EM, Durham RM, Krumdieck CL (1980) Metabolic and nutritional evaluation of patients supported with mechanical ventilation. Crit Care Med 8:628
161. Iapichino G, Gattinoni L, Solca M, Radrizzani D, Zucchetti M, Langer M, Vesconi S (1982) Protein sparing and protein replacement in acutely injured patients during TPN with and without amino acid supply. Intensive Care Med 8:25
162. Immich H (1974) Medizinische Statistik. Schattauer, Stuttgart
163. Ingbar HS, Weber KA (1981) The thyroid gland. In: Williams RH (ed) Textbook of endocrinology. Saunders, Philadelphia London Toronto Mexico City Rio de Janeiro Sydney Tokyo, p 117
164. Jacobson S, Ericsson JLE, Obel A-L (1971) Histopathological and ultrastructural changes in the human liver during complete intravenous nutrition for seven month. Acta Chir Scand 137:335
165. Jäättelä H (1972) Effect of traumatic shock on plasma catecholamine levels in man. Ann Clin Res 4:204
166. Jeejeebhoy KN (1979) Is more better? Is weight water? The significance of weight gain during parenteral nutrition with amino acids and dextrose. Gastroenterology 77:799
167. Johnston IDA (1967) The role of the endocrine glands on the metabolic response to operation. Br J Surg [Suppl] 54:438
168. Johnston IDA (1973) The metabolic and endocrine response to injury a review. Br J Anaesth 45:252
169. Jürgens P, Dolif D (1973/74) Über den Aminosäurenbedarf Erwachsener unter den Bedingungen der parenteralen Ernährung. Infusionsther Klin Ernaehr 1:603
170. Jürgens P, Dolif D, Fondalinski G (1978) Vergleichende Ernährungsstudien mit vier L-Aminosäurelösungen bei 25 stoffwechselgesunden Erwachsenen unter den Bedingungen der totalen parenteralen Ernährung. Infusionsther Klin Ernaehr 5:141
171. Kaplan JH, Pitot HC (1970) The regulation of intermediary amino acid metabolism in animal tissues. In: Munro HN (ed) Mammalian protein metabolism. Academic Press, New York, p 387
172. Karlson P (1974) Kurzes Lehrbuch der Biochemie. Thieme, Stuttgart
173. Kedenburg CP (1971) A lithium buffer system for accelerated single – column amino acid analysis in physiological fluids. Anal Biochem 40:35
174. Kien CL, Young VR, Rohrbaugh DK, Burke JF (1978) Whole-body protein synthesis and breakdown rates in children before and after reconstructive surgery of the skin. Metabolism 27:27
175. Kinney JM (1976) Surgical diagnostic patterns of energy, weight and tissue change. Pitman, Turnbridge Wells, p 121
176. Kinney JM (1978) The tissue composition of surgical weight loss. In: Johnston IDA (ed) Advances in parenteral nutrition. MTP Press, Lancaster, p 511
177. Kinney JM (1980) The application of indirect calorimetry to clinical studies. In: Kinney JM (ed) Assessment of energy health and disease. Report of the first Ross conference on medical research. Ross, Columbus Ohio, p 42
178. Kinney JM (1980) Energy flow – a vital theme in injury and infection. Acta Chir Scand [Suppl] 498:205
179. Kinney JM (1983) Energy metabolism in adult clinical conditions. In: Kleinberger G, Deutsch E (eds) New aspects of clinical nutrition. Karger, Basel, p 79

180. Kinney JM, Morgan AP, Domingues FJ, Gildner KJ (1964) A method for continuous measurement of gas exchange and expired radioactivity in acutely ill patients. Metabolism 13:205
181. Kirkpatrick JR, Gobeille R (1977) Selective hyperalimentation: A new look at an old problem. J Trauma 17:725
182. Klaus A (1979) Energetische und substratmetabolische Untersuchungen an intensivmedizinischen Patienten in der frühen posttraumatischen Phase. Dissertationsschrift, Universität Ulm
183. Kleiber M (1967) Der Energiehaushalt von Mensch und Haustier „The fire of life". Lehrbuch der Tierenergetik. Parey, Hamburg Berlin
184. Kox W, Bosse A, Voigt M, Buchholz B, Schnidler HG (1981) Veränderungen der Serum-Albumine und ihre Substitution nach Trauma und Schock. Unfallheilkunde 84:286
185. Kudsk KA, Stone JM, Sheldon GF (1982) Nutrition in trauma and burns. Surg Clin North Am 621:183
186. Küntscher H, Wenzel M, Blake M (1982) Der postoperative Protein- und Energiestoffwechsel unter Infusionstherapie mit hochkalorischen Kohlehydratlösungen, verglichen mit niedrigkalorischen Aminosäurelösungen (Sonderdruck). Infusionsther Klin Ernaehr 9:36
187. Lang K (1979) Biochemie der Ernährung, Bd 1. Steinkopff, Darmstadt
188. Larsson J, Liljedahl S-O, Schildt B, Fürst P, Vinnars E (1981) Metabolic studies in multiple injured patients (clinical features, routine chemical analyses and nitrogen balance). Acta Chir Scand 147:317
189. Lawson LJ (1965) Parenteral nutrition in surgery. Br J Surg 52:795
190. Liappis N (1973) Geschlechtsspezifische Unterschiede der freien Aminosäuren im Urin von Erwachsenen. Z Klin Chem Klin Biochem 11:279
191. Liddle GW (1981) The adrenals. In: Williams RA (ed) Textbook of endocrinology. Saunders, Philadelphia London Toronto Rio de Janeiro Sydney Mexico City Tokyo, p 249
192. Lindor KD, Fleming CR, Abrams A, Hirschkorn MA (1979) Liver function values in adults receiving total parenteral nutrition. JAMA 241/22:2398
193. Lindseth RE (1972) Postoperative glucose metabolism in diabetic and nondiabetic patients. Arch Surg 105:741
194. Lindsey A, Santeusanio F, Braaten J, Faloona GR, Unger RH (1974) Pancreatic alpha-cell function in trauma. JAMA 227:757
195. Löhlein D (1981) Untersuchungen zum proteinsparenden Effekt verschiedener Konzepte der peripheren parenteralen Ernährung. Z Ernährungswiss 20:1
196. Löhlein D, Henkel E (1979) Alternativen der peripher-venösen parenteralen Ernährung. Infusionsther Klin Ernaehr 6:255
197. Löhlein D, Schilling B, Donay F (1979) Untersuchungen zur alleinigen Aminosäurenzufuhr in der frühen postoperativen Phase. Infusionsther Klin Ernaehr 6:90
198. Long CL, Spencer JL, Kinney JM, Geiger JW (1971) Carbohydrate metabolism in man: Effect of elective operations and major injury. J Appl Physiol 31:110
199. Long CL, Schiller WR, Blakemore WS, Geiger JW, O'Dell M, Henderson K (1977) Muscle protein catabolism in the septic patient as measured by 3-methylhistidine excretion (Abstract). Am J Clin Nutr 30:1349
200. Lotz P (1977) Der Einfluß einer akuten Hypoxie auf den Gesamtorganismus bei parenteraler Ernährung mit Fruktose oder Glukose. Tierexperimentelle Untersuchungen an beatmeten Jungschweinen. Habilitationsschrift, Universität Ulm
201. Lotz P, Ahnefeld FW (1977) Einsatzmöglichkeiten des Respirationsmassenspektrometers auf der Intensivstation. Anaesthesist 26:22
202. Lundholm K, Schersten T (1977) Protein synthesis in human skeletal muscle tissue: Influence of insulin and amino acids. Eur J Clin Invest 7:531
203. Lusk G (1924) Animal calorimetry. Twenty-fourth paper. Analysis of the oxidation of mixtures of carbohydrate and fat. A correction. J Biol Chem 59:41
204. Lusk G (1928) The elements of the science of nutrition, 4th edn. Saunders, Philadelphia
205. Matzkies F, Berg G (1976) Totale Clearance nach intravenöser Dauerinfusion von Glukose allein und von Glukose in Mischkohlenhydratlösungen. In: Ritzel G, Brubacher (eds) Monosaccharides and polyalcohols in nutrition, therapy and dietetics. Huber, Bern Stuttgart Wien, p 48
206. Matzkies F, Berg G (1976) Stoffwechselwirkungen einer Mischkohlenhydratlösung bei gleichzeitiger Infusion von Aminosäuren. In: Ritzel G, Brubacher G (eds) Monosacchardies and polyalcohols in nutrition, therapy and dietetics. Huber, Bern Stuttgart Wien, p 153

207. Melani I, Ditschuneit H, Baertelt KH, Friedrich H, Pfeiffer EF (1965) Methode über die radioimmunologische Bestimmung von Insulin im Blut. Klin Wochenschr 43:1000
208. Menzel T, Herold G, Stephan B (1979) Postoperative Serumspiegel von Immunglobulin G, Präalbumin, Retinol-bindendem Protein und Transferrin. Infusionsther Klin Ernaehr 6:290
209. Millward DJ, Bates PC, Broadbent P, Rennie MJ (1982) Sources of urinary 3-methylhistidine in the body. In: Wesdorp RIC, Soeters PB (eds) Clinical nutrition. Livingstone, Edinburgh London Melbourne New York, p 190
210. Mondejar EF, Lombardo MD, De la Cruz AJP, Morales M, Ruiz JMT, Orihuela JAF (1982) Variations in oxygen consumption and carbon dioxide production during parenteral nutrition. Intensive Care Med 8:169
211. Moore FD (1959) Metabolic care of the surgical patient. Saunders, Philadelphia London
212. Moore FD (1971) Convalescence the metabolic sequence after injury. In: Kinney JM, Egdahl RH, Zuidema GD (eds) Manual of preoperative and postoperative care. Saunders, Philadelphia London Toronto, p 19
213. Müller W (1953) 100 Jahre Injektionsspritze. Zahnärztl Reform 54:371
214. Mullany C, Wolfe R, Burke J (1979) Interrelationships between glucose and free fatty acid (FFA) metabolism during infusion of glucose and intralipid. Surg Forum 30:70
215. Munro HN (1982) Present status of 3-methylhistidine. In: Wesdorp RIC, Soeters PB (eds) Clinical nutrition. Livingstone, Edinburgh London Melbourne New York, p 181
216. Munro HN, Young VR (1978) Urinary excretion of N'-methylhistidine (3-methylhistidine): A tool to study metabolic responses in relation to nutrient and hormonal status in health and disease of man. Am J Clin Nutr 31:1608
217. Murphy BEP (1967) Some studies of the proteinbinding of steroids and their application to the routine micro and ultramicro measurement of various steroids in body fluids by competitive protein-binding assey. J Clin Endocrinol Metab 27:973
218. Muysers K, Smith U, Worth G (1967) Experiences with the MAT respiration mass spectrometer. Bull Phys Pathol Resp Nancy 3:527
219. Nakano K, Katsuzaki M, Mizutani M, Ashida K (1972) Further studies on the effect of dietary carbohydrate and fat on protein metabolism in rats. J Nutr 102:283
220. Neuhof H, Hey D, Glaser E, Wolf H, Lasch HG (1976) Monitoring of shock patients by direct and continuous measurement of oxygen uptake. In: Shoemaker WC, Tavores BM (eds) Current topics in critical medicine. 3rd Int. Symp., Rio de Janeiro 1974. Karger, Basel, p 6
221. Newsholme EA, Start C (1977) Regulation des Stoffwechsels – Homöostase im menschlichen und tierischen Organismus. Verlag Chemie, Weinheim New York
222. Nistrup-Madsen S, Engquist A, Badani I, Kehlet H (1976) Cyclic AMP, glucose and cortison in plasma during surgery. Horm Metab Res 8:483
223. Norton AC (1979) Accuracy in pulmonary measurements. Respir Care 24:131
224. O'Keefe SJD (1974) „Catabolic" loss of body nitrogen in response to surgery. Lancet II:1035
225. Olbermann M, Grünert A (1976) Selektive, quantitative Bestimmung der einzelnen, endogen freigesetzten Nichtesterfettsäuren im Serum chirurgischer Patienten. Infusionsther Klin Ernaehr 3:210
226. Oshinsky RJ, Wang YM, Van Eys J (1977) Xylitol infusion and oxalate formation in rabbits. J Nutr 107:792
227. Ota DM, Imbembo AL, Zuidema GD (1978) Total parenteral nutrition. Surgery 83:503
228. Peters C, Fischer JE (1980) Studies on calorie to nitrogen ratio for total parenteral nutrition. Surg Gynecol Obstet 151:1
229. Porte D Jr, Halter B (1981) The endocrine pancreas and diabetes mellitus. In: Williams RH (ed) Textbook of endocrinology. Saunders, Philadelphia London Toronto Mexico City Rio de Janeiro Sydney Tokyo, p 716
230. Porte D Jr, Robertson RB (1973) Control of insulin secretion by catecholamines, stress and the sympathetic nervous system. Fed Proc 32:1792
231. Proietti R, Pelosi G, Sabato AF, Della Morte F, Bondoli A (1981) Plasma free amino acids in trauma: Clinical and therapeutic implications. Resuscitation 9:107
232. Proß M (1982) Untersuchungen zum Problem der Energieversorgung intensivmedizinischer Patienten. Dissertationsschrift, Universität Ulm
233. Randle PJ, Garland PB, Hales LN, Newsholme EA (1963) The glucose fatty-acid cycle; its role in insulin sensitivity and the metabolic disturbances of diabetes mellitus. Lancet I:785

234. Richardson HB (1929) The respiratory quotient. Physiol Rev 9:61
235. Roach D, Gehrke CW (1969) Direct esterification of the protein amino acids gas-liquid chromatography of N-TFA n-butyl esters. J Chromatogr 44:269
236. Robin AP, Askanazi J, Cooperman A, Carpentier YA, Elwyn DH, Kinney JM (1981) Influence of hypercaloric glucose infusions on fuel economy in surgical patients. A review. Crit Care Med 9:680
237. Ross H, Johnston IDA, Welborn TA, Wright AD (1966) Effect of abdominal operation on glucose tolerance and serum levels of insulin, growth hormone, and hydrocortisone. Lancet II:563
238. Roth E, Funovics J, Schulz F, Karner J (1980) Biochemische Methoden zur Bestimmung des klinischen Eiweißkatabolismus. Infusionsther Klin Ernaehr 6:306
239. Roth E, Funovics J, Mühlbacher F, Sporn P, Mauritz W (1983) Metabolic parameters as predictors of outcome in critically ill. In: Kleinberger,G, Deutsch E (eds) New aspects of clinical nutrition. Karger, Basel, p 97
240. Rubner M (1902) Die Gesetze des Energieverbrauchs bei der Ernährung. Deuticke, Leipzig Wien
241. Russel RCG, Walker CJ, Bloom SR (1975) Hyperglucagonaemia in the surgical patient. Br Med J I:10
242. Sachs L (1974) Angewandte Statistik. Planung und Auswertung. Methoden und Modelle, 4. Aufl. Springer, Berlin Heidelberg New York
243. Saegesser M (1967) Allgemeine Chirurgie. Ein Lehrbuch für Studierende und Ärzte. Huber, Bern Stuttgart
244. Schiller WR, Long CL, Blakemore WS (1979) Creatinine and nitrogen excretion in seriously ill and injured patients. Surg Gynecol Obstet 149:561
245. Schmitz JE (1983) Aminosäurenhomöostase – nur ein Schlagwort. Vortrag: Internationales Anästhesiesymposion, Zürs.
246. Schmitz JE, Dölp R, Grünert A, Ahnefeld FW (1981) Verhalten der freien Aminosäuren im Plasma und Urin polytraumatisierter Intensivpatienten unter Zufuhr einer Aminosäurenlösung mit 10%igem Gehalt verzweigtkettiger Aminosäuren. Infusionsther Klin Ernaehr 8:244
247. Schmitz J-E, Dölp R, Kilian J, Grünert A, Ahnefeld FW (1981) Investigations on free amino acid concentration in plasma and urine of severely traumatized intensive care patients receiving an amino acid solution containing 10% of branched-chain amino acids (BCAA). Crit Care Med 9:220
248. Schmitz J-E, Lotz P, Ahnefeld FW, Grünert A (1981) Untersuchungen zur Eiweiß- und Energieversorgung von Intensivpatienten. Infusionsther Klin Ernaehr 4:158
249. Schmitz J-E, Lotz P, Grünert A (1981) Untersuchungen über den Substrat- und Energieumsatz an langzeitbeatmeten Intensivpatienten. Infusionsther Klin Ernaehr 2:61
250. Schmitz J-E, Dölp R, Grünert A, Ahnefeld FW (1982) Einfluß von Lösungen mit unterschiedlichem Gehalt an verzweigtkettigen Aminosäuren auf das Plasmaaminosäuren-Muster und den Stoffwechsel chirurgischer Intensivpatienten. Infusionsther Klin Ernaehr 9:100
251. Schmitz JE, Ahnefeld FW, Burri C (1983) Nutritional support of the multiple trauma patient. World J Surg 7:132
252. Schneider M (1966) Einführung in die Physiologie des Menschen. Springer, Berlin Heidelberg New York
253. Schreier K, Karch H-L (1955) Über den Einfluß von chirurgischen Eingriffen auf den Aminosäurenstoffwechsel. Langenbecks Arch Chir 280:516
254. Schultis K, Beisbarth H (1975) Pathobiochemie des Postaggressionsstoffwechsels. Klin Anästhesiol Intensivther 7:35
255. Schultis K, Geser CA (1968) Klinische Untersuchungen über die Anwendung von Kohlenhydraten bei Streßzuständen. In: Lang K, Frey R, Halmagyi M (Hrsg) Kohlenhydrate in der dringlichen Infusionstherapie. Springer, Berlin Heidelberg New York, p 30
256. Schulz F, Winter M, Funovics J, Roth E, Fritsch A (1980) Definition des klinischen Katabolismus durch die Harnstoffproduktionsrate und Korrelation mit der zellulären Immunkompetenz. Infusionsther Klin Ernaehr 5:248
257. Schumer W (1971) Adverse effects of xylitol in parenteral nutrition. Metabolism 20:345
258. Schwander D (1982) Parenterale Ernährung polytraumatisierter Patienten. In: Kleinberger G, Dölp R (Hrsg) Klinische Ernährung, Bd 10. Zuckschwerdt, München Bern Wien, S 137
259. Schweiberer L, Saur K (1974) Pathophysiologie der Mehrfachverletzung. Langenbecks Arch Chir 337:149

260. Scriver CR, Clow CL, Lamm P (1971) Plasma amino acids: Screening, quantitation, and interpretation. Am J Clin Nutr 24:876
261. Sefrin P (1981) Polytrauma und Stoffwechsel. In: Bergmann H, Brückner JB, Frey R, Gemperle M, Henschel WF, Mayrhofer O, Peter K (Hrsg) Anästhesiologie und Intensivmedizin, Bd 135. Springer, Berlin Heidelberg New York
262. Selye H (1946) The general adaptation syndrome and the disease of adaptation. J Clin Endocrinol 6:117
263. Shenkin A, Neuhäuser M, Bergström J et al (1980) Biochemical changes associated with severe trauma. Am J Clin Nutr 33:2119
264. Sherwin RS (1983) Effect of epinephrine on fuel metabolism in man: Role in the response to stress. In: Kleinberger G, Deutsch E (eds) New aspects of clinical nutrition. Karger, Basel, p 283
265. Shizgal HM (1978) The use of body composition measurements to assess the efficacy of parenteral nutrition. In: Johnston IDA (ed) Advances in parenteral nutrition. MTP Press, Lancaster, p 511
266. Sim AJW, Wolfe BM, Young VR, Clarke D, Moore FD (1979) Glucose promotes whole body protein synthesis from infused aminoacids in fasting man – isotopic demonstration –. Lancet I:68
267. Smith R, Fuller DJ, Wedge JH, Williamson DH, Alberti KGGM (1975) Initial effect of injury on ketone bodies and other blood metabolites. Lancet I:1
268. Soroff HS, Pearson E, Artz CP (1961) An estimation of the nitrogen requirements for equilibrium in burned patients. Surg Gynecol Obstet 112:159
269. Soupart P (1959) Urinary excretion of free amino acids in normal adult men and women. Clin Chem Acta 4:265
270. Spackman DH, Stein WH, Moore S (1958) Automatic recording apparatus for use in the chromatography of amino acids. Anal Chem 30:1190
271. Spaulding SW, Chopra IJ, Sherwin RS, Lyall SS (1976) Effect of caloric restriction and dietary composition on serum T_3 and reverse T_3 in man. J Clin Endocrinol 42:197
272. Stegink LD, Besten LD (1972) Synthesis of cysteine from methionine in normal adult subjects: Effect of route of alimentation. Science 178:514
273. Steinbereithner K, Kucher R (1972) Schock. In: Kucher R, Steinbereithner K (Hrsg) Intensivstation, -pflege, -therapie. Thieme, Stuttgart, S 505
274. Stremmel W (1973) Zur Pathogenese der Kohlenhydratstoffwechselstörung nach operativen Eingriffen. Infusionsther Klin Ernaehr 1:294
275. Striebel JP (1981) Aminosäurenbedarf in der prä-, peri- und postoperativen Phase. Anästh Intensivther Notfallmed 16:78
276. Swendseid ME, Umezawa CY, Drenick E (1969) Plasma amino acid levels in obese subjects before, during and after starvation. Am J Clin Nutr 22:740
277. Talwar KK, Sawhney RC, Rastogi GK (1977) Serum levels of thyrotropin, thyroid hormones and their response to thyrotropin releasing hormone in infective febrile illness. J Clin Endocrinol 44:398
278. Tempel G, Lohninger A, Jelen S, Riedl W, Blümel G (1978) Changes in essential fatty acids in plasma lipid fractions of polytraumatized patients with different parenteral nutrition. Resuscitation 6:107
279. Tempel G, Jelen S, von Hundelshausen B (1980) Die parenterale Ernährung des Polytraumatisierten. In: Ibe K (Hrsg) Klinische Ernährung, Bd 2. Zuckschwerdt, München Bern Wien, S 196
280. Thomas DW, Gilligan JE, Edwards JB, Edwards RG (1972) Lactic acidosis and osmotic diuresis produced by xylitol infusion. Med J Aust 1:1246
281. Touster O, Reynolds VH, Hutcheson RM (1956) The reduction of L-xylulose to xylitol by guinea pig liver mitochondria. J Biol Chem 221:697
282. Troll U, Rittmeyer P (1973/74) Veränderungen im Fettsäuremuster der Serumgesamtlipoide bei Katabolie. Infusionsther Klin Ernaehr 3:230
283. Troll U, Kessler G, Schöntag G (1978) Aminosäuren in der parenteralen Ernährung. 1. Zur Normalverteilung der Serumaminosäuren Stoffwechselgesunder. Infusionsther Klin Ernaehr 5:66
284. Troll U, Schöntag G, Kessler G (1978) Serumaminosäurespiegel bei aminosäurefreier parenteraler Ernährung. Prakt Anaesth 13:169
285. Truniger B (1974) Spezielle therapeutische Probleme: „Chirurgische Eingriffe". In: Truniger B (Hrsg) Wasser- und Elektrolythaushalt. Diagnostik und Therapie. Thieme, Stuttgart, S 111

286. Tscherne H, Trentz O (1977) Mehrfachverletzungen. In: Heberer G, Köle W, Tscherne H (Hrsg) Lehrbuch der Chirurgie. Springer, Berlin Heidelberg New York
287. Turner E, Braun U, Leitz K-H, Hilfiker O (1982) Überwachung der Gesamtsauerstoffaufnahme bei koronarchirurgischen Eingriffen. Anaesthesist 31:280
288. Unger RH (1972) Glucagon and the insulin: Glucagon ratio in diabetes and other catabolic illnesses. Diabetes 20:834
289. Unger RH, Eisentraut AM, McCall MS, Keller S, Lang HC, Madison LL (1959) Glucagon antibodies and their use for immuno-assay for glucagon. Proc Soc Exp Biol Med 102:621
290. Wandall JH (1974) Concentrations of serum proteins during and immediately after surgical trauma. Acta Chir Scand 140:171
291. Wannemacher RW (1975) Protein metabolism (applied biochemistry). In: Ghadimi H (ed) Total parenteral nutrition: Premises and promises. Wiley, New York, p 85
292. Wannemacher RW (1977) Key role of various individual amino acids in host response to infection. Am J Clin Nutr 30:1269
293. Wannemacher RW, Cooper WK (1970) Relationship between protein metabolism in muscle tissues and the concept of protein reserves. In: Beanchi P, Hilf R (eds) Protein metabolism and biological function. Rutgers University Press, New Brunswick New Jersey, p 121
294. Wannemacher RW, Klainer A, Dinterman RE, Beisel WR (1976) The significance and mechanism of an increased serum phenylalanine – tyrosine ratio during infection. Am J Clin Nutr 29:997
295. Weir JB, de V (1949) New methods for calculating metabolic rate with special reference to protein metabolism. J Physiol (Lond) 109:1
296. Werning C (1973) Pathogenese und Therapie des postoperativen Aldosteronismus (Sonderdruck). Therapiewoche 48:
297. West JB (1967) Respiratory mass spectrometry: Past achievements and future prospects. Bull Physiol Pathol Resp Nancy 3:381
298. Williamson DH, Farrell R, Kerr A, Smith R (1977) Muscle-protein catabolism after injury in man, as measured by urinary excretion of 3-methylhistidine. Clin Sci 52:527
299. Wilmore DW (1977) The metabolic management of the critically ill. Plenum, New York London
300. Wilmore DW, Aulick LH (1978) Metabolic changes in burned patients. Surg Clin North Am 58:1173
301. Wilmore DW, Aulick LH, Mason AD, Pruitt BA (1977) The influence of the burn wound on local and systemic response to injury. Ann Surg 186:444
302. Wilmore JH, Davies JA, Norton AC (1976) An automated system for assessing metabolic and respiratory function during exercise. J Appl Physiol 40:619
303. Wolfe RR, Allsop JR, Burke JF (1979) Glucose metabolism in man; responses to intravenous glucose infusion. Metabolism 28:210
304. Wolfe RR, Durko MJ, Allsop JR, Burke JF (1979) Glucose metabolism in severely burned patients. Metabolism 28:1031
305. Wolfram G, Eckart J (1973/74) Diskussion. Infusionsther Klin Ernaehr 1:541
306. Wolfram G, Doenicke A, Zöllner N (1973/74) Die essentiellen Fettsäuren in den Cholesterinestern des Serums vor und in den Tagen nach einer Magenoperation. Infusionsther Klin Ernaehr 2:537
307. Woods HF, Newton DJ, Kay R, Clark RG (1980) The nutritional assessment of hospital patients – a critical review. Acta Chir Scand [Suppl] 507:171
308. Woolf LI, Groves AC, Moore JP, Duff JH, Finley RJ, Loomer RL (1976) Arterial plasma amino acids in patients with serious postoperative infection and in patients with major fractures. Surgery 79:283
309. Woolfson AMJ (1980) Control of blood glucose during nutritional support in ill patient. Intensive Care Med 7:11
310. Woolfson AMJ, Heatley RV, Allison SP (1979) Insulin to inhibit protein catabolism after injury. N Engl J Med 300:14
311. Wretlind A (1973) Vollständige parenterale Ernährung. Infusionsther Klin Ernaehr 1:1
312. Wright PD, Henderson K, Johnston IDA (1974) Glucose utilization and insulin secretion during surgery in man. Br J Surg 61:5
313. Yeung CK, Smith RC, Hill GL (1979) Effect of an elemental diet on body composition. A comparison with intravenous nutrition. Gastroenterology 77:652

314. Young GA, Collins JP, Hill GL (1979) Plasma proteins in patients receiving intravenous amino acids or intravenous hyperalimentation after major surgery. Am J Clin Nutr 32:1192

315. Young VR, Alexis SD, Baliga BS, Munro HN (1972) Metabolism of administered 3-methylhistidine. J Biol Chem 247:3592

316. Zimmermann-Telschow H, Müller-Wecker H (1976) Beziehungen zwischen Stickstoffbilanz und Aminosäuren, freien Fettsäuren, Glukose und Insulin im Blut in verschiedenen Stoffwechselsituationen des menschlichen Organismus. Hoppe Seylers Z Physiol Chem 357:695

317. Zumwalt RW, Kuo K, Gehrke CW (1971) Applications of a gas-liquid chromatographic method for amino acid analysis. A system for analysis of nanogram amounts. J Chromatogr 55:267

318. Zuntz N, Schumburg H (1901) Studien zu einer Physiologie des Marsches. Berlin, S 260

Anaesthesiologie und Intensivmedizin

Anaesthesiology and Intensive Care Medicine

vormals „Anaesthesiologie und Wiederbelebung"
begründet von R. Frey, F. Kern und O. Mayrhofer

Herausgeber: H. Bergmann (Schriftleiter), J. B. Brückner, M. Gemperle, W. F. Henschel, O. Mayrhofer, K. Meßmer, K. Peter

Band 160
H. Goslinga
Blood Viscosity and Shock
The Role of Hemodilution, Hemoconcentration and Defibrination
1984. 79 figures, 4 tables. XXVI, 193 pages
Soft cover DM 78,–. ISBN 3-540-12620-1

Band 161
Deutscher Anaesthesiekongreß 1982
Freie Vorträge
Herausgeber: J. Schara
1984. 236 Abbildungen, 107 Tabellen.
XVIII, 393 Seiten
Broschiert DM 158,–. ISBN 3-540-12977-4

Band 162
G. Meuret
Pharmakotherapie in der Reanimation nach Herz-Kreislauf-Stillstand
Untersuchungen an Hunden und an isolierten Meerschweinchenherzen
1984. 55 Abbildungen, 10 Tabellen. XVII, 116 Seiten
Broschiert DM 78,–. ISBN 3-540-12978-2

Band 163
D. Scheidegger, L. J. Drop
Ionisiertes Kalzium
Seine Messungen und seine kardiovaskulären Auswirkungen
1984. 30 Abbildungen, 3 Tabellen. X, 57 Seiten
Broschiert DM 34,–. ISBN 3-540-13567-7

Band 164
Das Berufsbild des Anaesthesisten
Herausgeber: J.B. Brückner, P. Uter
1984. 21 Abbildungen, 26 Tabellen. X, 168 Seiten
Broschiert DM 68,–. ISBN 3-540-13467-0

Band 166
J. Sturm
Traumatischer Schock und die Lunge im Experiment
Gefäßschädigung und Volumentherapeutika
1985. 52 Abbildungen, 21 Tabellen. Etwa 144 Seiten
Broschiert DM 59,–. ISBN 3-540-13941-9

Band 167
Intensive Care and Emergency Medicine
4th International Symposium
Editor: J. L. Vincent
1984. 21 figures, 18 tables. XIII, 190 pages
Soft cover DM 52,–. ISBN 3-540-13412-3

Band 168
Anwendungsgebiete der Computertechnologie in Anaesthesie und Intensivmedizin
Herausgeber: H. J. Hartung, P. M. Osswald, H. J. Bender
1985. 169 Abbildungen. XVII, 225 Seiten
Broschiert DM 98,–. ISBN 3-540-13693-2

Band 170
K.-H. Altemeyer
Narkose- und Überwachungssysteme für die Kinderanaesthesie
Experimentelle und klinische Untersuchungen zur Bewertung und Neuentwicklung
1985. 59 Abbildungen, 39 Tabellen. Etwa 130 Seiten
Broschiert DM 59,–. ISBN 3-540-15012-9

Band 171
M. A. Jimenez-Sáenz, H. Kreuscher
Schmerzklinik
Neurobiologische Grundlagen, Therapie und Organisation
1985. Etwa 2 Abbildungen. Etwa 110 Seiten
Broschiert DM 44,–. ISBN 3-540-15055-2

Springer-Verlag
Berlin
Heidelberg
New York
Tokyo

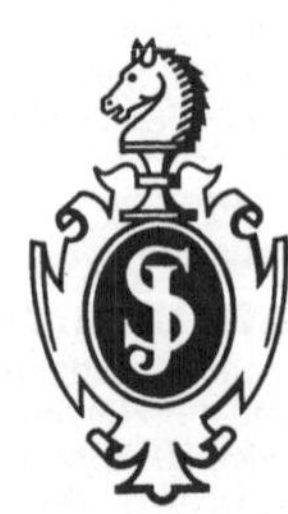